文成天縱

中醫古籍稀見稿抄本輯刊

ZHONGYI GUJI XIJIAN GAO-CHAOBEN JIKAN

李鴻濤 主編

42

广西师范大学出版社
GUANGXI NORMAL UNIVERSITY PRESS
·桂林·

第四十二册目録

七、臨證各科

（七）傷科

（八）針灸推拿

七、臨證各科

（七）傷科

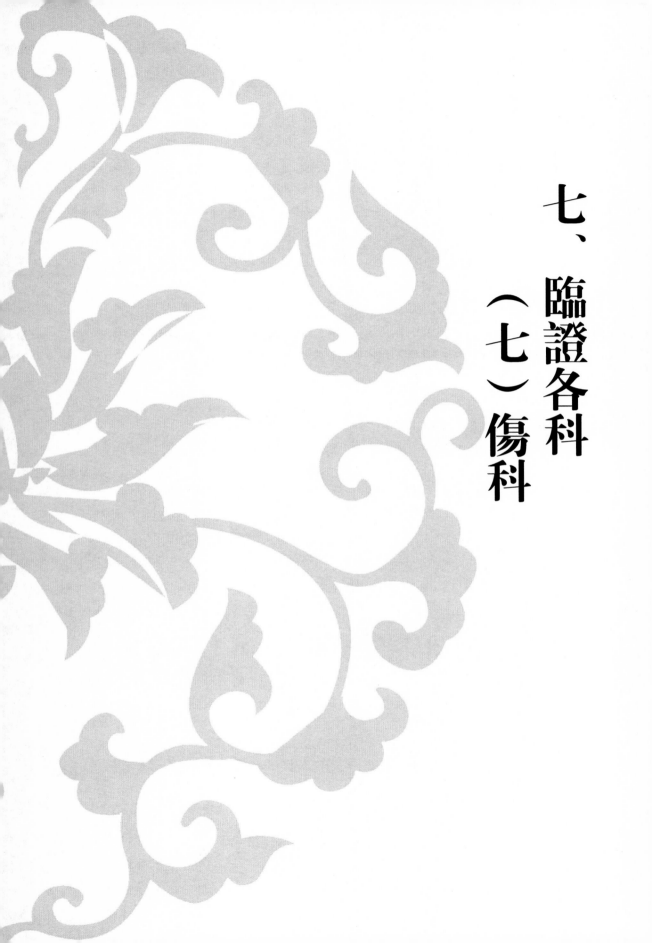

張横秋先生傷科秘方一卷

〔清〕張横秋撰
民國十七年（一九二八）抄本

張橫秋先生傷科秘方一卷

本書爲中醫傷科方書。此書雖題爲『張橫秋先生傷科秘方』，但實際上收録了以傷科爲主的各科驗方，包括治療跌打損傷、接骨、出血、臁瘡爛腿、癬、喉風、鼻淵、牙疳等的驗方九十餘首。除骨傷科用方外，亦有少量内科、眼科、喉科、外科等方藥。有七厘散、梅花點舌丹、一粒金丹、玉真散等古代名方，也有張氏秘方。其中，以吹藥法治療羊癲風、猪肚煮藥弃藥食肚治療瘧疾、護心散治蛇傷犬咬，頗有獨特之處。

周成学珍藏

張横秋傷科方

張橫秋先生傷科秘方

周彬咸學珍藏

七厘散

辰砂 兒茶 蠍尾 麻皮根灰各二錢 血竭 硼砂
生軍 紅花 桃仁 猴姜 自然銅各錢半 地鱉虫
乳沒藥四錢 共為細末每服五分陳酒冲服

八厘散

乳沒藥 廣木香 上沉香 古文錢各五錢 自然銅
土紅花 輕粉 蠍尾各二錢 碎地虫一兩

共為細末每服一錢陳酒冲服二方加寸香更妙

鴆鳴散　治跌打損傷常行瘀血

碎地鱉五錢　歸尾　乳沒末各四錢　川芎　廣木香　血竭　巴霜　白臘各二錢　共為細末酒糊丸如菜荳大金箔為衣每服五粒陳酒下傷在上部食後服傷在下部食前服或加寸香更妙

奪命丹

閙楊花七錢　碎地鱉五錢　歸尾三錢　黃麻根三錢　紅花

血竭 雄黃 乳沒藥 良姜 兒茶各二錢 硃砂錢半
自然銅三錢 赤芍 大黃各一錢 寸香五分 古錢一文
共為細末收貯瓶內不可泄氣每服二分五厘傷重者
用四分又用引經藥加入十三味方內煎沖服
七厘散二分重者三分煎藥沖服急者以童便沖服危
險之症必用此藥如有牙關緊閉以此吹鼻中吹之不
進若牙関又不開此症又難調治如開者進此藥又云
吐出將唇口摀住一日可進三服孕婦忌之

接骨神効君臣散

白芷 川芎 杜仲 牛膝 木瓜 桃仁 海桐皮
防風 蔓荊子 五加皮 花粉各二錢 桂枝
肉桂 草梢各一錢 紅花 歸尾 赤芍 烏藥 川斷
秦艽各一錢五分 共為細末收貯聽用另加黃色紫荊丹醋
炒一兩至紅色為末蔓荊子皂油炒一兩至黑色為末
乳沒血竭各五錢炒至桃花色為末痛極者敷
地鱉虫 骨碎補 土血竭 歸尾各五錢 自然銅二錢醋淬四次

硼砂　半夏　乳香各四錢　共為細末骨碎者加用灰色末藥若瘀血攻心將危加巴霜生軍少許人中白一味硝砂或硝礦一兩為末骨不碎者可用白色

凡人跌打不正傷者骨亦不碎者用黃色末藥六分黑色末藥八分桃花色末藥五分白色末藥三分四色和勻加良姜五錢第一服用姜葱汁沖服已後用酒調服外貼膏藥

凡跌打傷重將危者先服灰色末藥加巴霜五分生軍五錢待瘀血盡然後只用巴霜生軍各二

分紀前末藥八分梔芑色末藥五分和勻陳酒冲服

上部損傷方　並治頭破傷風

羌活　防風　半夏　升麻　當歸　芎藭　陳皮

生地　甘草　川烏　白芷　茯苓　南星　花粉

蔓荊子　水酒各半煎加血餘炭落得打末藥冲服

又方

羌活　防風　當歸　赤芍　陳皮　白芷　秦艽

黃芪　茯苓　生地　安桂　故紙　花粉　茄皮

血餘炭 水酒各半煎合沖服

中部損傷方

歸尾 石斛 木通 桔梗 羌活 丹參 五茄皮

薑黃 血竭 龍骨 紅花 延胡 蒼术 桃仁 水酒煎服

下部損傷方

當歸 赤芍 陳皮 牛膝 木瓜 防己 茯苓

羌活 白芷 白朮 秦艽 生地 甘草 血餘 水酒煎服

又方

牛膝 當歸 木瓜 羌獨活 川烏 秦艽 寄奴

血竭 乳香 川斷 玄胡 紅花 桃皮 水酒煎服

跌打損傷方藥治命門穴

當歸 桃仁 杜仲 蒼术 茄皮 乳香 沒藥

烏藥 地鱉 木通 寸良 加胡桃肉三個水酒煎服

骨碎方

紅雄鷄一只茄皮五兩同搗爛敷患處一日夜立効

接骨方

生軍一兩炒為末和童子雞搗爛敷患處扎好半月全愈

打傷鼻梁出血方

生地 桃仁 防風 蒺藜 白芷 紅花 赤芍

紫胡 青皮 澤蘭 只殼 甘草 水煎服

打斷牙齒昇至太陽痛方

防風 赤芍 紫胡 烏藥 白芷 羌活 藁本

青皮 生地 當歸 只殼 甘草 水煎服

磚瓦磕傷內有碎屑方

白鶴花葉搗爛敷在傷毒吊出碎皮可收功

打傷腦停胸膛方

木香　桔梗　陳皮　只殼　澤蘭　生地　歸尾

紅花　防風　甘草　烏藥　查炭　水煎服

眼目青紅方

青皮　紫胡　蘇叶　歸尾　紅花　赤芍　荆防風

刺蒺藜　川芎　山梔　天冬　木賊草　棗子　水煎

刮面破傷風苗泡紅腫方

荆防風　羌独活　苏叶　升麻　陈皮　寄奴　赤芍

灵仙　苏木　川芎　蒲黄　生地　归身　骨碎補

桃仁　秦艽　川断　烏药　红花　桂枝　連乔　水煎

打傷臂膊方

桂枝　當归　生地　红花　防風　赤芍　延胡

独活　姜黄　茄皮　川断　寄奴　丹皮　血竭

心胃受傷加木通　腰间受傷加杜仲破故纸

腰间受傷天陰刻痛此方主之

生地　牛膝　乳没　毛姜　連斤　木通　桂枝
灵仙　烏藥　甘艸　杜仲　茄皮　枳梔　水酒煎服

跌断三里穴方

防風　木瓜　牛膝　當歸　申姜　茄皮　羌活
杜仲　紅花　乳没　甘艸　酒水各半煎

打伤上部方

川断　寄奴　生地　當歸　申姜　血竭　独活
丹参　玄胡　茄皮　紅花　兒茶　川芎　没藥

苏木　甘艸　酒水各半煎宜食後服

損伤丹田小便不通方

牛膝　苏木　归尾　延胡　红花　泽蘭　川续断

独活　鈎々　五茄皮　海桐皮　酒水煎食前服

跌打边家丸方

地鳖虫　当归尾　自然铜　製乳没　上血竭

廣木香　巴豆霜　共研為末酒糊為丸每服一钱

跌打伤外面方

五加皮　木槿皮　韮菜根　共搗爛敷　立卧醒即愈

跌打藤黃丸方

藤黃、極二兩　製乳沒各一兩　山羊血半碗　碎地虫八十個

右藥、研末為丸如菉豆大、每服七丸　陈酒送下

損傷敷藥方

生山梔　閙楊花　廣湘黃、　白芥子　甜杏仁　紅花

寸香、　右藥共研細末用糯米飯搗爛和藥貼之

損傷藥酒方

生地兩　党參七半　桂心分　虎骨半　當歸半　紅花三之　杜仲半
川斷半　秦艽三之　牛膝半　補骨脂半　骨碎補兩　川撫芎半
茄皮半　丹參半　萬州半　獨活半　右藥用燒酒二斤拌和
再用陳酒五斤沖和隔湯煮一炷香每日隨量飲之

瘋痛方

羌活分　木瓜三之　細辛分　桂枝分　生地分　牛膝分　升麻三之
荊芥分　當歸分　苡仁半　蒼朮三之　川芎三之　蘇木三之　川州烏三之
陳酒六斤隔湯煮熟每頓三鍾吃完痛止

又方

熟地　羌活　防風　白朮　杜仲　牛膝　川艹烏

松節　鱉甲　蚕沙各一兩　秦艽　蒼耳子各四兩　枸杞子五兩

白茄根八兩　用陳酒十二斤煮熟每服一杯

寒溼風氣痛方

熟地四兩　玄參　白歸身　金銀花　白茯苓　以仁

新会皮　龍胆艹各二兩　桑寄生　灵仙　川斷　秦艽

各錢半　独活一兩　桂枝五錢　陳酒十斤浸煮隨量飲之

跌打損傷鳴鳴見效方

地鱉　歸尾　乳沒各二錢　自然銅　木香　血竭

巴霜各一錢　為末酒糊丸每丸一錢金箔為衣或加白臘

跌打重傷方

地鱉　地龍　自然銅　骨碎補　乳香　酒水煎服

試吐血方

將吐出血入水中試之浮者肺血可吃羊肺沉者肝血可

食羊肝半浮半沉者心血可食羊心再用白芨焙為末同

食極抄

火牙痛方

大生地 煨石羔各三錢 升麻錢半 水煎食後服

瘋痛方

川草烏 閙楊花 牛膝 木瓜 白芷 等分為末

又方

川草烏 閙楊花 牛膝 独活 白芷 細辛 香附

上部加升麻下部加牛膝中部加川芎等分水煎服或

為末每服一錢五分酒下

又方

海風藤　東骨風　鑽地風　千年健　闹楊花　當歸
海桐皮　老雀艸　川艸烏　紅花　生地　沒藥
寸香、右藥等分為末每服三錢弱者錢半陳酒送下

臁瘡爛腿方

艸紙灰　桂圓核　鉛粉　蚌殼灰　等分鷄蛋白調塗

瘡藥方　楊必初傳

杏仁三十粒 班毛七只 大楓子四十九粒 明天麻一錢
樟冰 枯矾各二錢 共為末同猪油打爛搽之

貼蠱脹方 煮泥水蠱腫脹

班毛一只 大蒜头一个 砂仁一粒 生姜一塊 醋一匙
右系搗爛貼臍上貼之起泡將泡挑穿水自濾出而愈

落得打方

山查一兩 甘松三兩 白芷五兩 寸香一錢 共研細末磁瓶收貯不可泄氣每服一錢五分黃糖調下

飛馬丹　治風寒濕氣痹

馬前子一兩二錢　香附　全虫各一兩　姜蚕　蝎尾　紅花

閙針各五錢　川艸烏姜汁炒一兩　共為末每服六分酒下

食蠱通癃脹方

追水竜四兩炭　荊樹皮　車前子　陳皮各一兩　製乳香

三錢　共為細末每服二錢乳汁調酒釀送下

癬药方

土槿皮　花兵郎　土木鱉　川桂枝　班毛　蛇虫子

樟冰　明矾　火硝　花椒　酒浸七日蛇皮擦之

蟾酥丸

莪朮　青木香八两　廣木香一两　山查　细辛　雄黃

硼砂各四两　蟾酥三两　寸香　冰片各一钱　犀尖五分

右藥共為细末膏糊為丸硃砂為衣貯於瓶中

内疬藥方　施文達傳

细辛　茵叶一钱　天黃三钱　冰片五分　月石三钱　牙皂一钱

硃砂钱半　火硝一钱　共為细末為丸硃砂為衣

人馬平安散　治傷寒時疫蝦蟆瘟

雄黃一錢　火硝三分　皂角屑五分　牛黃一分　研吹鼻嚏愈

貼半日瘧方　此方貼之必起泡，惱之腐爛

人言五分　斑毛二錢　巴霜四錢　黑棗四个　共為末丸如菉豆大小，患者一個，將藥一丸放上，貼在眉心內，即効

又方　屢試屢効，一月之間醫人數十，莫不應手

白信　川草烏　生半夏　畢撥　川椒　生南星

草果　等分共研細末，將藥放在患上，貼背上第三節

痞塊肚痛氣急胃口痛方

青皮 烏藥 山稜 莪朮 一金 延胡 兵郎

各一兩 木香 五錢 山查一兩五錢 共為細末每服二錢

貼痞塊方

硃砂 大蒜頭 米醋各二兩 三味合研和飯打爛貼之

治單鵝双鵝吹藥

牙硝 一錢 月石 五分 雄黃 一分 冰片 五厘 共研為末吹之

治耳內塊出血方

水龜骨三錢 白螺螄殼十个 寸香五厘 共研為末吹耳内

保產無憂方

當歸 川芎 厚朴 羌活 甘草 黃芪 白芷

川貝 蘄艾 只殼 菟絲 荊芥 姜三片 水煎服

腋下狐臭又名腋氣

銅綠 爐甘石各五錢 東丹三錢 冰片三分 為末蹭擦

踢傷分水穴又小便出血者此方主之

木通 香附 延胡 大黃 紅花 山稜 五茄皮

只壳　廣皮　五灵　蒲黄　寄奴　青皮　當归尾
肉桂　杜仲　砂仁　乳没　河水各半煎服

又方

归尾　参名吴　乳没　桃仁　車前子　紅花　製軍
威灵仙　茜艸根　碎地虫　河水各半煎服

又方

木通　京山稜　焦廣皮　當归炭　鮮紅花　刘寄奴
厚杜仲　焦蒲黄　参三膝　缩砂仁　地鳖虫

欬嗽痰多方

熟地 砂仁拌 茯苓 炒杞子 牛膝 鹽水炒 天冬 蓯蓉

紫石英 生研 加紫衣核桃一個水煎服

瘡藥一掃光

杏仁 大楓子 各一百粒 天黃 枯凡 硫黃 血竭 各五錢

水銀 四錢 斑毛 廿只 輕粉 樟冰 蘆薈 川椒 各五錢

禹餘粮 四錢 又藥共為末臘燭油調敷

魚口便毒方 遠志 二錢 為末陳酒送下

打傷患處不能收口方

白鶴花叶搗爛塗上即能收口並能吊出石屑碗屑泥沙

金鎗藥方

松香 鉛粉 石灰 銅綠 等分共為細末猪油調傅

梅花点舌丹

犀黃二分 琥珀 珍珠各六分 血竭 製乳沒 硃砂

雄黃 硼砂各二錢 葶藶子一錢 蟾酥 寸香各五分

冰片三分 右藥除蟾酥將絹包好放在豆腐衣內煮一

炷香取出又將蟾酥用人乳浸化丸如桐子大金箔為衣每服二丸陳酒化下不論肺癰腸癰一切腫毒皆効

活血定痛散

當歸 羌活 川芎 山甲 白芷 甘草 木瓜

川烏 独活 肉桂 沉香 茴香 寸香

右藥共爲細末磁瓶收貯每服錢二姜汁調服立效

伸筋活絡飲

當歸 巴戟 牛膝 生地 白芥子 木香 木瓜

紅花 乳沒 靈仙 桃仁 桂枝 川斷 杜仲各三
川芎 烏藥 羌活 升麻 澤蘭 木通 加皮
骨碎補 酒水各半煎服

三黃寶蠟丸 專治一切跌打損傷惡心藥箭毒
蛇咬傷脫力勞極人生產惡露未盡怪症瘀血奔心痰
迷心竅危在傾刻重者一錢輕者三分用黃酒[illegible]下倘
有最重日久之病每服不過三錢孫化盡周身瘀血黃
酒箭引入肉服藥一錢則箭引自孫伸出汎忌生冷燒

泛麥食辛辣發物房事忌一百二十日

藤黃四兩用山羊血製、天竺黃、兒茶各二兩、雄黃一兩、劉寄奴、

麒麟竭、紅大戟各三兩、蝎尾一兩五錢、朴硝、製乳香、

琥珀、鉛粉、水銀、寸香各三錢 共為細末分量稱

足，用黃蠟一斤半煉淨，滾湯座定，後將藥不住手攪

勻，用磁瓶貯之聽用。

象皮膏藥

青風藤 製乳香 龜骨 象皮 小粉 血竭 冰片

象骨　等分為末另加寸香更妙

刀斧砍傷方

大黄　黄柏　黄連　川楝子各一兩　陳石灰四兩

將川楝子煎湯再將四味浸湯內一宿炒晒研末

膨脹方

綠礬四兩醋煅七次　米粉一斤炒　製乳沒二兩　共研細末凡有痞

積腹脹之病每服一錢開水送下

跌打重傷方

當歸　桂枝　秦艽　刘寄奴　木瓜　血竭　羌独活

乳香　川斷　草烏　延胡索　桃仁　紅花　地鱉虫

辛雄散　治瘋狗毒蛇咬傷

細辛　白芷　畢撥　各四錢　雄黃　三錢　寸香　二分

共研細末每服二錢依酒調下又將末藥摻於傷處

歌曰細辛華撥及雄黃白芷共研入射香不論蛇傷併犬咬當日吃下便安康　又歌曰不問毒蛇与瘋狗身咬一口也差妨此是神仙真妙藥黃金萬兩不傳方

瘧疾方

治四日兩頭瘧

川貝 只殼 製夏 兵郎各錢半 肉桂五分 烏梅七枚

紅棗五枚 生姜一兩 用猪腊一隻將菜入腊内煮熟去

菜渣單吃腊子足鹽醬吃三隻可愈

又方 治瘧疾諸瘧皆效水煎服

兵郎 烏梅各三錢 甜茶 甘艸各錢半 丁香五分

紅棗七个 生姜三片 小兒照方減半屢試屢効百不失

一 然必先發過大汗後可以服之

太乙紫金丹 治男女小兒朝寒夜熱虛黃氣脹五勞七傷四肢無力咳嗽吐痰翻胃隔食肚腹鬱脹胎前產後沙淋白帶血崩等症 倘有人喜食泥炭生米瓦石茶叶乾麵等物服此藥後三日見效半月全愈

皂礬弍斤用米醋提過化為水陸續入鍋熬乾加白麪為餅存入鍋煅紅為度 香附四兩童便製存炒黃色人乳拌加黑豆半升仝炒 禹餘粮四兩煅醋 海金沙 百草霜 白蔻仁 益母草各二兩 廣橘紅六兩 砂仁

厚朴五兩炒姜汁拌 白芷 芽茶 茵蔯 川貝 葱 川椒去核各一兩

右藥共爲細末用大棗三斤煮熟去皮核入藥共打

爲丸如桐子大每日早七丸暮八丸三日後吃至九丸

十一丸為止係溫送下百發百中

治金絲而蝦蟇血弱症方

煎好製炙杏仁用半斤重甲魚一個破腹除去腹內之物

洗淨將藥裝入腹內用秈稻柴捆好用瓦砂罐盛好用河

水兩碗煨之湯乾五六分一碗將肉支出吃完又將全背

并腹内之菜用陰陽瓦焙焦并成細末將湯汁拌入末內晒乾成末菜用白開水做四服吃下倘不愈吃二三次即愈此方治第六節背脊骨上之正傷有至三五年方發哮嗽瘦帶血迭等症

一粒金丹　治男婦內外諸症並効

製乳沒各二錢　沉香一錢　巴霜錢半　木瓜　雄黃　姜黃　川烏　瓜蔞　生軍各五錢　共為細末粽尖為丸如桐子大每服七丸引經列後　腹脹香附　心痛延胡

扒痛川芎　筋骨腫脹白芷　跌打損傷乳香、　驚風
辰砂　瘧疾梔扒　痰火半夏　赤白痢甘葯
血痢甘艸　氣急沉香、　赤白帶當歸　白帶杏仁
浮腫独活　吐酸生姜　黃病茵陳　痰症橘红象貝
狗咬漢防己　蛇咬明雄黃、　打虫積兵郎片
身脹生麻黃、　嘔吐廣木香、
跌傷脚面方
歸尾　乳香、　木瓜各錢半　红花五分　牛膝三錢　酒煎

藥酒方

治跌打損傷勞傷筋骨面黃虛損風寒暑溼癱瘓麻木等症孕婦忌服

肉桂 丁香 各五錢 川斷 補骨脂 防風己 製夏
白朮 白芷 茯苓 全當歸 杜仲 山藥 吳茱萸
川朴 玄胡 吉更 黃芪 破故紙 各二兩 西羌活
連喬 紅花 枳殼 烏藥 生軍 各一兩 秦艽 木通
良姜 牛膝 木瓜 白芍 丹皮 細辛 只殼
丹參 升麻 茄皮 蒺藜 天冬 川芎 高本

鉤々 廣皮 茵陳 杏仁 製附片各一兩 廣木香五錢

蒼朮 神曲 桃仁各三兩 生地四兩 蓯蓉五兩 地鱉卅

以上藥切碎或置其麻袋中扎好用燒酒五十斤浸一月

可服臨卧时隨量飲之再加核桃肉半斤桂圓肉半斤更

妙已上藥料格外道地分量秤准不可忽略

通脈湯　治產婦乳少或無乳

生黃芪一兩　當歸伍錢　白芷五錢　右藥用七孔猪蹄一對煎湯吹去浮油納入諸藥煎一大碗服之覆面睡即有乳如未效再一服無不通矣　新產無乳不用猪蹄者用水酒各半倖壯者加紅花五分以消恶露

驚風散　嬰兒出胎開乳之前先服此散永無驚風之患痘疹亦輕微

生甘草二分　硃砂一分　生軍三分　右藥共為細末用黑沙糖壹

錢五分將開水化之调藥以茶匙徐徐匀兩次溫溫灌下如
未服此藥忽發驚風者服此一劑即愈屢試屢驗

治瘋狗咬　如被咬在三日以内服之可保不死

班猫七个　去翅足同糯米浸一夜撩起全炒乾去米此米埋
蓋土中為要　大黄三錢黑丑錢半尖兵榔一錢右為細末
麪糊為丸如梧子大每服一錢空心服以酒下服後等小便
痛小狗從小便出也后服更妙如肚痛小便不通再加飛滑
石七錢原射一分和前藥為丸以水调服

胃氣痛方　治九種心胃疼痛皆能有効

香附四兩醋洗七次研焙　良姜四兩酒洗七次研焙　右藥共為細末

每服三錢空心服以姜三片塩少許冲湯送下

疔毒方　疔瘡乃旦夕危險之外症此方統治各疔預

製施送其功莫大

雄黃　生軍　巴霜各錢半　共為末以飛麪陳醋糊為丸如鳳

仙子大症重者服二十三丸輕者服二十一丸含在舌上以

熱水送下服後打噎刻愈如瀉更妙俟三四次後以新汲水

飲之即止如症重不省人事將二十三丸用滾水開化從口角边灌入服以扶坐片刻便醒忌牛肉鷄魚葱蒜辛炙諸味并飲酒行房一月方能痊愈

祈瘡方

大風肉　皮硝　樟冰各三錢　銀硝一分　油核桃五個

右藥共為末用夏布包擦患處

膈氣方　慕撫軍天顏母太夫人曾患膈氣服此而愈

大黃二兩酒製九次　上沉香六錢　桃仁泡去皮尖并去油六錢　烏藥一兩水煮炒　腐硼砂

二錢 右藥共研細末每服三分五更時舌上舐津送下

解毒喉風丹 治喉科危急之症

川玉金三錢 雄黃五分 巴霜半 二錢 共為末醋糊為丸如綠豆大

以茶送下二丸吐出痰涎即愈 又方治喉風十八症用馬

蘭連根葉杵搗汁加明礬豆大一塊和入陽湯溫熱服下

又痰涎壅塞湯水難下者用牙皂末一錢以鴉子清調如膠緩

緩嚥下吐出痰涎即愈

噤口痢疾方

丁香五粒　巴霜一分　杏仁五粒　砂仁五粒　沒藥三厘　紅棗一枚去核

右藥同搗分作二丸一丸貼左臍上一丸服之即愈

羊癲風方　兼治痰迷等症小兒驚風其法以藥研少許吹入鼻內

皂礬一斤灌入陳尿壺內用鹽泥封口將炭十斤圍燒尿壺冷定取出研為細末加魚膠八兩硝一斤於火上化烊和藥為丸每服五分服半月即愈

藥茶方　治四時感冒風寒引疼肚痛胸膈不寬欬嗽

吐泄瀉痢等症此方居家必備

新会皮炒 青皮炒 柴胡 兵郎 厚朴姜製 麦芽炒 葛根

秦艽 白芷 甘草 甘菊 只壳 薄荷各五錢 神曲炒

蒼朮炒各四錢 半夏八錢 山查一兩 萊菔子炒 紫苏 羌独各七錢

升麻二錢五分 麻黄三錢 川芎二錢

右藥製法先用湘潭茶二斤和入姜汁一碗拌透晒乾再入

前藥和炒收貯每用二錢小兒減半煎湯服或加沙糖冰糖

以開水化服亦可

腹痛方　腹痛或初起或宿疾並治感傷水濕

白胡椒一錢　射香一分

右藥共研細末納入臍內少許外以膏藥封蓋之立效

痧藥方

淨茅朮　生半夏　生南星　雄黃　硃砂　蟾酥各二錢

北細辛　牙皂各一錢　射香三分

右藥共研細末收貯瓶內凡患痧者以少許嗅鼻中使之嚏

紅霞鶴頂方　治癰疽發背搭手對口腫毒

血竭　兒茶　製乳香　銀硃　鉛粉各二兩　右藥研末收貯

臨用時將麻油調藥攤油紙上油紙以針刺孔貼之

菩提丸　治交月起居中暑風寒飲食穢痧疫症發起

胸膈不寬徧身疼痛

藿香　薄荷　半夏拌姜汁　山查　砂仁　香附　神麯　蘇叶

麥芽　陳皮　扁豆　黃芩　茅朮　厚朴　甘草各等分

共研末以荷葉煎湯泛丸每丸三錢寒症姜湯下暑症藿香

湯下穢疫姜汁湯下欬嗽百部湯下泄瀉姜湯下紅白痢車

葱子湯下霍乱吐泻以胡椒七粒菉豆一撮煎湯下

牙疳方

蒲黄 白芷 細辛 等分研細末搽擦患處須臾以鹽水漱口如遇外面赤腫去蒲黄加川芎

小腸氣痛繞腸冲心者

連蒂老絲瓜燒灰存性熱酒調服每服三錢重者三服

婦人白帶丸

紅棗一斤蒸去皮核 棉子仁一斤去油 白果一斤去壳心蒸 郁李仁四兩去油

右藥共打爲丸每服三錢陳酒下

萬金不換遇仙丹　　治婦人難產累日不下驗過

萞麻子十四粒去壳　硃砂　雄黃各錢半　蛇蛻一尺燒灰存性　共爲細末用漿水飯和丸如弹子大先用椒湯淋洗產婦臍下然後將藥一丸放於臍中覆紙數重厚以闊布束之若兒頭生下急去藥

胃脘痛方

五灵脂一兩去沙水飛　母丁香淨末三錢　巴霜三錢　射香二分　共爲細末以端午日用神曲同米糊爲丸如菉豆大每服三丸含口中

待將化以開水送下重者五丸

癩痢方

鬱金三兩 明礬二兩 為末糊丸如梧子大每服拾丸神効

灘渙方

熟牛骨髓一碗 熟白蜜一斤半濾過 炒白麪一斤 乾姜末三兩

右和勻丸如彈子大每日三四丸細嚼黃酒下甚効

九種胃氣痛方

五靈脂醋炒 蒼朮米泔切細 枯礬 雄黃各二錢 每服一錢酒下

呃逆方

製半夏三錢　生姜錢半　水煎服即止如病後呃逆不止用刀豆子燒灰存性開水调服二錢即止

二便不通方

全葱一棵連根不洗　生姜一塊　淡豆豉廿粒

右加鹽一匙共搗爛作餅烘熱紮臍上久之氣透自通

犀黄丸　治乳岩瘰癧痰核流注横痃肺癰小腸癰一切腐潰陰疽

乳香 沒藥各一兩 射香一錢五分 西黃三分 共為細末入黃米飯一團搗爛丸如菉子大曬乾貯好每服二錢熱陳酒送下生下部空心服上部臨臥服原方去犀黃加雄精五錢名醒消丸並治翻花瘡肛門痔脫疽等症

紅玉膏方 治一切瘡疽發背及無名腫毒未成即消已成即潰呼膿拔毒收功神効

阿魏 藤黃各五錢 製乳沒各七錢 銀硃 血竭各一兩 製松脂三兩五錢 草麻仁一兩五錢 麻仁先打爛如松香各藥打成膏隔水煮烊

攤貼症重者每料加射香二錢另合四油錢其効更速膏忌火薰孕婦忌貼恐壞小兒手足

拔疔膏　治一切疔毒紅絲疔蛇頭疔及諸瘡毒

製乳沒　血竭　人言　兒茶　青黛　蟾酥　象皮焙各二錢

射香六分　冰片四分　共為細末用大棗十餘枚去核和藥入乳鉢內石槌打勻丸如芡實大水飛硃砂為衣每用一丸加蜜少許調勻塗於毒頂以紙蓋之一宿即消如毒盛未去明日再塗如有寒熱口渴便閉內服梅花點舌丹取汗

爛足方　專治足爛脚多年不收功者屢試神效

水眼藥　三仙丹　水銀　三味研和塗之　謝氏鳳彝常用此藥醫治其功甚速

追疔奪命湯

蟬蛻八分　青皮六分　澤蘭叶七分　防風八分　黄連一錢　細辛三分　羌活一錢　姜蚕一錢　藕節一錢　鮮首烏二錢　艸河車之　加葱姜水煎臥时入酒一杯服覆被取汗如大便閉結加大黄一錢

雄射湯　治疔毒走黄之最重者

地丁根之　白芷　牡蠣　牛蒡子　金銀花　姜蚕　山梔

荆芥穗　炙甘草　青木香　茜草根各半　核桃仁三
右用酒一碗浸片時擂爛又加水一碗煎至一碗去渣入雄
黃、射香、乳、沒另研末各一錢炭菉豆粉二錢攪和服如大
便閉於其人壯實者加大黃、芒硝各一錢

痢疾神效散　並治水瀉
淨查肉四兩　車前子三兩　砂仁　廣木香、各一錢五　共研末紅痢加
白糖白痢加赤沙糖紅白痢加赤白糖均用清米湯調服每
服三錢小兒減半孕婦不忌

菊花甘草湯　此治疔主藥宜照方服不可減輕

白菊花四兩　生甘草四錢　用水煎服渣隨即再煎服重者二劑即消

指上蛇頭疔方

雄黃五分　白芷三分　共研細末裝入雄豬膽內套指上立愈

大麻風方　全身腫脹鬚眉俱落兩脚臭爛者

蝦蟆一隻泥裹燒熟去泥乘熱放瓷碗內冲滾黃酒用瓷盖盖之

半时只服酒取汗為度日服一次三日全愈

麻風外治法

蘄艾半斤 明矾四兩 楝樹皮 白椿皮各半斤 煎湯洗浴即愈

鶴膝風方

製乳没三 地骨皮 無名異各五錢 射干、下

右藥共為細末 車前草搗汁加入燒酒敷患處即愈

初起鶴膝風方

晚蠶沙炒熱一升 細桂枝末 桃葉各四兩蒸熟 三味絹包敷熨患處

蹲鴟丸 治男婦頸項頦下耳前後連珠癧串或瘡潰

潰與否近年者一料愈遠年者兩料愈並治喉癬

蒼朮　枚芽各十斤去皮切片炒乾磨末以開水泛丸早晚每服

三錢甜酒送下米湯亦可

癬藥酒方　　尋常遠年牛皮蛇皮一切頑癬神効

海風藤　土大黃根　白果肉各五錢　白芷　白芨　雄黃各三錢

兵郎五錢　斑猫七個　用燒酒半壺浸藥七日以酒搽患處

癬藥

白芨　木鼈子　土槿皮　白礬　等分為末醋調塗

牛皮血癬藥

枯礬 水銀各二錢 川椒一錢 全杜大黃根 鹽豬油 搗爛 敷患處

陰癬方

明礬生熟各一錢 輕粉二錢 銀硝三分 共爲末 將土大黃根搗爛 布包 蘸藥末擦之

溼脚癬方 卽脚下水泡痛癢非常者

白鮮皮 硫黃各一兩 松香五錢 共爲末 用紙捲好 點火薰之

瘡藥方

冰片 樟腦 綠礬 花椒 等分 用鷄子一枚 濾去黃 存白 將藥納殼中 同燒成灰 瘡溼者乾摻 乾者菜油調敷

疥瘡方

白薇三 白芷三 花椒炒 细茶葉各三 大黄 明矾各半 雄黄

蛇虫子各半 寒水石三另研 百部三 樟脑半临用加入

右药共極细末用生猪脂油去衣膜和匀搗爛擦之甚効

臁窠瘡方

牛烟膏三 蜜陀僧半 雄黄 東丹各三 明矾半 铜绿另 樟脑三

冰片下 共研细末和麻油调塗神効

火珠瘡方

此瘡其形如珠粒在髮中 初倚不已亦有

傷命者

生萊菔搗爛將硝滴浸敷神効

疼腮脹方

生軍一兩　木香　姜黃　兵郎各三錢

右藥共研細末蜜調敷中留小孔乾則換敷三次即愈

光明丹　治一切風熱上壅兩目赤腫澁痛爛弦風眼

及內外翳障

羊腦蘆甘石先以黃連用童便煮汁候冷將甘石入煉銀罐內

煅紅淬入汁內許久凡七次飛淨一兩　硃砂一錢水飛　輕粉半分
冰片二分　射香一分　硼砂二錢　共爲細末收貯爲君如眼赤腫痛
加製乳沒各五分內外障加珍珠五分奶硇二分爛眼風
眼加銅綠五分黃丹五分或以諸藥合一以治諸般眼疾用
瓷器氣收貯勿令泄氣点眼及妙屢用屢効

治鼻淵方　並治鼻瘡

辛夷末　射香少許　共和勻以葱白蘸藥塞鼻中數次即愈

又方

此方治鼻淵並治腦漏如腦漏者鼻中時々流

出其水黄绿色者甚久引痛名拔脑疳
丝瓜藤近根處取三五尺煅存性再末酒冲服或用丝瓜去
皮与子以筋煅末酒下

鼻痔方

瓜蒂炒 甘遂炒各半 枯矾 松香各五分 為末香油调点消化為水
每日点一次入于鼻中鼻肉用藕節毛處一節煅存性吹之
其肉欽缩而脱

十寶丹

治缠喉風塞喉風一切急症通治口喉諸病

梅雪丹

薄荷用青魚胆汁收之各一两 姜蚕揀細直腹小者為雄洗淨炒斷絲筋連者佳去頭足矣

冰片另研四錢各孩兒茶嫩红者二两 牛黃一錢 血竭 珍珠

琥珀各錢三 生甘草五錢 共研極細末收貯瓷瓶如尋常

喉症去牛黃珍珠三味已極灵効量症施之可也

製梅雪丹法用青梅子去核將梅子之中納入生矾過一宿

用炭火煅之去梅灰只用其矾白如膩粉味極平淡出涎甚疾

玉液上清丸 治風熱上壅頭目不清咽喉不清咽喉

腫痛口舌生瘡服之生津化痰治玉宗患喉痺進此立愈

薄荷十四两　桔梗　砂仁各四两五錢　柿霜五两　川百藥煎五錢　冰片
硼砂　元明粉各三两　甘草五錢　建青黛三錢　川芎二两八分
防風一两八分　共為細末煉蜜丸如芡實大每服一丸不時噙化

走馬牙疳方

綠礬一錢炒紅　煅石膏三錢　兒茶　蓬砂　人中白　人中黃各一錢
冰片二錢　共為末以甘草湯拭去腐血後用羊毛筆蘸藥拭之

乳岩方

瓜蔞一个共碎　當歸五錢　蒲公英三錢　製乳沒二錢　生甘草二錢

鮮橘叶每歲一藥 葉以陳酒煎服可以立消如初起只用橘葉

重味或灰萬一個煎濃湯冲酒服立消

點痔方

蜒蚰一條 冰片五厘 膽礬二厘 三味和化蜒蚰水點之又有縮

痔用沙搭一條炙灰爲末陳酒冲服

臁瘡方 此三方爲治男婦臁瘡不論新久貼之一月

必愈即瘡潰爛至成窠凹者貼此亦能長滿好肉漸漸結痂

而愈雖係古方極有奇驗

陳白柏油四两 銅綠二钱 白蠟三钱 黄蠟五钱 共煉成膏將油
紙做夾紙膏用銀簪脚刺孔貼患處不拘遠年近日皆有効

又方

老松香一两 真輕粉一钱五分 猪油七钱去膜 將藥共細研同猪油打爛以
花椒湯洗淨患處攤夹膏貼之無若遠者用膏兩張可愈

又方 黄竹處得自香山木工屢試屢驗

銅綠溼紙色煨 杭粉一两多 兒茶 東丹二两多 蚌灰三两用活蚌以銀簪另挑開入生礬少許
輕粉一两 共研細末用麻油調勻攤貼如臁瘡初起東

丹輕粉可略為加重若將愈生好肉時則略加蚌灰稍減輕粉此加減法也以衆藥合成恰復紅色為度色太淡加東丹太深加蚌灰然亦勿太拘夾紙膏者用舊油紙三層攤藥末於中二層上以細針密刺小孔使藥力可透貼於患處再用油紙蓋定加縣紮繞好

陰溼腳瘡久爛方

銅青　膽礬煅各五分　飛丹二錢　密陀僧　輕粉　煅石膏各一錢

共末卧時摻上痛一夕即結痂或有濕處毒水不乾再摻上

毛孔出血方

炒甲片　為末一人右臂毛孔出血如濺積有一盆晝夜常流面色潔白身倦無氣用此末罨之以帕紮住即止隨服補血湯數貼愈後遇毛孔出血之病用此藥末屢建奇功

心窠成漏方

凡胸膺一片如椀大無皮潰爛浸淫成漏流膿血水經久不愈此藥摻之可以收功

地栗粉即荸薺　一味看瘡大小日日摻上毛逆可親試數人皆效

臍中出血方

白石脂一兩　澈炒爲細敷上須令自乾落勿可剥去

五歛丸　治赤白带下腸風尿血

豆腐鍋疤即豆腐鍋底之焦皮糖乾瓦上炙焦爲細每兩加黃連一錢芎爲細末加飯搗丸每服五錢　赤带蜜湯下　白带沙糖湯下　腸風下血陳酒下　熱淋小便出血開水下　血風瘡先將腐泔水温熱洗去瘡靨用布拭乾將前藥末麻油調敷三四次即効

血崩方　並治産後中風失音

當歸 炒荊芥各二兩 水煎冲陳酒一杯溫服立止 又方

燈芯炭 舊棕炭各二錢 棉子炭一錢 血餘炭二錢 四味同研用

陳墨汁四匙 黑棗數枚煎湯冲服 如正氣虛者用人參湯

立聖丹 治橫生倒產胎死腹中

生寒水石二兩 煅寒水石二兩 同研細末入硃砂五錢 研如

深桃花色 每用三分 井花水調如薄漿 糊以紙剪如杏葉大

攤上貼臍心 候乾再易 不過三次即產

蔥白散 治妊娠腹痛危急 活胎即安 死胎即下

葱白連根七枚 水半杯酒半杯煎至半杯服之贛榆周萃元偶遊鄉村昏夜間有產婦垂危用此方獲愈其後投之輒効

救驚方 治慢脾風肢体逆冷痰滯咽喉如牽鋸狀脣黑面青口鼻氣微昏睡露睛者是

胡椒七粒 生梔子 葱頭各七个 丁香七粒 飛麵一撮

共研細末用鷄蛋白少許調攤青布貼小兒臍上一晝夜後去有青黑色即愈如未愈再貼一个愈後當服補脾藥

又方

杏仁 桃仁 糯米 胡椒粒各七 梔子七个 共搗爛用鷄子清
調和塗敷兒脚底男左女右次日脚心黑甚即愈
急驚風滌痰法 痰涎壅塞咽喉其响如潮名曰涎潮
蓋若痰不成驚也
金星礞石火煅幷細一錢入生薄荷汁内少加白蜜調和隔水
燉温服之其藥能降痰從大便出屬效慢驚忌服 一云慢驚
風加青州白丸数粒最妙
梅花丸 治小兒痘疹起死回生之劑

梅花瓣臘月採取陰乾一兩當歸一錢五分茯苓一錢升麻五分竹茹八分甘艸三分當歸等五味用水一鍾半煎至八分溫熱時將梅花拌浸一日取出晒乾研極細末如小兒病用雄雞壹隻取起左足良久將竹針入雞喉內取血調梅花末爲丸如綠豆大如小女兒病用母雌雞取右足如前取血製造晒乾瓷器收貯每服二丸滾水送下立效不用多服

稀痘方　此方係自蘇州沈玉谷家已數世不出天花

青橄欖一个生甘艸一寸水煎間日服之至第五次大便有黑

物解下其毒已去再服一二次重者輕々者可不出

治痘倒靨方　色黑唇口冰冷

瓦花一枝洗淨搗汁和酒釀溫服稍时痘起红润如舊

稍痘方　治眼中有痘々入眼中有翳同治

輕粉少許　東丹倍用　爲末捲入紙條蘸點見藥或注葱管内納入耳内左眼则置右耳右眼则置左耳即稍去

痘毒方　痘成毒氣結成瘀腫吳帶勢最迅速腐爛至骨逢節須防殘疾

陳小粉　山茱共搗爛敷患處乾則換毒即退如已爛用杜仲杜蠣及煨石羔等分為細以白蜜調敷乾摻亦可

治痘疹溼爛不結痂方

乾菉豆粉五錢　天花粉三錢　二味仝為敷之

胎毒肥瘡方　并治黃水膿窠疥瘡

硫黃　花椒　烟膏　炒黃柏　東丹　大風子各一錢　樟腦

銅青　枯礬五分各一錢　輕粉八分　共為細末以菜油調搽極效

蒜螺丹　治小兒水腫腹脹小便不利

大田螺四个　大蒜五个　車前子三錢　研末加寸香少許搗同研為餅每用一个貼臍中將膏藥蓋之水從小便出

鵝口方　滿口白雪腐爛

薄荷八錢　黃柏五錢　青黛四分　水飛淨硼砂三分　硃砂二分　冰片下

右研細末摻之自愈亦有寒雪口禁用涼藥乳母多服八珍湯或十全大補湯自愈

螳螂子方　小兒口內生黃馬牙口噤頰腫即乳妒也

寸香下　硃砂下　大田螺二个　全搗如泥作餅貼顖门上藥乾換

退切勿剥傷以溫水洗洗潤之待其漲浮然後拭去若症重者將針激刺患處出血用金墨磨搽立愈或用代赭石以胭脂水磨濃塗頦上數次即消

又方　凡小兒患蒸之後口内激腫惡乳急用搽之

薄荷五分　青黛一錢水飛　元明粉三錢　硼砂一錢　冰片一分

右藥共研細末擦口内兩頤吐出涎日搽四五次即愈

甘積遇仙丹　治一切肚大黄瘦腹痛虫積

雄黃三錢　寸香五分　全蝎一錢炒去足　胆星二錢　姜蚕一錢炒　巴霜卞

共為末神曲為丸如菉子大硃砂二錢水飛為衣每服二丸白滾湯下每日三服久至百餘丸必效

七厘散

專治跌打損傷骨斷筋折血流不止或金刃重傷食嗓割斷不須鷄皮包紮急用此藥乾糝定痛止血先以藥七厘冲燒酒服之量傷之大小復用燒酒調敷立時見効並治一切無名腫毒初起用冷茶調敷患處即可消散此方係自軍營奏功甚捷視鐵扇散為尤勝焉息共寶之

血竭一兩 射香另研 冰片另研各一分二厘 製乳沒 紅花各一錢五分

硃砂水飛一錢二分兒茶二錢四分共研細末收貯瓷瓶黄臘封口以端午日午時合製然久更妙勿令泄氣擇吉日合製亦可傷輕者但敷已足傷重者服以七厘爲止孕婦忌服

軍門丹　治刀傷第一方

降香屑　牡蠣　五倍去虫屎各一兩乳香四錢生半夏　血竭各五錢白占　真三七各一兩無真者用艸三七二兩代象皮生研陸錢　共研細末瓷瓶收貯止血止痛生肌　金瘡切忌飲水但食肥膩物解渴而已若食熱藥粥血沸必死

桃花散　治跌損刀傷狗咬爛脚等症

石灰年久風化一斤炒至桃花色存性　錦紋大黄一兩焙脆研末　研和麻油調敷

玉真散　治破傷風咬牙縮舌腰背反張勢在垂危服

此可以回生屢試屢驗

天南星薑汁炒　防風　天虫炒斷絲　白芷　等分為末每服三錢童

便和好酒調下凡跌打損傷有瘀血者亦效

吳英言傷藥方　專治跌打損傷同七厘散

海尾一兩三錢　製乳沒　辰砂水飛　血竭瓦上焙炒　兒茶研末瓦上焙各一錢五分

明雄黃五錢 冰片 寸香、各一分 七厘 共為細末瓷瓶收貯每服
五分重者兩服好燒酒隨量下劉寄奴松用此救人不可勝數

五紅膏 并治一切瘡口張止痛生肌長肉
紫草二兩 全當歸三兩 生地四兩 象皮 乳香、兩各二 没藥一兩
甘草五錢 合歡皮二兩 菜用麻油一斤半煎枯去渣再入黃
占捌兩 白占二兩 血竭五錢 煎至滴水不化成膏備用

治瘋狗咬
急於發風處摘出惡血鹽水洗淨用蚯蚓泥百草霜敷患處要禁

數日內頂有紅髮數根日中照之即見急拔去另以韮菜地內紅蚯蚓七八條竹片破去腹內泥盐水漂淨以好醋一小杯入蚯蚓略煮陳酒送下大便泄出毒氣即愈重者兩服

又方

番木鱉子白色兩个沙泥炒黄去泥用雄黄五分共研細末分為兩服陳酒調先吃一服隔半日再喫一服第二服須臨臥时喫隔五日再吃兩服

毒蛇咬方

蜈蚣五条煅存性 寸香 冰片各五厘 蒼耳末分兩服熱陳酒下此方百試百效所咬之處用蓝乾麪塗之眼角用五聖丹点之忌飲燒酒食黃鱔宜禁房事百日

護心散

六粉 生矾 川貝 生草 等分為末此方護心解毒每服三錢瘋狗毒蛇咬傷皆可服之

民國十七年伍月 日所摘經驗良方共成九拾捌方

定驚丹　專治急驚身熱如火痰火上壅

定驚癇清熱化痰

天黃半　月石　銀硝　元明粉　白芥子半 去油各　每服一分至三分虛熱者忌

穴譜大全一卷

不著撰者
清抄本

穴譜大全一卷

本書爲中醫傷科著作。不著撰者。全書記述了童子骨、鼻梁穴、牙腮穴、丹田穴、喬維穴、净瓶穴、乃旁穴、雙燕穴、眼田穴、乳膀穴、下陰穴、七坎穴、脊梁穴、掛膀穴、腰眼穴、對口穴、鳳尾穴、人宫穴、咽喉穴等穴位的跌打損傷症狀及内服方藥，每穴附有圖示，便於指穴認傷，隨證用藥。

穴譜大全

或石擊或刀傷血流不止敷此方

夜光草三錢 馬前十個 生半夏五錢

金狗毛上下二錢 澤蘭二錢 石灰三錢 生大黃二錢

生南星二錢

共研細末童便将酒調敷即效

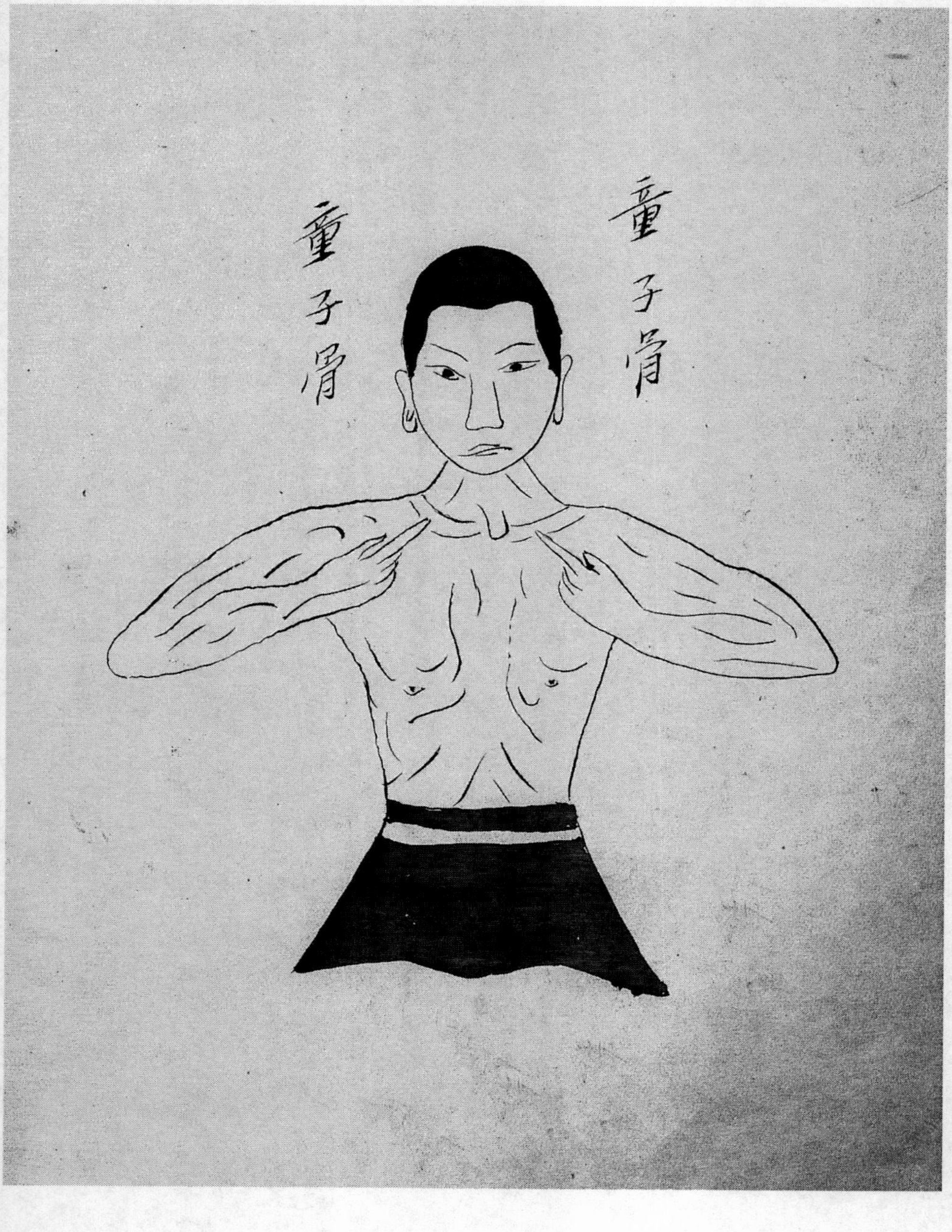
童子骨
童子骨

跌打兩膊此乃童子骨穴有兩膊斷否
斷者腫連胸脇骨節之疼痛難忍脇為
刀割傷上中下手為骨同為此者先用手
法移掇後敷此藥方

土鼈十個 紅花一錢 枝子一錢 肉桂一錢 龍骨二錢 加皮一錢
乳香一錢 沒藥一錢 肥皂一錢 共研細末大酒調敷

又服此方

當歸 活血 土别 猴骨 鹿茸 碎補
上桂 三七 蘇木 澤蘭 續斷 藕節
然同 甘草 共研极末對童便服

鼻梁穴

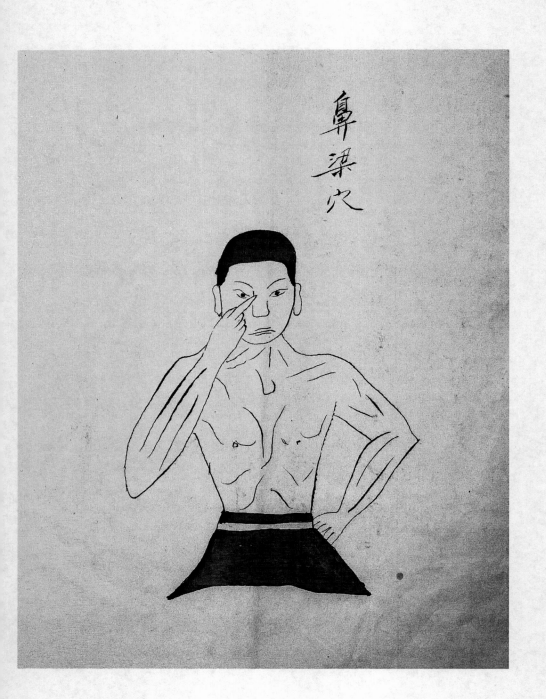

趺士桥空（即鼻樑）
或傷目角二處用此方
當歸兩半 菖蒲一錢 茯毛捌錢 杜仲一錢
紅花三錢 志肉一錢 白芍錢半 澤蘭一錢
茯神錢半 羌活一錢 香附一錢 甘草三錢
共研細末童便酒服

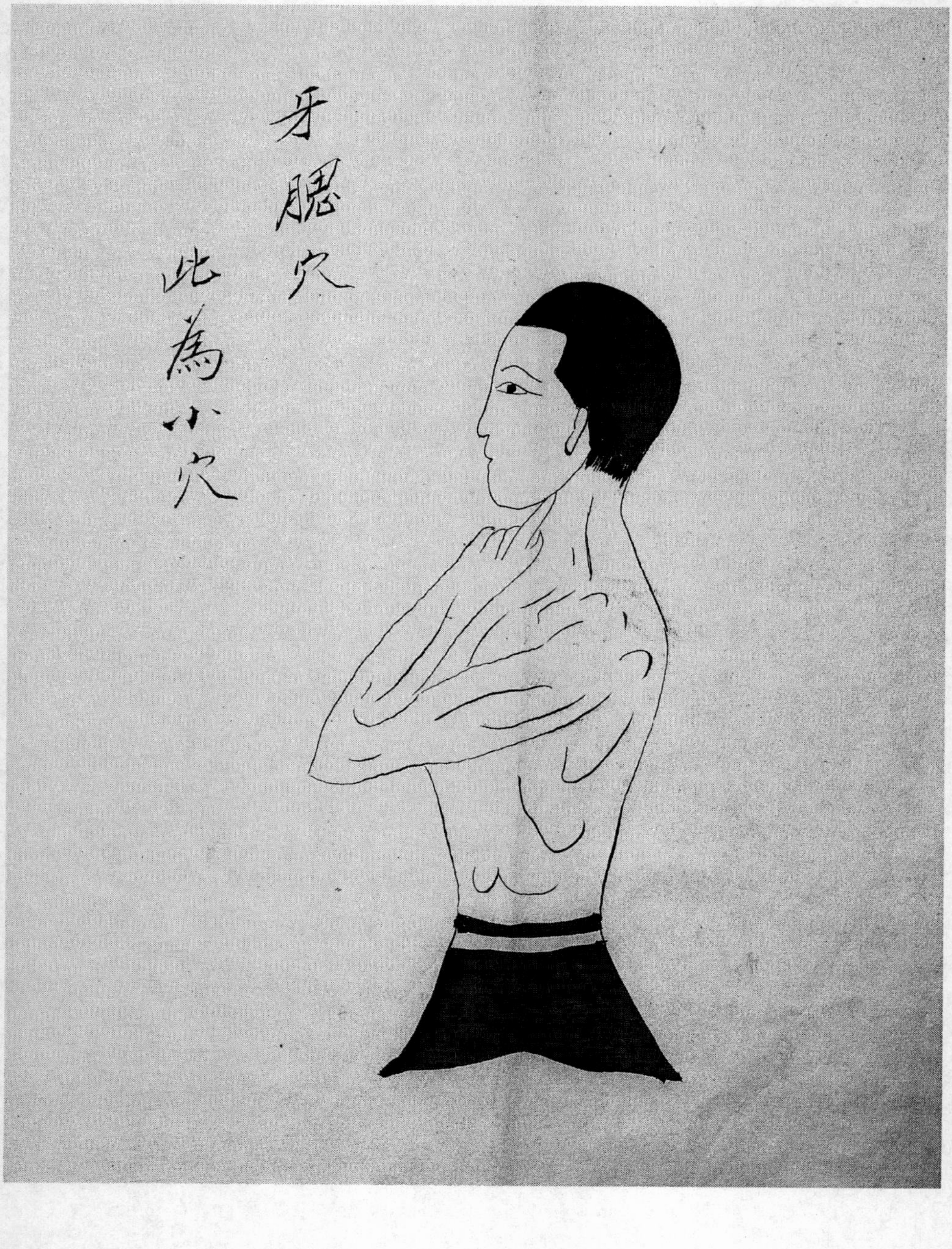
牙腮穴
此爲小穴

肩偏左右移棳歸正用方

鉄馬鞭錢　碎補弍錢

劉寄生錢　没藥錢

乳香錢　甘草錢

加皮錢　澤蘭錢

用酒煎服

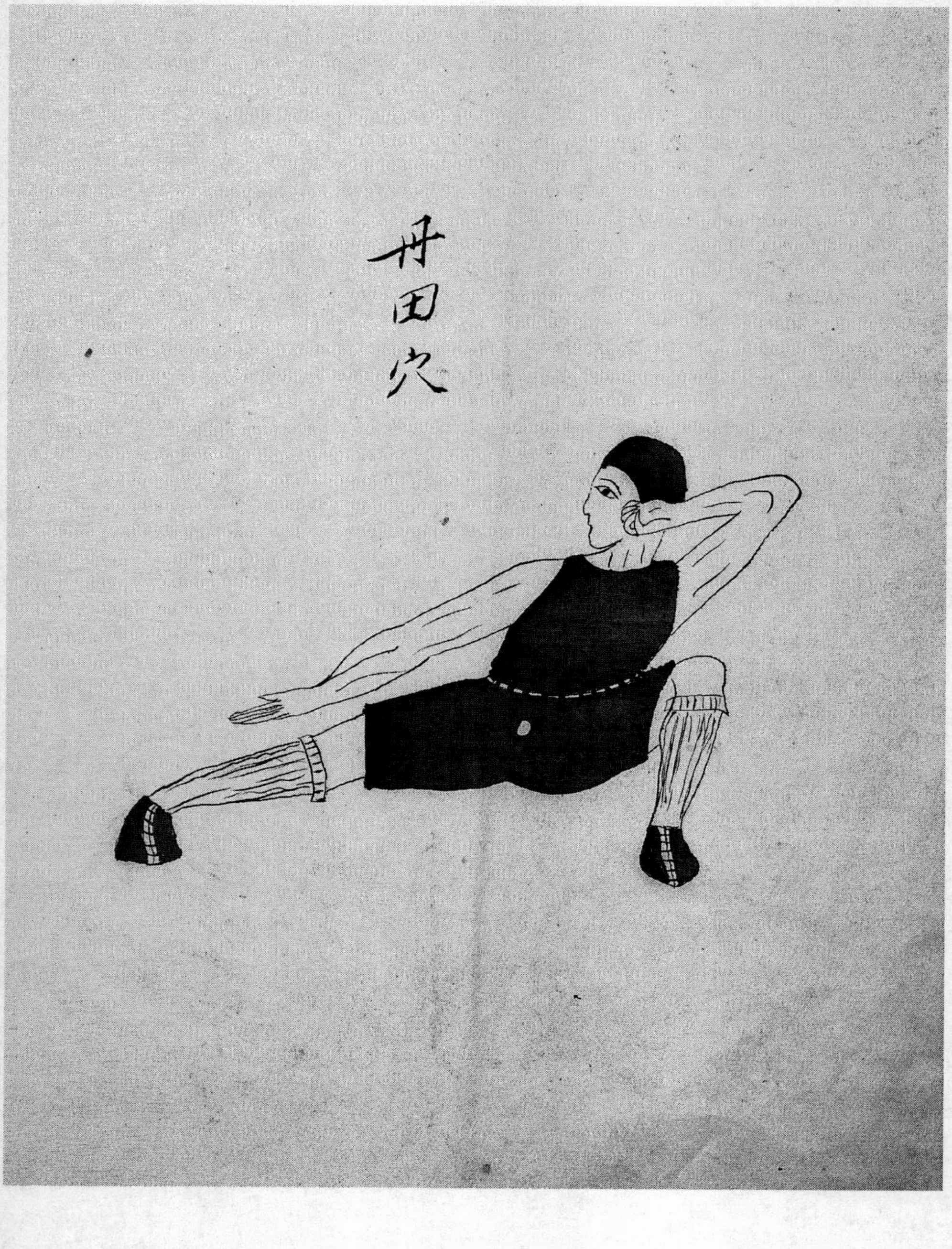
丹田穴

丹田乃五臟六腑之穴

寥門受傷者汗出如流腸中切痛上吐下瀉面色青藍氣不相接不可乱治輕者服此方

節参錢 當歸錢 紅花錢 只殼錢 雲皮錢 蘇木錢

生地錢 藕節錢 元胡錢 香附錢 白芍錢 甘草三錢

用酒煎服 又服末藥

川三七錢 土別十個 然銅錢 紅花錢 人中白錢 沉香錢

碎補錢 共為細末酒服

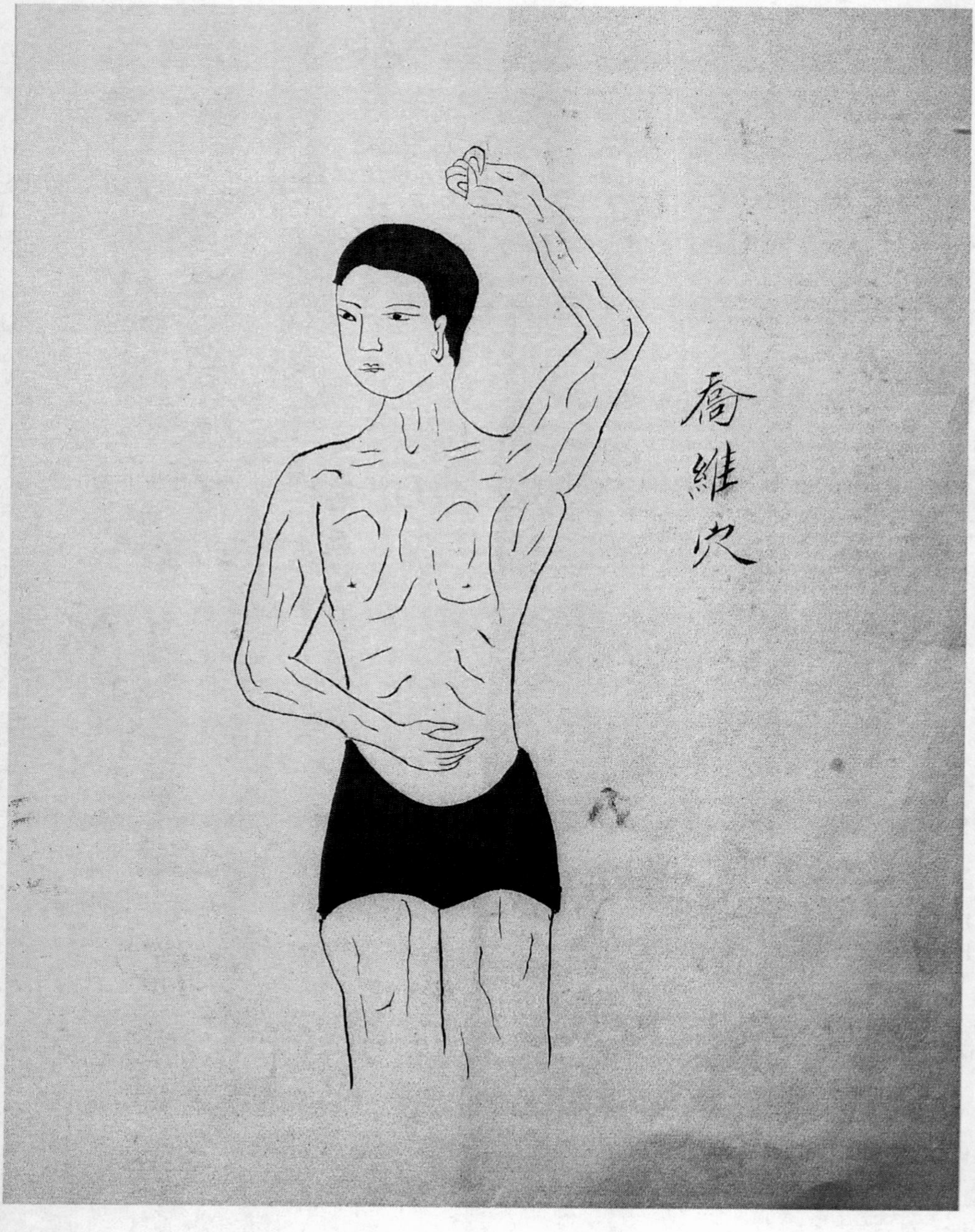
喬維穴

跌打下竅名為膺維穴弓痛血

服此方

人中白 錢　木瓜 錢　紅花 錢

川稚連 錢　山查 錢　丹皮 錢

上桂 錢　胡芸 錢　大茴 錢

甘草 錢　桔梗 錢

用酒煎空心服之

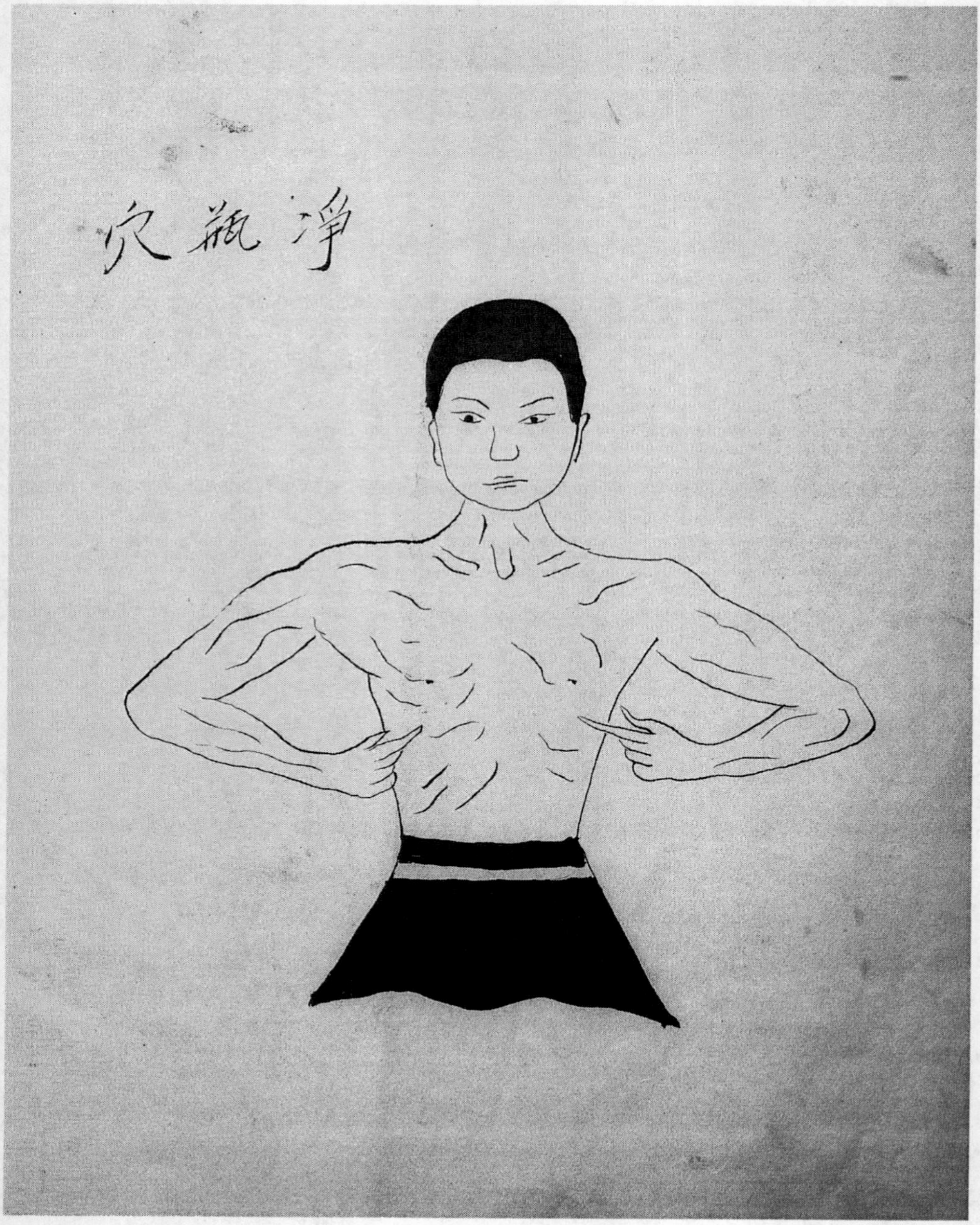
淨瓶穴

跌打血腕下為淨瓶穴傷包者寒推半
載一年咳嗽吐血而云
川芎錢 山七錢 紅花錢 桃仁錢 郁金錢 木香錢
升麻錢 紫草錢 生地錢 陳皮錢 血竭五錢
蒲黃錢 莪朮錢 赤芍錢 乳香錢 兒茶弍錢
只殼錢 青木香錢 山稜錢
用酒童便服

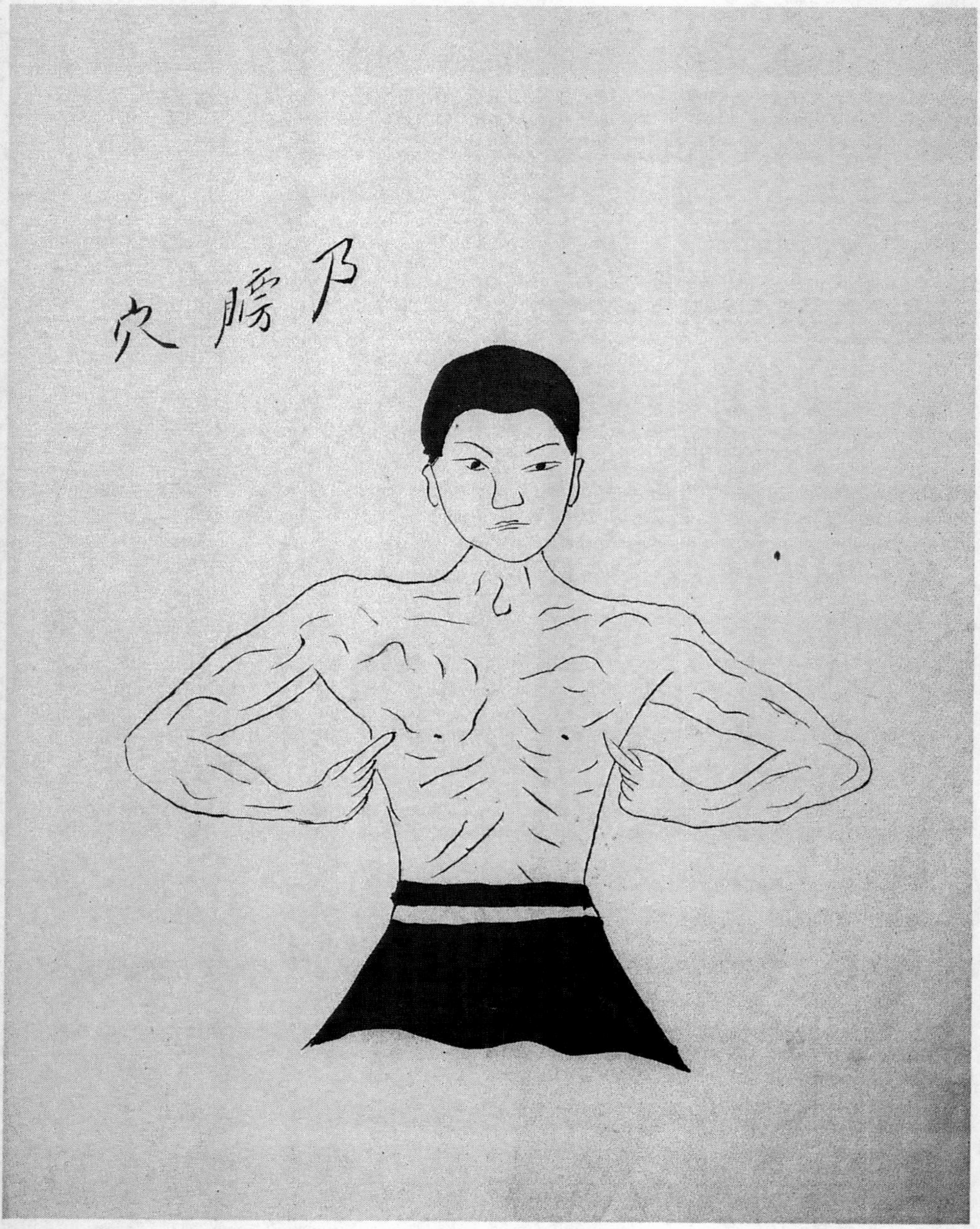
乃膀穴

跌打咽喉穴者飲食不進乃閉子関昏悶在地氣不通用掌推之用五虎下西山再服此方

半夏錢 射香錢 元參錢 淡竹根錢 木通錢 生木香錢 山查錢 共研細末酒沖服 見効其人略醒若見重者再服此方

羌活六錢 桂枝錢 赤芍錢 桔梗錢 木通錢 茯毛錢 乳香錢 青皮錢 元參錢 陳皮錢 紅花六錢 紫蘇伍錢

酒煎服

若血氣不調再加菘活錢 桃仁錢 雲皮錢 生地錢

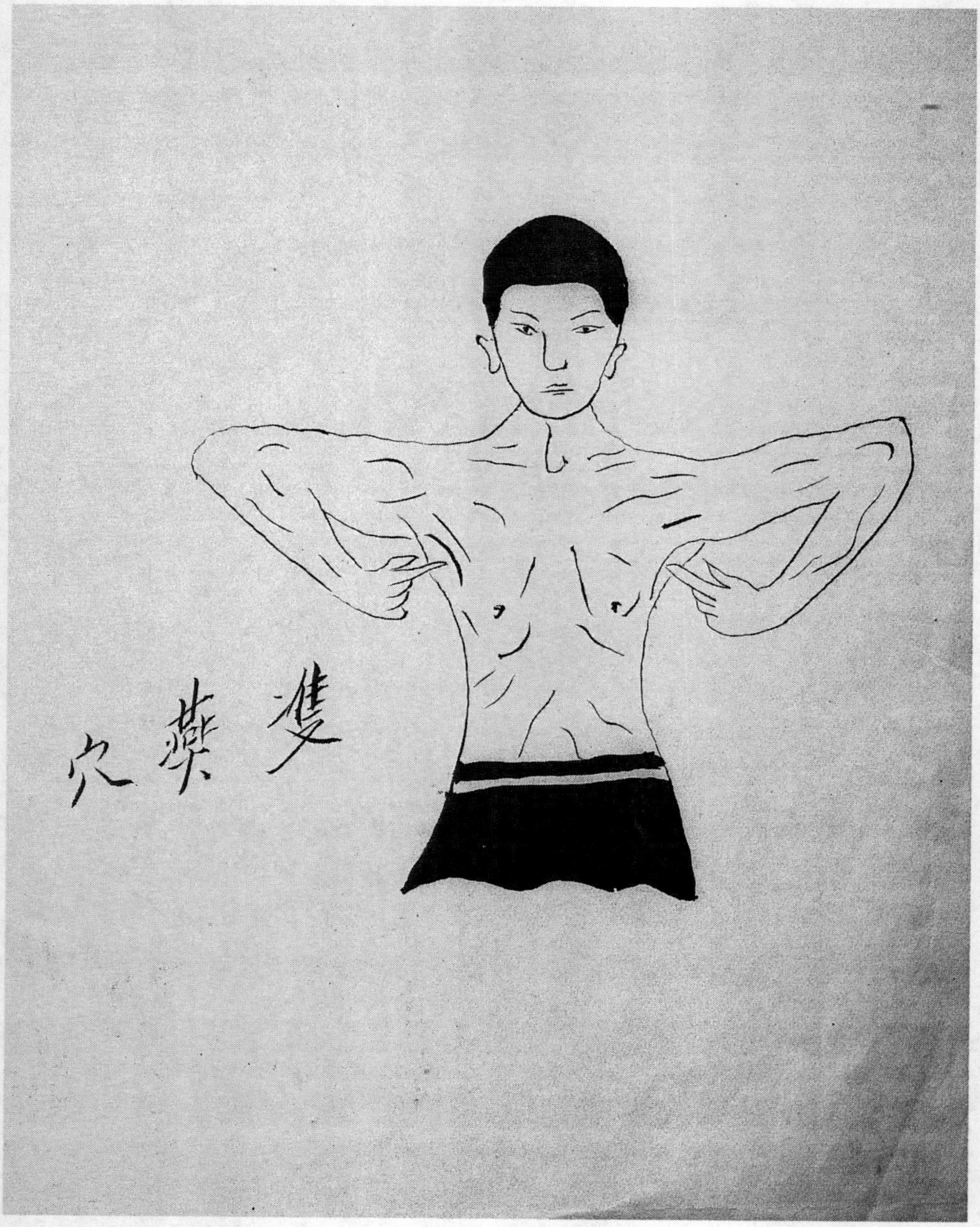
雙樊穴

兩脇名湮斐穴看左右受傷輕重者四肢
無力黄瘦吐血身作寒戰血流七孔不可乱
治輕者服此方
羌活五錢 桂枝錢 青皮錢 柴胡錢 陳皮錢
双皮錢 紅花錢 桃仁錢 續斷錢 澤蘭錢
茯苓錢 甘草三錢
生姜三片酒煎服

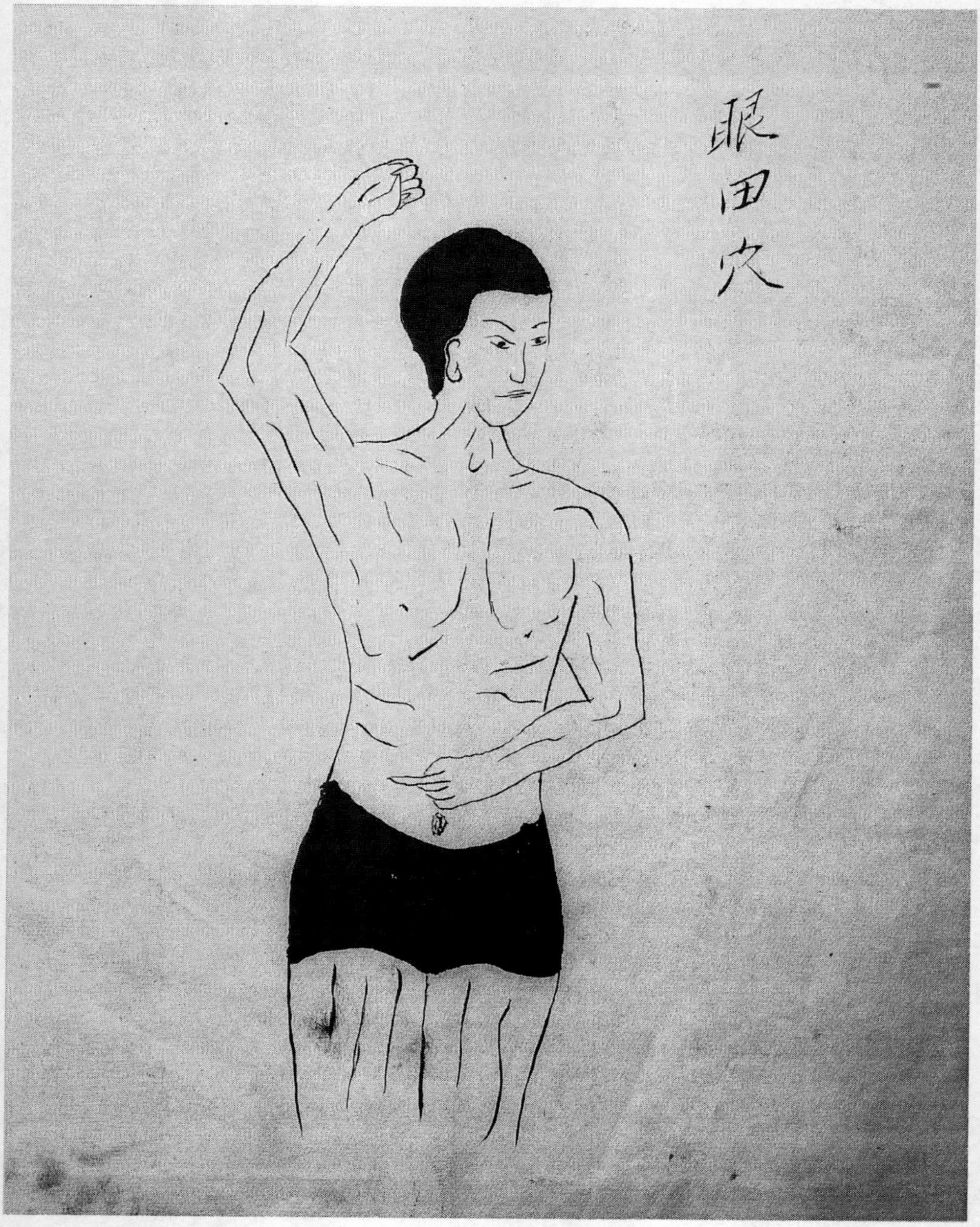
眼田穴

眼田池穴乃大穴跌打宜服此方

生地、紅花、赤芍、然銅、乳香、烏葯、青皮、

茯毛、柴胡、沒葯、梹榔、曰金、（各壹錢）

用酒童便服之

又末葯方

上桂錢 山七弍錢 土别十個 然銅錢 虎骨弍錢 猴骨弍錢

射香弍錢 血竭錢 赤芍錢 柴胡錢 生地錢 紅花錢

川芎弍錢 當曰金錢 甘草錢

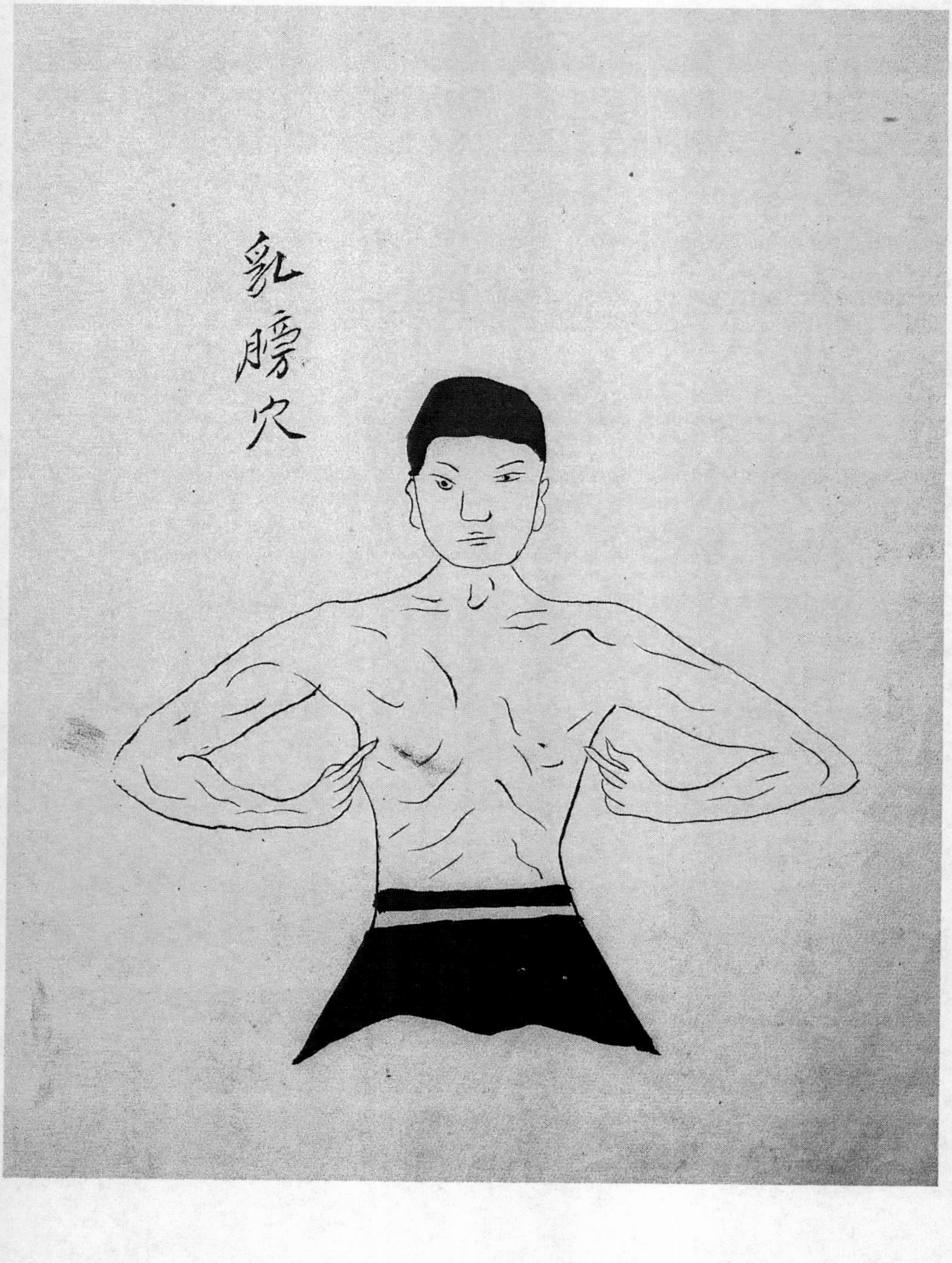
乳膀穴

乳膀穴乃二仙傳道穴跌打傷者四肢麻痹

服此方

當歸錢 桂枝錢 羌活錢 紅花錢 射香錢

細辛錢 牛子錢 猴骨錢 木香錢 元胡錢 上虎錢

桔梗錢 香附錢 童便酒對服

又方

川芎錢 当歸錢 雲皮錢 杏仁錢 沉香錢 山七伍錢

蘇子錢 甘草弍錢 丹皮錢 紅花錢 童便酒對服

又一方

川芎錢 只殼錢 川朴錢 烏葯錢 大茴錢 紅花錢

硃砂錢 山七錢 兎絲錢 七元錢 乳香錢 没葯錢

姜三斤酒煎服

沉香順氣丸

雲皮弍錢 沉香弍錢 赤芍弍錢 血竭五錢 紅花錢 山七弍錢

元枝両 紫草弍錢 白芍両 木通伍錢 丁香伍錢

白芷三錢 木香五錢 神砂錢 甘草一三錢

共研細末煉蜜為丸用酒送下

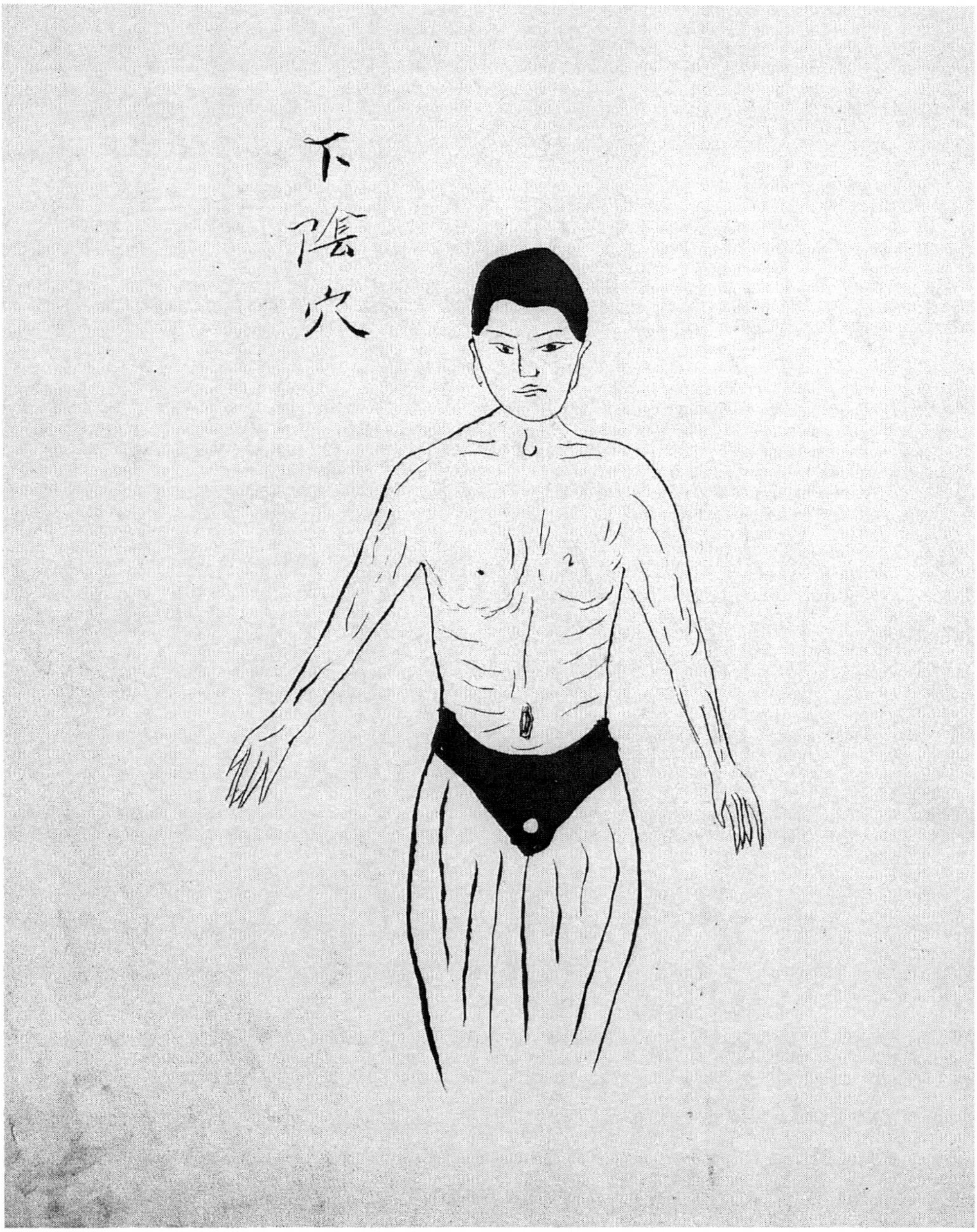
下陰穴

跌打下陰穴乃致命之傷也

用此膏藥

祁艾两 胡樹两 干姜两 生姜两

用紙向膏藥貼

又服藥方

香附钱 吴萸钱 木通钱 金紅邊钱 川練子八钱

車前钱 用酒煎服

跌打乃膀穴此名上下左右氣穴二肩受傷三路一夕
而亡氣乃蒼命之根傷者四肢不舉上下氣
血不能相接用此药為主
陳皮錢 蒼朮錢 川朴錢 香附錢 西砂錢 木香錢
神曲錢 加皮錢 皃河錢 用酒煎服再用錢花煮
豬肉吃 又服药方内有積血作痛用打血药
生芪弍錢 朴硝錢 紅花錢 桃仁錢 劉寄生錢
双参錢 尋骨乃錢 甘草三錢 小茴錢 川夕錢
用酒童便充服

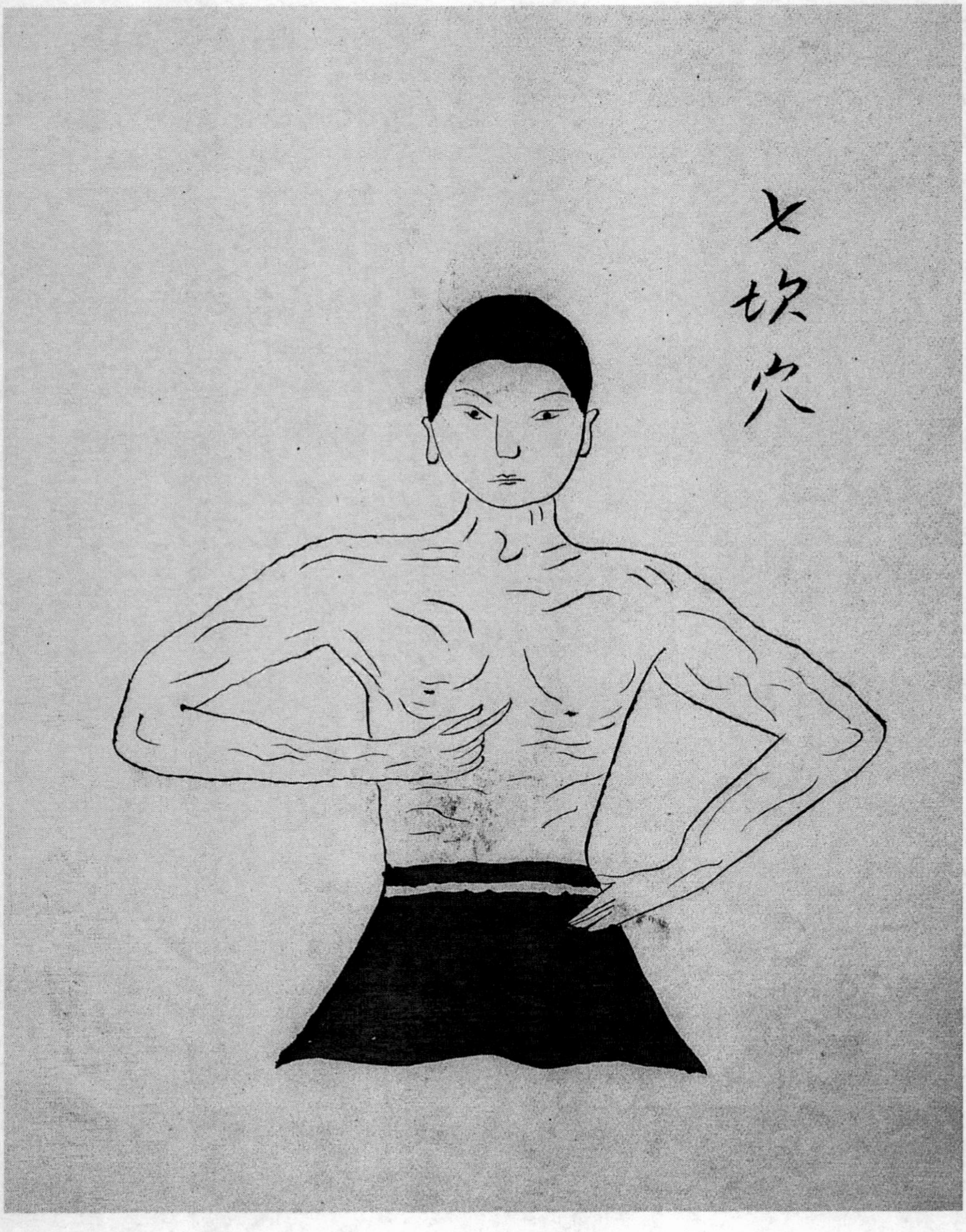
七坎穴

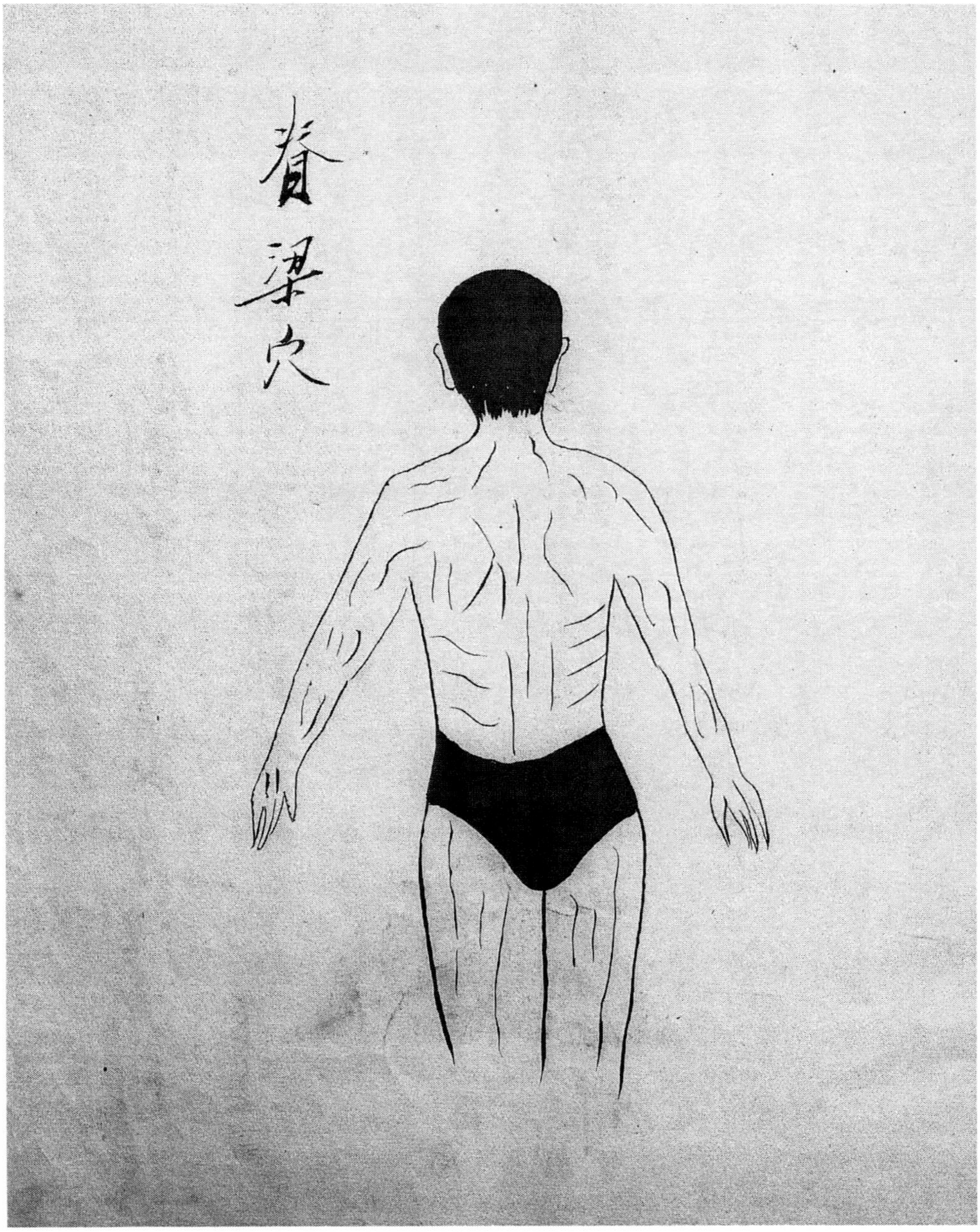
脊梁穴

背脊名爲背梁穴傷此身無力頭俯

仰疼痛難當服此方

紅花錢　桃仁錢　乳香錢　没藥錢　猴骨錢

木香錢　碎補錢　龍骨錢　虎骨錢　甘草三錢

紅棗三枝酒煎服

三剤立好

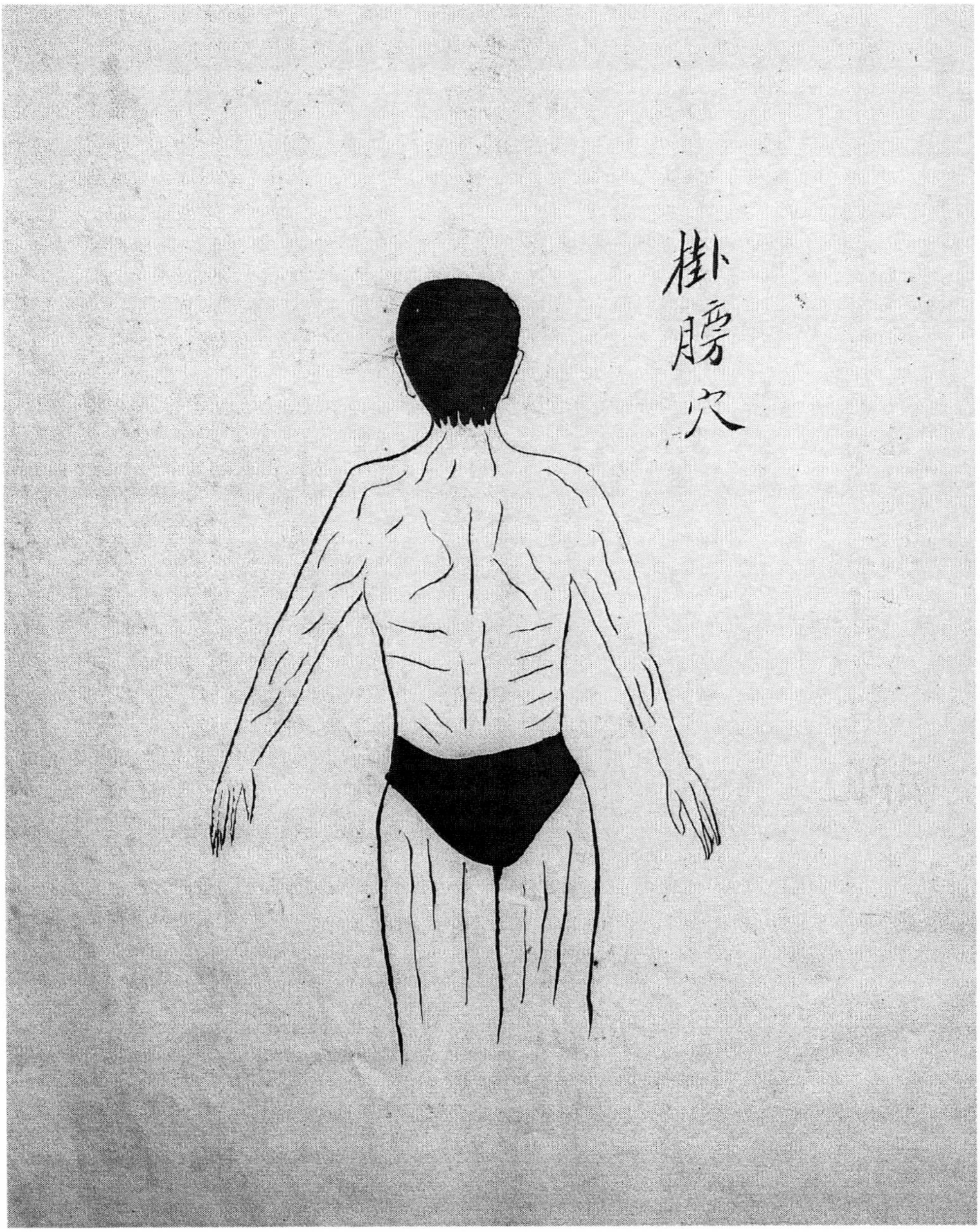
掛膀穴

卦膀乃大穴傷者身上〻麻〻痺寒熱往來腹

內積血成塊四肢無力服前乳膀受傷藥

以行氣血再用此方

熟地弍錢 西砂錢 黃芪弍錢 赤芍錢

紅花錢 上桂錢 白芍錢 雲苓錢 淮山弍錢

乳香錢 沒藥錢

圓肉七個 用酒煎服

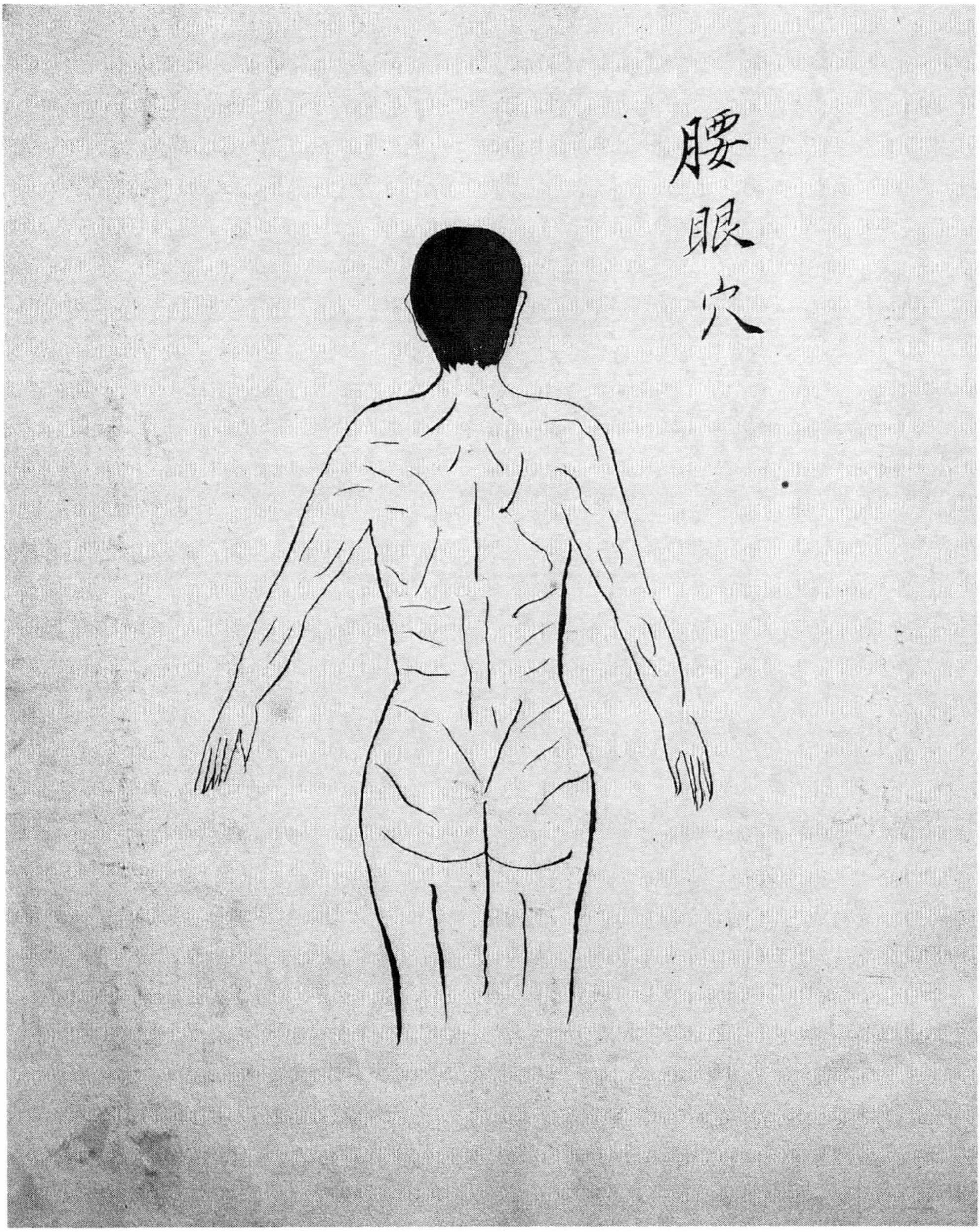
腰眼穴

腰眼穴亦爲一大穴跌打式棍拳打均難
治傷此筋縮不能行動敷此藥方
白芥子三錢 官桂弍錢 乳香三錢 沒藥三錢 生大黄錢
敷之即愈
又服藥之方
當歸錢 故芷錢半 續斷錢 杜仲錢 小茴錢
碎補錢 巴戟錢 兔絲錢 甘草三錢
用藕節爲引酒煎服

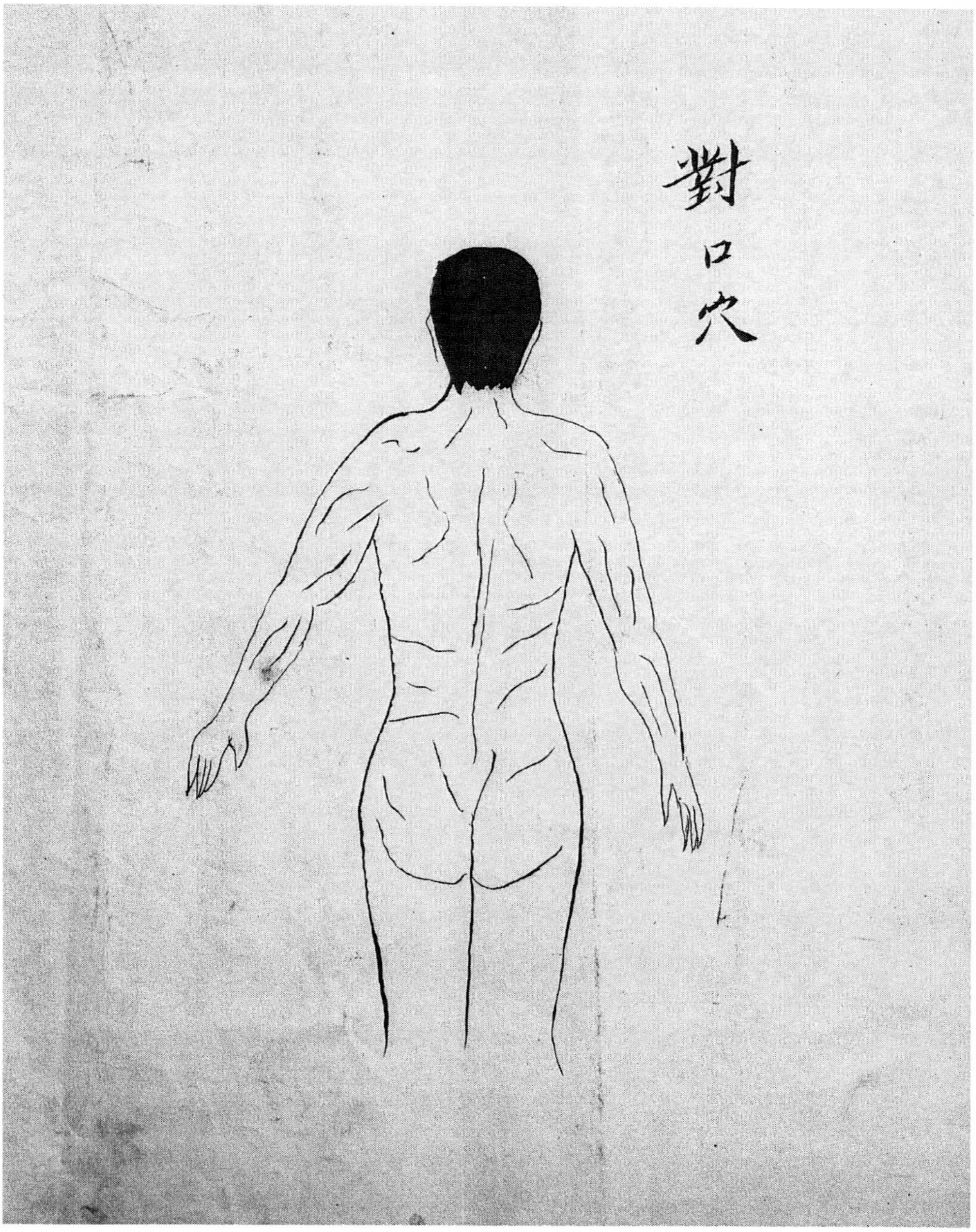
對口穴

跌打對口穴傷重者舌出外言語不清擡頭不起

乃傷頸骨掌 用此方

上桂錢 茯苓錢 白芷錢 獨活錢 紅花錢

生地錢 熟地錢 只殼錢 廣皮錢 甘草錢

用飛羅面水調敷

又服藥方

當歸弍錢 白芷錢 赤芍錢 紅花錢

羌活錢 防風錢 乳香錢 没藥錢

酒煎服

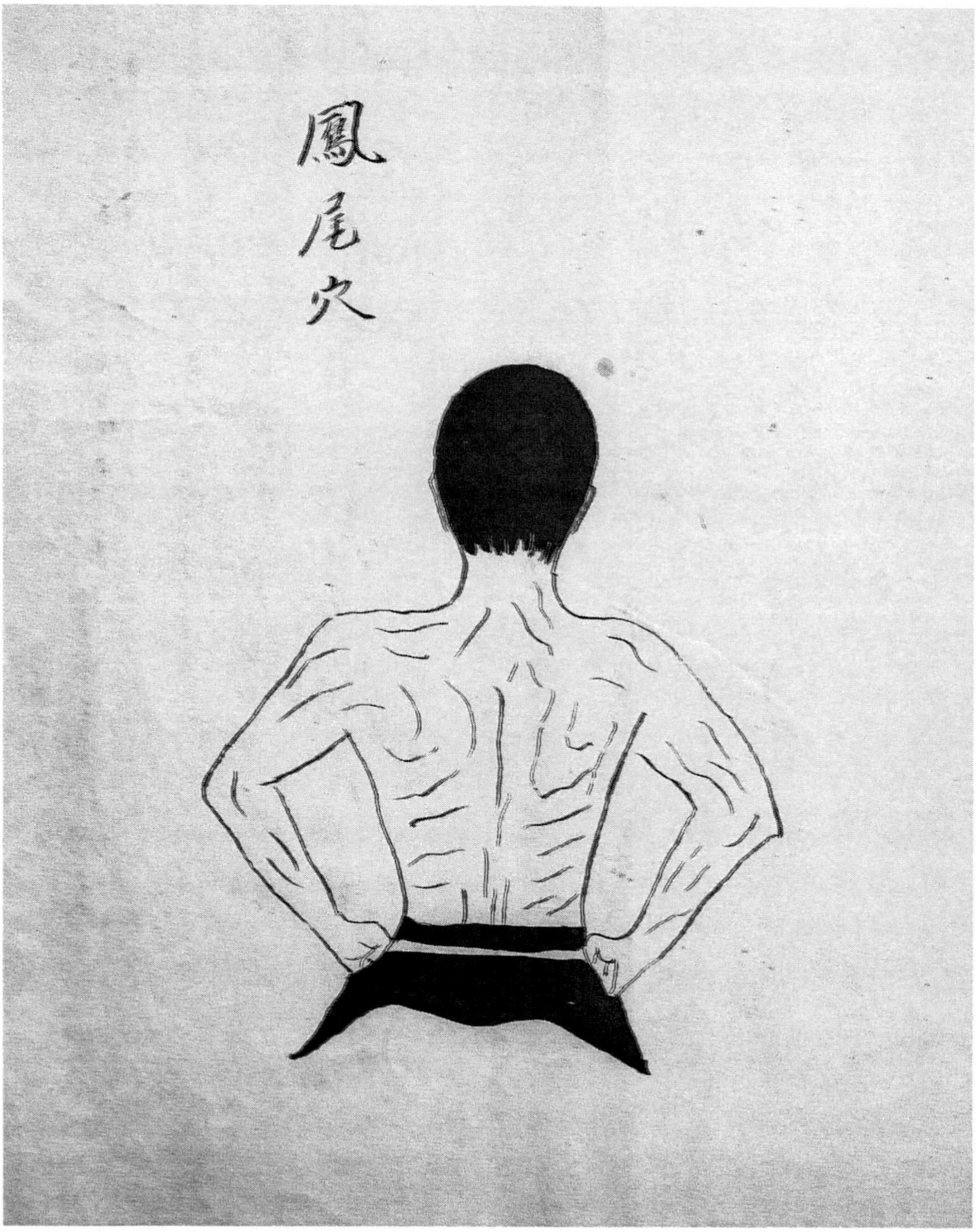
鳳尾穴

鳳尾穴乃大穴跌打傷者兩腳無力手不能

起腰又痛腫瘦弱不堪若打斷翅骨傷者

亦服此方

勾藤貳錢 合膝風錢半 紅曲錢 升麻錢 甘艸三錢

紅花錢 桂枝錢 土別錢 藕節錢

酒童便對服

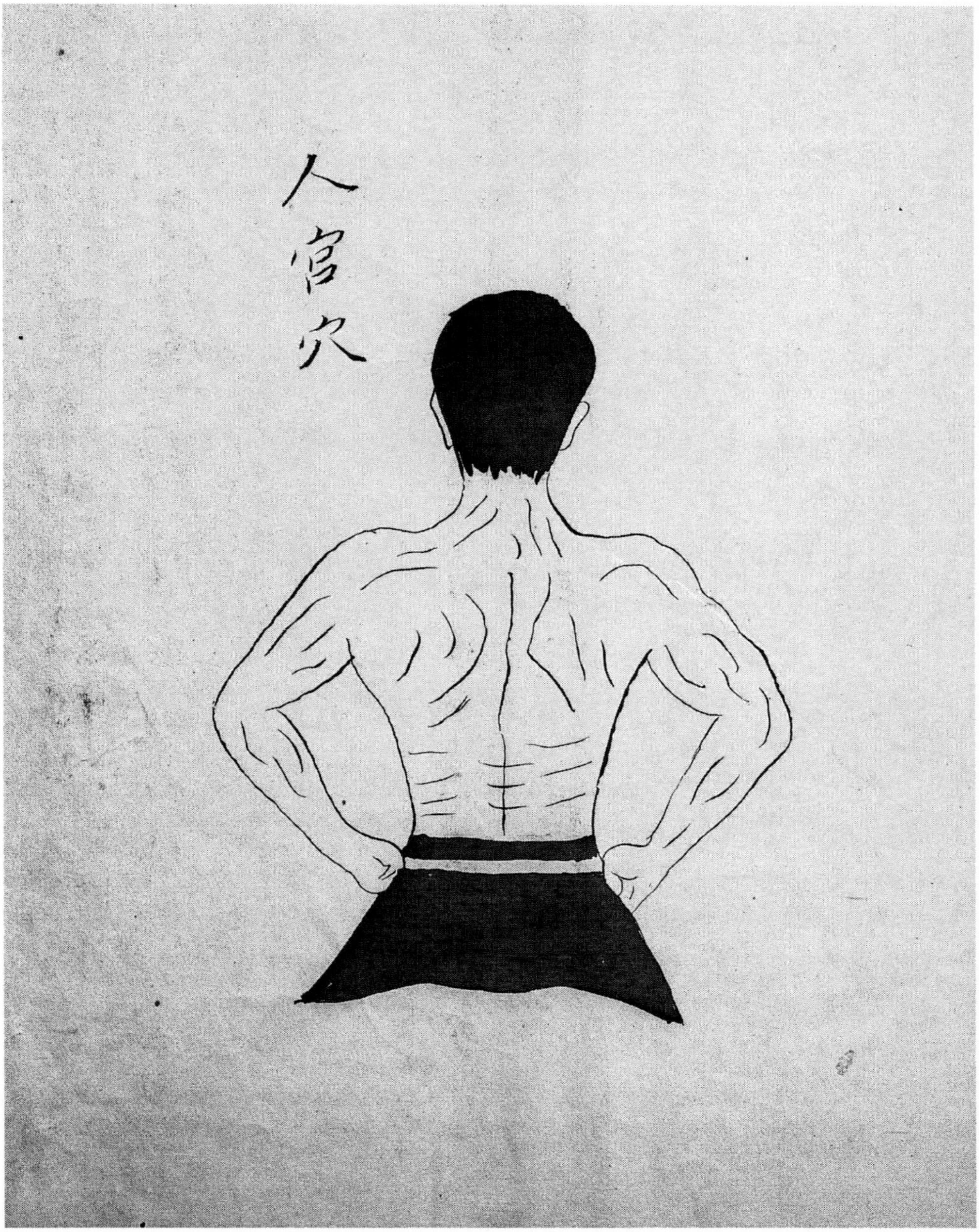
人宮穴

跌打人宫穴受傷廿一年半載咳嗽黄腫
四肢無力子午潮熱服方
當歸錢 澤蘭錢 然銅錢 茯苓錢 紅花錢
桃仁錢 木香錢 碎補錢 凄寄生錢 烏豆引
酒煎服
香砂平味散
二廣皮 兔絲 香附 砂仁 五加皮 黄芪
共研細末每服一錢酒對服

跌打肚臍乃五臟六腑之穴此門受傷汗出
如流腸中苦痛上吐下瀉面色青黑氣不相接
不可亂治輕者服此方
節參弍錢 生地錢 只殼錢 香附錢 白芍錢 當歸弍錢
藕節錢 甘艸三錢 雲皮錢 蘇木錢 元胡錢 酒煎服
若腸中疼痛再服此方
川山甲錢 土別十個 沉香錢 然同錢 紅花錢
碎補錢 乳香錢 沒葯錢 人中白三錢
共為細末酒服

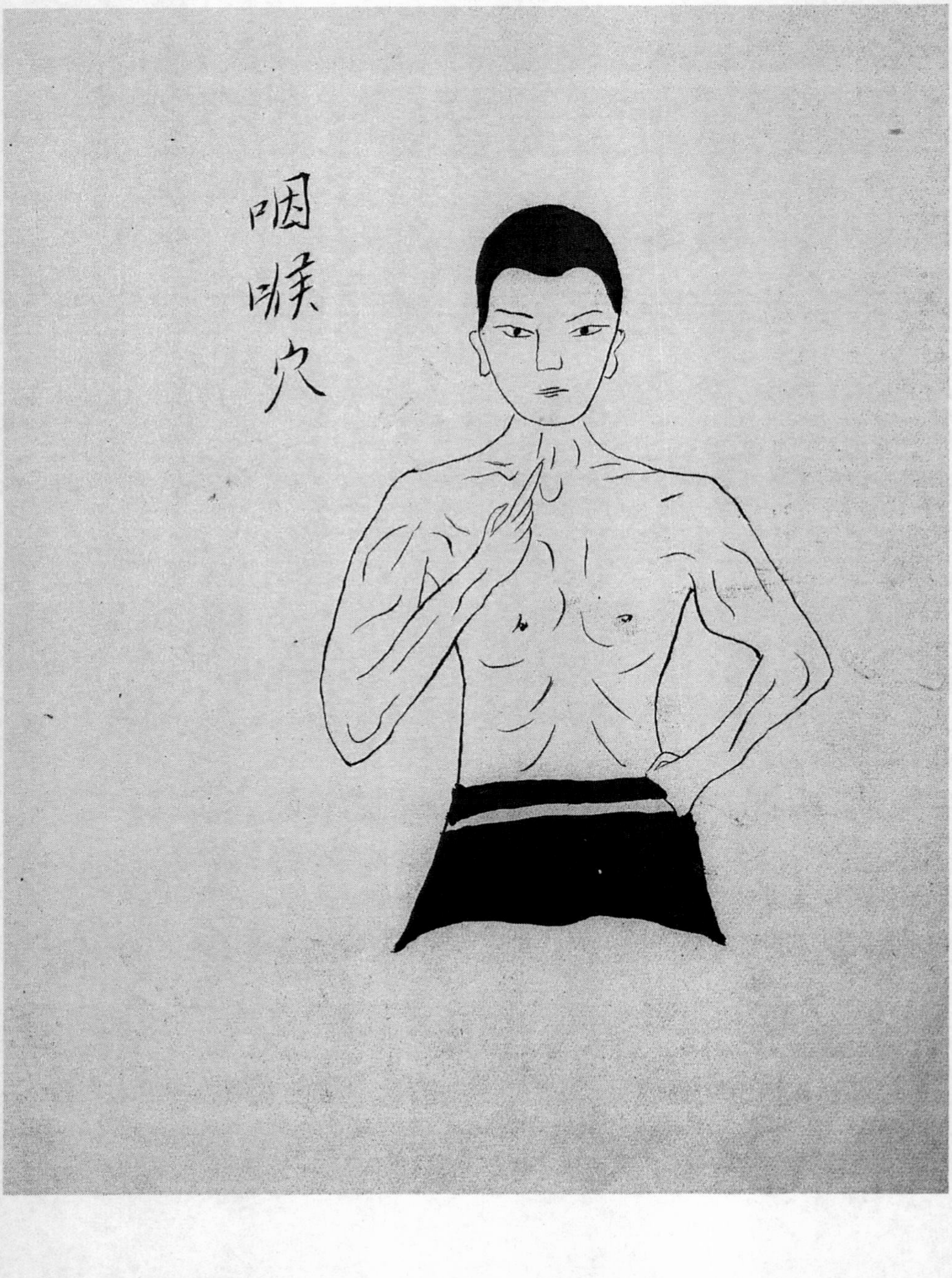
咽喉穴

跌打心頭七坎穴此與天平針同為一身之用
傷者口吐鮮血心為刀割汗流不止飲食不盡
旦夕 煩燥傷重者不治 輕者服此方
川山甲錢 人中白錢 山稜錢 莪术錢 沉香伍錢 橘紅錢
半夏錢 艮珠錢 血竭錢 山羊血伍錢 然銅錢 硃砂三錢
香附伍錢 紅花錢 生姜三片 水煎服又方
當歸弍錢 生地錢 半夏錢 茯苓錢 元胡錢 茯神錢
桃仁錢 赤芍錢 木香錢 甘草錢 香附錢
酒童便對服

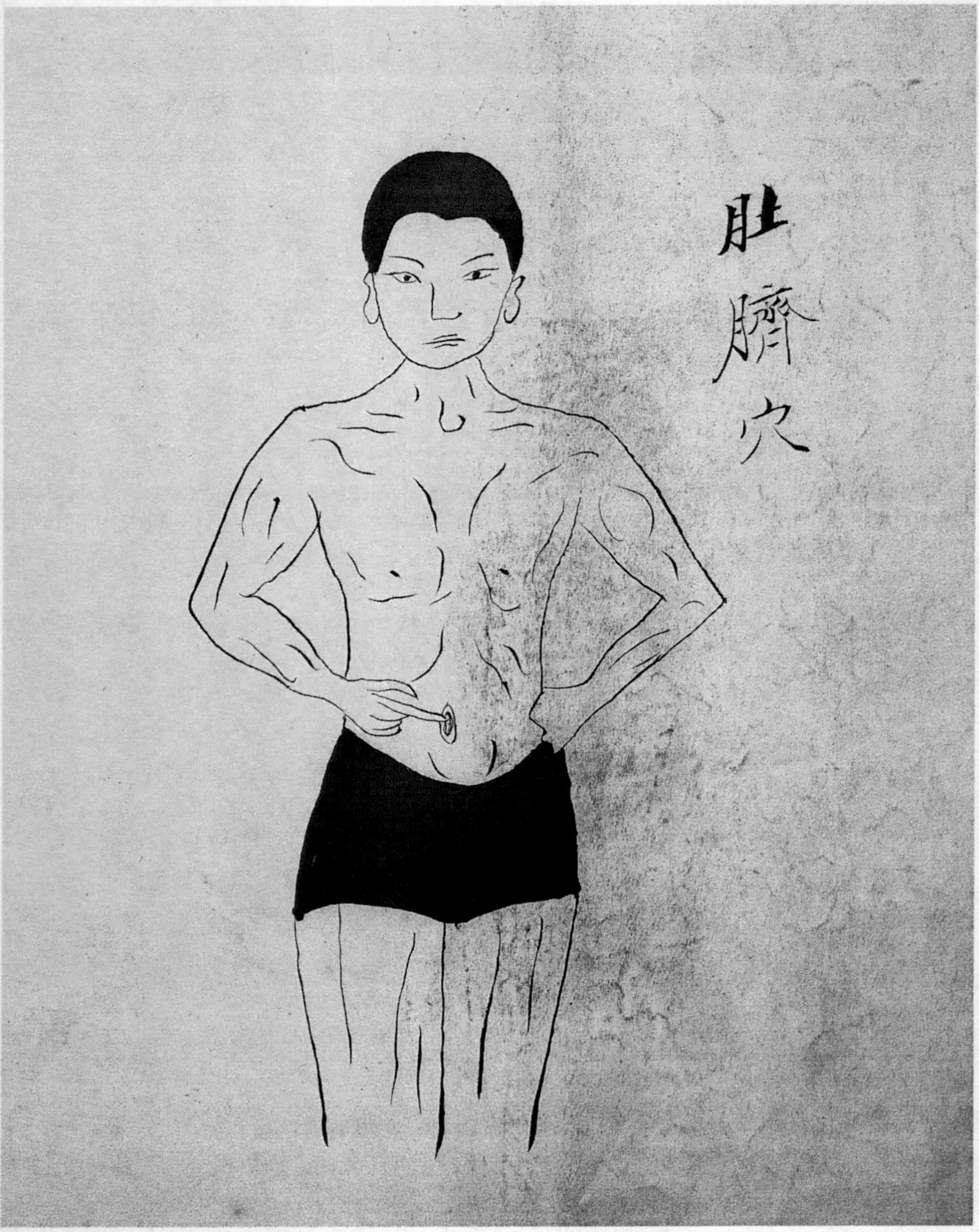
肚臍穴

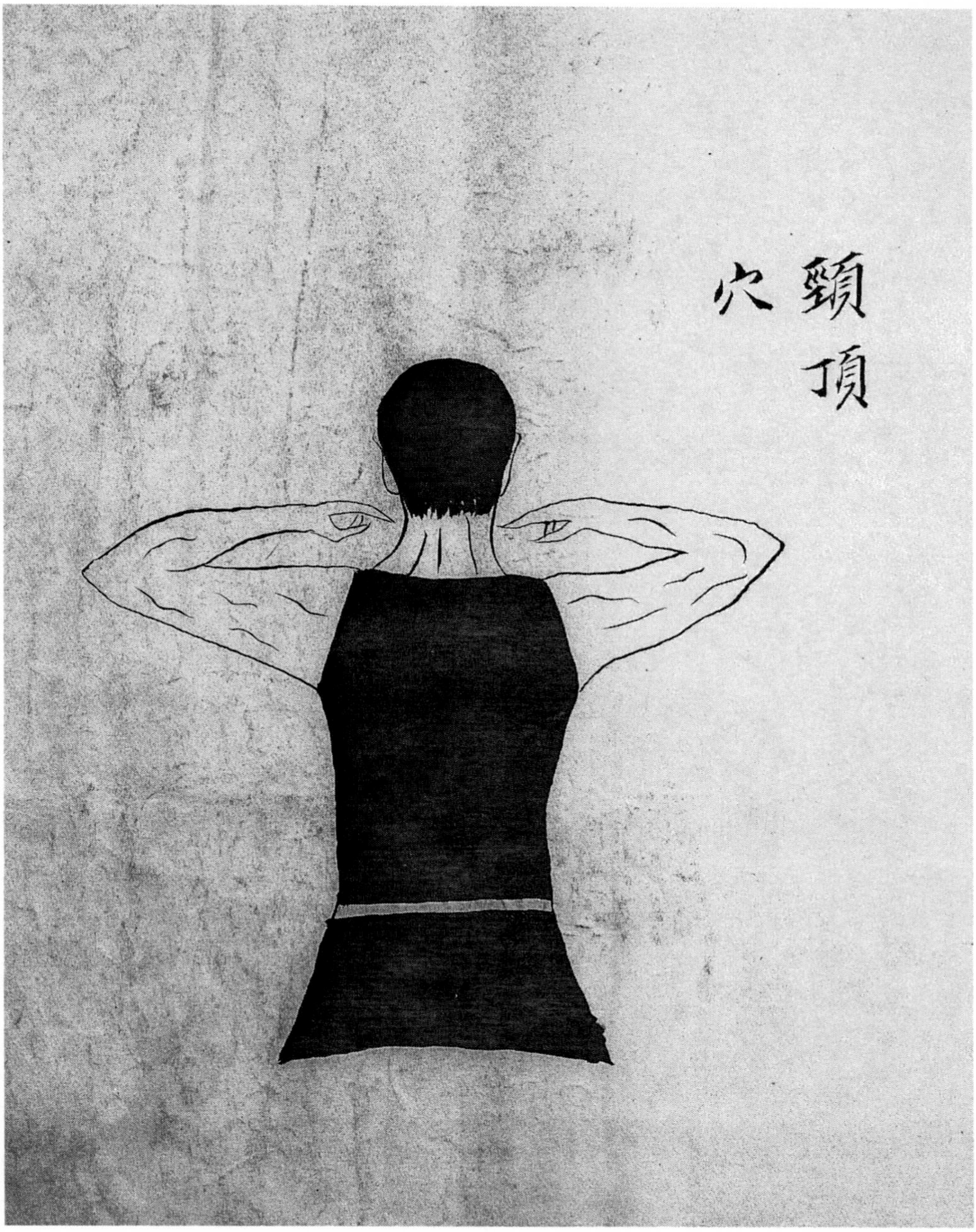
頸頂穴

頸項乃小穴傷者用手法掇外再敷藥方

地早伍錢　土别十個　紅花錢　枝子錢　韭菜根錢

澤蘭弍錢　加皮弍錢　共研细末酒调敷

又服藥方

乳香錢　没藥錢　虎骨錢　澤蘭錢　紅花錢

鹿助錢　紅曲錢　土别十個

共研細末酒送下加棗子三個

定遠張明府傳跌打損傷丸方一卷

〔清〕張明府撰
清抄本

定遠張明府傳跌打損傷丸方一卷

本書爲中醫傷科方書。張明府，清代安徽定遠人，生平不詳。全書收載接骨、金創、破傷風、腦破肩破折碎、跌打損傷、疔瘡、陰疽腫毒、凍瘡、牙痛、狗咬、疥瘡、耳聾喉痹、蝎蟲咬傷、烏鬚、截瘧、眼障目翳、麻風癘瘍、楊梅横痃、痔漏、噎膈等藥方一百五十三方，每方均列方名及主治病證，方名下列藥物組成、劑量及用法等。全書内容實用，其中傷科方出自定遠傷科名家張明府，值得重視。

定遠張明府傳跌打損傷丸方

定遠張明府傳跌打損傷丸方

接骨方

追風丹方治傷口受風

治跌打無氣服藥方

接骨節方

治損傷接骨吃藥方

跌打損傷氣絕不能言

金瘡兵器傷

金鎗藥方

治腸出肺出腦裂自刎

筋骨紫金丹　骨斷用此

項好金瘡數藥

跌打無氣吃此藥

腦破肩破折碎

刀斧傷及剪落手指

接骨紫金丹

馬氏秘方定痛丸

治瘰癧方

定痛膏

白膠香散治皮破筋斷

補損續筋丸

止血定痛生肌散

太乙膏

膏藥方

九龍針治一切疔瘡

敷藥方

補筋丸治跌仆踒閃筋翻等症

加味健步虎潛丸

補損接骨仙丹

回陽玉龍膏

清上瘀血湯

消下破血湯
破血消痛湯
混元膏
正骨紫金丹
加減榛子桃仁湯
烏龍膏
海桐皮湯
消毒定痛散

加減紫金丹
止痛藥
八厘散
散瘀和血湯
定痛散
刀瘡藥
封口藥
神效當歸膏

塞鼻丹

治齒咬傷

虛哮方

又治哮方

治痔瘡內外初起已成

治臭口妙方

治虫牙痛方

截血膏

寒哮方

五虎二陳湯治哮吼

治便痛(毒)神方

治牙痛妙方

麻藥方

治疔瘡方

治湯泡火燒方

治跌扑損傷血流不止

金刀散

治腿上多年惡瘡並臁瘡

治凍瘡

治猪羊顛瘋

立刻烏鬚方

逐蚊虫方

止牙痛神方

治狗咬方

御製瘧疾良方

烏鬚方如神

治狐臭体氣方

治臌脹方

治瘧疾仙方

治疥瘡神效方
治楊梅毒下疳橫痃方
移眼上白星方
痘疹入目
痘瘡黑陷
痘後癰毒
治蠍子傷
立時拔疔法

治肉傷方
治膈噎神方
痘後目翳
痘風眼癬
痘疔散
治銃子入肉
治食毒糞
治瘧神方

通津救命至寶湯治難產

治吼逆不止

治大便不行

治耳聾

戊己丸治反胃膈噎

又方治大麻風

治十年青盲眼

敷眼方治睛紅腫

安胎良學酒

治一切毒蛇虫等傷

治眼內外障

治小腸疝氣

治大麻風

橫痃方

治積年耳聾

治喉痺

久近痔漏
又熏洗方
治漏管神效方
又退管方
六合回生丹
生肌散
又金蟾酒方
第二方受毒深者

治痔漏神效方
又敷藥方
退管方
又退管方
真君妙貼散治瘡不收口
治楊梅瘡酒方
治楊梅瘡神方
又煎方

又丸藥方
治小兒疳積
眼藥方去障最效
治膈症奇驗良方
治疔瘡方
又治暴吐血方
治無名腫毒良方
猪肚丸治夢遺

又敷藥方
鉄粉散治顛狂
火眼藥方
生津補血湯治年少噎膈
治暴吐血方
治瘰瘡良方
治汗斑妙方
普救五瘟丹

治陽痿不起方

四紅丹治吐衄大小便血

治狐臭体氣

治吐血方

点眼萬眼膏

治生産不下法

治魚肉骨及竹木梗喉法

催生加味芎歸湯

治凍瘡

治白帶

治驚風方

導氣通瘀錠

治鼻虫法

只殼　元胡　陳皮　姜黃　川斷　桂枝　桑皮

青皮　五加皮　大茴　秦骨風　秦艽　杜仲
赤芍　川牛膝　乳香去油　没藥去油　川芎　以上十八味
各四兩　香附　毛薑　虎骨　木瓜　當歸　自然銅
石菖蒲　以上七味各六兩　三七　沉香　防已
母丁香　廣木香　以上五味各二兩　紅花　接骨草
接骨靈　落得打　劉寄奴　以上鮮草各四兩　共為極
細末用糯米四兩煎水並陳米湯為丸每丸三錢受
傷重者黄酒冲服一丸以上藥不可見火須晒乾再

用好燒酒烹透血竭四兩研末為衣收用

接骨方

肉桂去粗皮　茴香　骨碎補　虎骨酥油炙　自然銅火燒醋淬

檳榔　牛膝去芦　敗龜板酥油炙　蓯蓉去鹽　巴戟　以上各

等分研末用醋調紙封貼傷處左右后等處傷口破

處則數後藥如食每服三錢黃酒送下

金瘡藥方

大連珠二兩用豆腐包好再用綃包煮一炷香時　乳香　沒藥　滑見石

盧甘石　陶丹即黄丹　松香　血竭　兒茶　輕粉
龍骨　無名異　海螵蛸去净壳　象皮　血餘　以上
谷四兩　射香一錢　以上十六味共研细末敷患
處　上丸藥名廣德丸雖人暈已絶用黄酒化灌一
二丸即可後甦蓋人痛極則血入心包絡故致昏暈
遲〻則死矣故受傷者多死于痛傷尚次之宜亟服
此藥一二丸以止痛傷重不妨連服一二次即外科
之麻藥止痛不能逾此然其效止在去痲止痛引血

歸經傷科之外兼治婦人經閉及産后血暈等症凡
傷愈重愈靈輕則不效

追風丹方　　專治傷口受風發腫或皮肉軋縮發痒
膿血損軋諸症以病之輕重酌服一丸至二三丸
立效並將傷口用鉤藤荊芥防風等去風之藥煎
洗并以此藥研細末敷之俟有膿血再用斂瘡藥
收口

白芷尾一錢五分　川芎一錢五分　防党二錢　藁本一錢　青楓

藤一錢五分　天麻一錢　防風梢一錢五分　香附一錢　蟬退一錢五分

右藥九味研末黃酒為丸每重一錢黃酒下

一三七須擇參七廣次之餘不可用　血餘須自燒乃佳童髮為上壯髮次之不可雜一女髮先用皂莢水泡洗後入罐内用黃土封口埋熾炭中燒一炷香取出貯用　象皮須去外粗海螵蛸必泡淡　合時必誠潔何患不靈　好後忌猪首　鯉魚　公雞　羊肉　北瓜

煆

一腸出輒縮必須麻油入開水以軟布漫沃時為輕揉捲衆又用小麦五升水九升煮四升綿濾淨汁待極冷令病人卧蓆上一人含噀其背則腸漸入噀時勿令病人知之及多人在旁言語若未入抬蓆四角輕搖則自入既入矣須用麻油潤線縫緊仍以帛紮束慎勿驚動使瘡口復逆

一肺出而口合不能納者傷口旁復勒一刀若丁字然

口喻而肺納數以多藥外貼膏藥以封之復用布纏結勿使崩裂

一腦裂而血出如箭藥不能粘以疊紙數層置藥紙心即以掌抵傷口約一時許血止粘結七日而愈

一自刎者經上數藥外用極粘膏藥封之不可上雞皮一者防攙藥性二則恐揭開時復有傷風之處耳其項亦須用帶縈腿不可令仰致有崩損此所治各症之大畧也餘可類推

治跌打無氣服藥方

當歸三錢 川芎六錢 大熟地七錢 桃仁一兩 山查一兩
生大黄一兩 白芍六錢 紅花五錢 共為末水煎加童
便為引每服五錢 若夏月加黄連五分

筋骨紫金丹 骨斷用此

丁香一兩 紅花一兩 甘草三錢 丹皮五錢 茯苓二兩
血竭一兩 當歸二兩 木瓜一兩 連肉一兩 兒茶一兩
白芍二兩 熟地一兩 大黄一兩 共為末研細生酒沖服

三錢

接骨節方

小鷄一只須斤許若白雄鷄更妙連毛骨活搗爛

防風五錢銀花五錢鍋臍灰一碗骨碎補一兩桑皮一兩

桃根一兩梧桐根一兩糯米飯一碗共搗爛敷患處

用青皮纏紮頂好金瘡藥

藥珠二兩生地四錢血竭四兩琥珀五兩連翹四錢

象皮十兩冰片五分沒藥四錢去油官桂四錢兒茶四兩

白芷四錢黑參四錢白芨四錢射香五分大黄三錢
赤石脂四兩海楓藤四錢白歛四錢乳香三錢去油
赤芍四錢威仙五錢黄丹四兩白朮四錢輕粉一兩
桂枝五錢海螵蛸四兩杜仲五錢當歸五錢木鱉仁四錢
血餘五錢龍骨一兩共為細末敷患處

治損傷接骨吃藥方

當歸五錢没藥五錢防風五錢補骨脂五錢白芍五錢
血竭五錢乳香五錢木香一錢夜合花根五錢川芎五錢

熟地五錢　五靈脂五錢　地骨皮五錢　共研為末每
服五錢用水酒煎服發汗

跌打無氣吃此藥
當歸三錢　川芎六錢　大熟地七錢　桃仁一兩　山查一兩
生大黃一兩　白芍六錢　紅花五錢　共為末水煎加童
便為引每服五錢若夏月加黃連五分

跌打損傷氣絕不能言
急以韭汁和童便飲一杯　又跌打將危用白蜡三錢

研碎好酒調服即醒　又打折骨用酒調白芨末

二錢服之即愈

腦破肩破折碎

用蜜和葱白搗勻厚封立效切不可沾入口中如肩破

再以蟹殼丸上煅研末酒調服盡醉骨自合

金瘡兵器傷

急以自己小便淋之必渴切不可吃水但食肥膩之物

解渴如飲薄粥則血沸出而死慎勿犯之以花蕊

石研末敷

刀斧傷及剪落手指

用紅桴炭研末熱上即如舊

通津救命玉靈湯

接骨紫金丹　治跌打損傷秘方

自然銅八兩　醋製九次　香附八兩　大黃八兩

射香八兩　乳香去油淨八兩　歸尾八兩　沒藥去油淨八兩

三七一兩六錢　紅花八兩　硼砂二兩四錢　血竭八兩

土鱉子十二個 骨碎補八兩 劉寄奴八兩 以上共爲細末每服五六分加沙糖少許拌匀沖酒服盡醉熱服臥汗即愈重者加童便半盞孕婦忌用

膏藥方

麻油一觔 官粉半觔 大川蜈蚣四條 番木鱉十四粒切片

槐枝二握 血竭五錢 沒藥五錢 用桑柴細火熬先將蜈蚣浸油内三日熬時先將槐枝熬焦去枝再下木鱉等味俟成時再用官粉定膏

馬氏秘方定痛丸　治跌打

鴉片　五靈脂　沒藥　乳香　各等分為丸如黃豆大用黃酒熱調服甚效

又方

鴉片烟灰不拘多少糯食合丸如菉豆大大人三五粒小兒一粒或半粒用茶送下能治一切瀉痢腸滑虛寒夢遺洩精婦人白帶小兒慢皮驚風及胃氣痛疼胸膈膨脹久瀘丸能針治一切疔瘡

流黄七錢 火硝三錢 雄黄二錢 班蝥七個 個炒

藤黄二錢 大龍退一錢 研極細 以上六味俱炒研

牲射香七厘 研末 或用火酒合餅 攤皮紙上

晒乾 用時取少許 放瘡頭上點着 以疔頭作

破即愈

治瘰癧方 未破頭者即消 已破頭者除愈

物收口神效

輕粉二錢 杏仁去皮廿枚 乳香去油六分 血竭六錢

草麻子去壳廿枚 銅綠六分 黄蜡化六分 松香八錢
珍珠六分 射香六分 没藥六分 共為細末入松香
搥膏貼患處忌鉄器不見火

敷藥方 消核
毛茨二錢 紅娘四個 射香一分 共為末好醋調敷

定痛膏 治跌扑損傷動筋折骨跌磕木石壓
傷腫痛
芙蓉葉二兩 紫荊皮 獨活 南星生 白芷各五錢

共為末加馬齒莧一兩擂極爛和米一處用生
葱汁老酒和炒煖敷
補筋丸　此藥常治跌仆踒閃筋翻筋攣筋脹
筋粗聚骨錯血脉壅滯宣腫青紫疼痛等症
五加皮　蛇床子　好沉香　丁香　川牛膝
白雲苓　白蓮鬚　肉從容　兎絲子　當歸酒洗
熟地黄　牡丹皮　宣木瓜各一兩　懷山藥八錢
人參　廣木香　共為細末煉蜜為丸彈子大每丸

三錢用好無灰酒送下

白膠香散　治皮破筋斷

白膠香一味為細末敷　又金沸草根搗汁塗筋封口二七日便可相續止痛一貼即愈不用再塗

加味健步虎潛丸　常治跌打損傷氣血虛衰下部腰膝腿疼痛痠軟無力步履艱難服此藥壹一百日舒筋止痛和血補氣健旺精神

龜膠蛤粉炒成珠　鹿角膠蛤粉炒成珠　虎脛骨油酥炙

何首烏黑豆拌蒸晒各七次川牛膝酒洗晒乾
杜仲姜汁炒断丝鎖陽當歸各二兩酒洗炒
黃蘗酒洗晒乾小鹽少許酒炒人參去芦乾乾姜
白芍藥雲白朮各一兩土炒熟地黃三兩
大川附子一兩五錢童便鹽水各一碗生姜二
兩切片同煮一整日令極
熟水乾再添鹽水煮畢取出剥皮切薄片又焿
淨水入川黃連五錢甘草五錢同煮長香三炷
取出晒乾如琥珀明亮方好
共為細末煉蜜
為丸如桐子大每服三錢空心淡鹽湯送下冬

黄酒送下

補損續筋丸　治跌打仆墜骨碎筋斷肉破疼痛不息

當歸五錢酒洗　川芎　白芍炒　熟地各三錢　廣木香　丹皮　乳香去油　没藥去油各五錢　骨碎補　自然銅　紅花　瓜兒血竭各三錢　硃砂五錢　丁香一錢　人參一兩　虎骨一兩酥油炙　古銅錢三文　共為細末煉蜜為丸每服三錢淡黄酒童便化服

補損接骨仙丹　治症同前

當歸酒洗　川芎　白芍炒　熟地　補骨脂　五靈脂

廣木香　地骨皮　防風各五錢　乳香　沒藥俱去油

血竭　右剉一處用夜合花樹根皮五錢同入大酒

壺内加燒酒同煮一炷香取出溫服

止血定痛生肌散　治傷損等症失血過多或

因魁伐致氣耗損惡寒發熱煩躁

乳香　沒藥俱去油　龍骨各三錢　血竭二錢　黄丹五錢

飛過香白芷二錢五分 軟石羔一兩煅去火毒 潮腦少許

右為細末磁器盛之每以掺患處止痛生肌

回陽玉龍膏 尚數跌打損傷氣虛寒冷

草烏二錢炒 南星一兩煨 單姜一兩煨 白芷一兩

赤芍一兩炒 肉桂五錢 共為末葱湯搽熱酒亦可

太乙膏 治傷口不收貼之生肌長肉

香麻油 當歸 生地 生甘草 三味入油內熬

枯去渣再以絲綿濾渣淨再入淨鍋熬至滴水

成珠取起少頃入白蠟黄蠟各三兩微火再熬
取起少空入去淨油乳香没藥各五錢攪勻收
貯磁罐内過三宿可貼

清上瘀血湯 治上膈被傷者
羌活 獨活 連翹 桔梗 只壳 赤芍 當歸
山枝子 黄芩 甘草 川芎 桃仁 紅花
蘓木 川大黄 生地黄 水煎加老酒童便和服

消下破血湯 治下膈被傷者

柴胡　川芎　川大黄　赤芍　當歸　枝子

五靈脂　木通　只实炒　紅花　赤牛膝　澤蘭葉

蘇木　生地黄　黄芩　桃仁　水煎加老酒童便

和服

加減紫金丹

白茯苓　蒼术各二兩米泔浸炒　當歸　熟地黄

白芍藥　陳皮各四兩　肉蓯蓉一兩酒浸去鱗甲

丁香一錢　紅花五錢　血竭　乳香　沒藥俱去油各三錢

破血消痛湯

羌活　防風　官桂各一錢　蘇木一錢五分　柴胡

連翹　當歸梢各二錢　射香少許另研　水蛭二錢炒去烟盡另研

右為細末共一服酒二大盞水一盞水蛭射香另研如泥餘藥煎至一大盞去火稍熱調二味服之兩服立愈

止痛藥

當歸　牛膝　川芎　懷生地　赤芍藥　白芷

羌活 獨活 杜仲 續斷 各一兩 肉桂 八角茴香
乳香 沒藥 各五錢 南木香 丁皮 沉香 各二錢五分
血竭 二錢五分 右為末老酒調服

混元膏 治跌打扑損傷骨碎筋翻瘀血凝聚
青紫腫痛

羚羊血 五錢 沒藥 五錢 漏芦 三錢 紅花 三錢 大黃 二錢
射香 三錢 升麻 三錢 白芨 五錢 山梔子 二錢 甘草 二錢
明雄黃 五錢 白歛 三錢 共為細末用高醋熬成膏敷

扒患處

八厘散　治跌打損傷接骨散瘀

蘇木麪一錢　半兩錢一錢　自然銅三錢醋煅七次

乳香三錢　沒藥三錢　血竭三錢　射香五分　紅花二錢

丁香五分　番木鱉一錢油酥炙去毛淨　共為細末黃酒溫服

童便調服亦可正骨紫

正骨紫金丹　治跌打撲墜閃錯損傷並一切

疼痛瘀血

凝聚

丁香　木香　瓜兒血竭　兒茶　熟大黃　紅花各一兩
當歸頭　蓮肉　白茯苓　白芍各二兩　丹皮五錢
甘草二錢　共為細末煉蜜為丸每服三錢童便調下
黃酒亦可
散瘀和血湯　治一切跌撞損傷瘀血積聚
番木鱉油煤去毛　紅花　生半夏各五錢　骨碎補
甘草各三錢　葱鬚一兩　水五碗煎滚入醋二兩再煎十

数滚薑洗患處一日十数次

加減穙子桃仁湯　治痔血肉聚心經痔熱大腸

不燥等症

穙子三錢穙木末一錢紅花一錢桃仁炒麦冬橘紅

各三錢赤芍竹茹　當歸酒洗各二錢水三碗一

中渣二中煎八分溫服

巽氣通痔錠　尚治耳聾奇方

用不去油巴豆一個　蟹螯三个　射香少許以葱涎

蜂螫和捻如麦粒形以綿裹罨其中響声如雷勿得驚惧待二十一日其中有腫水流出方可去錠再效無比

定痛散　治一切打扑損傷定痛消腫舒筋和络

當歸　川芎　白芍　官桂各一錢　三奈三錢　麝香三分

红花五分　紫丁香根五錢　升麻一錢　防風一錢　共為细末老葱搗汁合敷患處再用熨法

烏龍膏　治跌打損傷筋断骨折腫硬青紫

百草霜三錢 白及五錢 白斂三錢 白合五錢 百部三錢

乳香五錢 没藥五錢 射香一分 糯米一兩炒 陳粉子四兩

炒隔年者 共為細末 醋熬為膏

刀瘡藥 治一切金刄所傷 敷之止血收口定痛

護風

上白石羔一斤煅淨 板松香一斤水提過 珍珠五錢

豆腐煮過 右三味共研細末和為一處 磁罐收

貯備用

海銅皮湯　常洗一切跌打損傷筋斷骨錯疼痛不止

海桐皮　鐵線透骨草　明净乳香　没藥各二錢

當歸一錢五分酒洗　川椒三錢　川芎一錢　紅花一錢

威靈仙　白芷　甘草　防風各八分　共爲細末

裝白布袋內紮口煎湯熏洗患處

封口藥　治跌打損傷皮開肉破及金刃傷割

喉斷耳缺唇傷破肚皮跌破陰囊皮等症大效

明淨松香　沒藥　乳香　當歸　杉木炭各一錢

射香五厘　片腦一分　豬母嬭葉一錢如無此葉用菊葉毛藤子葉亦可

右各另碾細末稱合和勻入射碾細次入冰片

腦研勻磁罐收貯聽用

消毒定痛散　治跌扑損傷腫硬疼痛

無名異炒　木耳炒　川大黃各五錢　共為末蜜水調

塗如內有瘀血砭去數之若腐處更用當歸膏

數之尤好

神效當歸膏　此膏斂口生肌拔毒止痛並諸症毒氣壅盛腐化成膿

當歸　黃蠟各一兩　麻油四兩　右將當歸入油煎令焦黑去渣次入黃蠟急攪化放冷以磁器收貯用時以舊絹布攤貼一方用白蠟

塞鼻丹　治跌打損傷鼻中流血不止神氣昏迷牙齒損傷虛浮腫痛者及一切衄血之症皆可用之

硃砂　射香　丁香　烏梅肉　川烏　草烏
當歸　三奈各一錢　乳香二錢　皂角七分　共為細
末用獨頭蒜泥為丸以絲綿包裹塞鼻中

截血膏　治跌打所磕諸症能化血破瘀退腫
止痛

天花粉三兩　片子姜黄　赤芍藥　白芷各一兩
右共為細末茶調匀敷瘡口四圍。頭面傷其
血不止者急用此藥調塗頸上周圍。若手傷

則塗臂周圍。傷足則塗腿上。若傷谷處則塗瘡口周圍使截住其血不來潮作。若瘡口周硬不消此風襲也可加獨活熱酒調敷。如又不消風毒已深加紫荊皮末和敷即愈

治齒咬傷

用鮮栗子口嚼細敷之即愈

虛哮方　水煎服不必加去痰之劑加則不效

虛哮即塩哮酒熱哮也

麥冬三兩　桔梗三錢　甘艸二錢

實哮方　水煎服實哮即寒哮也

百部二錢　炙草二錢　桔梗三錢　半夏一錢　陳皮一錢

茯苓一錢五分

又治哮方

童便煮鯽魚淡食治哮極驗　又童便煮鯽魚治哮

痛極驗

五虎二陳湯　治哮吼喘急痰甚引姜三片葱白二個水煎服

石羔二錢　麻黄　杏仁　陳皮　半夏　赤苓各一錢　人參八分　甘草五分　木香五分　沉香五分水磨取汁調入藥

治痔瘡内外初起二劑即消已成三年不發

川連五分　胡連五分　桃李仁五分　郁李仁五分　槐角子五分

乳香　没藥　象牙各一分

用河水兩大碗煎一碗，晚飯後服，次早服查一大碗煎半碗，其黄連咀片用開水另泡，其查入藥同煎。

治便毒神方

穿山甲五錢，土炒黄　生地黄五錢　白姜蠶五錢　細陳皮半

用黄酒一碗，水一碗，煎一碗，空心服，瀉數次即消。

治魚口妙方

用蓖麻子松香大小聰加共為細末用口涎調敷面

口吸穿去毒即愈

治牙痛妙方

白礬中冰片半樟腦亍石羔二分　四味共為細末

用筆管吹痛處即愈

治虫牙痛方

胡椒七粒將細青布裹椒在上搥碎啣痛處片時即愈

麻藥方

天南星　草撥各等　胡椒　川椒　生半夏各分

研細末入肉即麻不痛

治疔瘡方

用白菊花葉搗汁好酒燉熱冲汁服下查貼患處即公

逐蚊虫方

草撥　雄黃各一兩　共為末蜜為丸臨卧時一丸焚爐內

不須垂帳即無

治湯泡火燒方

用大麥入淨砂鍋炒至黑淤為度取出紙墊土上出出火氣研末爛處乾搽破處將香油或桐油搽患處即愈

七氣丸　常治腸痛中暑起死回生兼治腹脹食積小兒不調每服一丸夏月出門早服一丸不致中暑

蒼朮　白朮　陳皮　厚朴各四兩　甘草　丹參

白蒺藜各二兩　共為末煉蜜為丸如彈子大照前服

止牙痛神方

細辛三分 白芷五分 良姜五分 三奈三分 花椒五分

再用雞蛋三個同煮連湯服下即愈

治打撲損傷血流不止

用葱白搗爛敷上即收口而愈敷三四次更妙

治狗咬方

用白蚯蚓泥和水敷即愈

治蛇咬方

細辛　白芷各半　雄黄五分　射香少許　共為細末
每服錢好酒送下

治人咬方
用糖鴉屎塗咬處立刻止痛不作膿

金刀散　治癰疽發背諸般潰爛棒毒金瘡等
症去浮生新外科收口之神藥也
用煉過松香淨末七兩　枯白凡一兩半　共研末擦患
患處即愈

御製瘧疾即皮寒良方其效如神

青皮钱醋炒 陳皮钱 姜皮钱 白术钱土炒 柴胡钱

製半夏钱 水兩碗煎六分 另用山查二兩 水二碗

煎四分 合藥共成十分 合在一處 露一宿 次早

溫服 務于瘧疾來日早服為妙 服藥後忌油膩

麪食數日

治腿上多年臭瘡並瘡其效如神

輕粉钱 黃柏钱 共為細末 用猪苦膽調搽三日

用金將先將隔夜冷茶將瘡洗凈數藥為是

烏鬚方如神

紅銅花不研末醋炒存性 五棓子一錢炒末研存性 榆樹皮一錢研末

青鹽五分 石榴皮一錢研末 旱蓮草一錢研末 皂凡一錢研末

白灰麪五分 共為一處臨睡時酌量多少用茶調勻

隔水頓熱隨用香皂將鬚洗凈數藥在上次早

洗去即黑

治凍瘡

用生附子磨燒酒搽即愈　又方用桂枝木爪薰洗即愈

治狐臭腋氣方

石綠錢　輕粉半　共研末醋調塗五次斷根

天下奇方名猪羊顛瘋時常跌倒不省人事竟成廢人二服除根

皂凡煅紅　魚膠切片麸皮炒斷　鉛粉　沙黃各一兩　硃砂錢

共研末每服三錢空心黃酒調服即愈

治臌脹方

黃牛糞（糞男用雄牛 女用牡牛）將糞陰干炒為末每服一兩酒三碗煎一碗消濾去查飲酒三服全愈　垂危可救

立刻烏鬚方

酸石榴一個（去頂）白信三分研末入內將原頂蓋上過七日化水取水將鬚浸良久黑色到根

治瘧疾仙方

生半夏四分川貝母六分研細末五月五日午時製

每服一分五厘用生姜汁將開水沖姜汁搽下

將藥和勻隔水燉熱於来日先一時下立愈

發物忌三二日永不再發

治痳瘡神效方

大楓子肉五十粒 樟腦二分 水銀三分 蛇床子一錢

花椒半明凡五分 土信三厘 共研末陳烤油拌粗皮

布包擦三天全好

治肉傷方

製大黄半砂仁半研末冲酒服盡量被蓋好小兒服一半

治楊梅毒下疳横痃方

黑牛辛白丑辛共為細末做一服陳酒送下盡量飲蓋被出汗但出恭二三次在空地下將土蓋好防過人

治膈噎神方

用大蘿蔔一個切去頂皮挖空將壯健人糞塡滿在

肉即將原切下須盖之用塩泥封固炭火細燒三炷香為止取出冷定去泥為末每服三分用好酒送下如重者七服輕者三服肉加丁香末一錢即愈

移眼上白星方

猪肝一塊不可下水中央穀精草一扎用陳紹酒一碗同煮露一宿次日清晨取肝去草食之或碎開水送下亦可

痘後目翳

天花粉　蛇脱洗焙　等分　為末用羊肝披開入藥在

淘米泔水煮熟切食旬日即愈

痘疹入目

用黑狗耳刺血滴眼中其瘡自落

痘風眼癬

諸藥不效者用蛔虫一條洗淨搥爛川夏布絞汁加冰

片少許調擦隨愈如無蛔虫取活五榖虫搗汁亦可

痘瘡黑陷

凡心煩氣喘妄語見鬼以不落水猪心血和冰片不拘分兩以足和為度丸如芡实大每服一丸用紫草五分浸酒一杯去紫草用酒化丸服少頃下瘀血神清瘡即紅活透出此醫所不能治者百發百中神應非凡

痘疔散

雄黃半紫草三分 右為細末胭脂汁調用銀簪挑破

黑痘入藥在肉極效

痘後癰毒

用赤小豆末鷄子清塗數

治銃子入肉

用蜂蜜不拘多少冲好酒飲醉即出如無用黃蜡亦可

治蠍子傷

用杏仁七粒葱白三寸搗爛津唾調敷立愈

治食毒藥

飲藍汁數碗或靛青水亦可

立時拔疔法

試疔以生豆嚼之無豆味即疔　用萆麻子一粒去油乳香一分去油共研細或軟飯或棗肉為小餅貼疔上外將膏藥貼　三時即拔根甚妙

治瘧神方

雞蛋二個常山一兩　用水兩大碗入蛋同熬蛋熟去殼再煮候微寒時每手握一至冷乃放即將此

急投入糞坑浸人犬食之至死

通津救命至寶湯　治裂胞生及難產數日血水已乾產户枯澁命在垂危服之神效

桂圓肉六兩去核　生牛膝梢一兩黃酒洗搗爛　將圓肉煎濃汁冲入牛膝酒中服之停之半日即產

親救數人無不奇效

安胎銀苧酒　治胎動腹痛及胎漏下血

苧根二兩　紋銀五兩　酒一碗如無苧之處用苧草根搗

如水煎

治呃逆不止

荔枝七枚連皮燒灰存性為末開水調服立止

治一切毒蛇咬等傷

用靛青一大碗好雄黃兩許研極細末用射香錢分

調勻內服外塗神效

治大便不行病人不能用力者

綠凡四兩放淨桶內開水沖下坐上薰之即解

治眼內外障神水在時俱可治

艾二兩　蔓荊子　枸杞子　蒺藜　甘菊　荊芥穗各一兩

當歸　地黃　赤芍　防風　川芎各一兩五錢　右藥十

一味為末麪糊為丸如桐子大空心開水服三十

丸目後明

治耳聾

用全蠍去毒為末酒調滴耳中聞水聲即愈

治小腸疝氣

烏葯六分 天门冬半 白水煎服神效

戊巳丸治反胃隔噎

用猫胎胞新瓦炭火炙乾研細末每服二分好酒送

下粒米不下者五六次愈酒肉不可有燒酒氣

治大麻風 全身發腫鬚眉脱落兩足臭爛是

方並治

用大蟾一隻泥裹燒熟去泥乘熱放磁碗内以滚黄

酒沖入即用碗蓋蓋之泡半時只服酒取汗為

度一服愈

又方

用水浮萍漉起入布布口袋浸長流水中三日取起每萍葉一兩加甘草節五錢煎濃湯大缸浴浸半日大效神方也須食飽浴之

橫痃方

用菜油三兩入少年男子髮三錢銅杓煎枯去渣用去殼鷄蛋三枚放碗內以滚油傾入連油連蛋

食之立消

治十年青盲眼

白犬乳係生子目未開時乳頭〻點之狗子目開眼

盲不愈

治積年耳聾

驢脂合生椒搗綿裹塞耳中甚效

敷眼方　治睛紅腫

芦甘石四兩童便煆九次硼沙錢　海螵蛸錢冰片壹

共為細末將吐沫和藥敷服皮上

治喉痺

蝣蜒一百條入瓶內用鹽梅若干去核壓之再用鹽少許摻在梅上封好埋地下愈陳愈好治喉痺百發百中

久近痔漏三十年三服除根

蓮花蕊一兩五錢為末　黑牽牛頭一兩五錢為末　當歸尾為末

每日空心服忌熱物五日見效

治痔漏神效方　湯藥

真西党錢　炙黄芪錢　焦油朮八分　陳皮錢二　南沙參錢

麥冬錢五　去心　青皮六分　生甘草錢　柴胡四分　升麻四分

地龍三條　炙

又熏洗方

用癩蝦蟆草熬水熏洗止痛如神

又敷藥方

五棓子一個剜空裝滿蝦蟆草將口封好用鹽泥包

五棓子如彈子炭火煨透去泥研細末麻油調
敷患處不拘新久痔漏一例乾枯久則全愈永
不再發其效如神

治漏管神效

用大蜒蚰一條將甘草研末摻蜒蚰身上俟延遍佃
光似皮取起撚成紙條蘸水片少許條端入管
聽其自脱

退管方

楊牛一隻將陰陽丸上炙研末入磁瓶內用時做紙管入末放於偷糞鼠管內五日換一次換至四五次即能全愈或以白頸蚯蚓一條炙研加冰片少許數管口即止出

又方

取蜒蚰數條放於丸上火煆為末以磁杯受之再以甘草研細末和水打如線香條揷入管內其管漸無

又方

用猫頭炙灰存性為末以麻油調敷如有狗咬死猫頭更妙此方尚治偷糞老鼠無論新舊皆效

六合回生丹有回生之功

真鉛粉一兩　輕粉　銀硃　雄黃　乳香去油　沒藥去油

各二分五厘　共一兩一錢二分五　六味研為細末

凡治其痛先用苦茶洗淨瘡口軟綿拭乾用豬腰子一個切片用藥一二分摻腰片上敷患處

待腰片發熱如蒸良久取去拔去毒氣定減痛苦瘡口出膿不可手擠第三日一敷之忍甚可數七八次瘡小口大敷一次可愈猪腰不熱不治矣

真君妙貼散治瘡不收口

猫頭狗頭骨燒灰各等分洗淨摻之即能收口

生肌散

用土墻上白螺螄殼洗去泥火煅存性研末加氷片

少許摻患處大能生肌

治楊梅瘡酒方

用無灰酒一大中上好小磨麻油一茶中每日清晨隔陽炖熱飲下身體強壯者七日即瘥至三四日即愈

又金蟾酒方

蟾蜍一枚重半斤以上者將淨金銀花從口納入腹中以滿爲度用陳酒十觔浸之入磁碗內封固

重陽煮透日飲其酒重者三服必效

治楊梅瘡神方　患毒輕者三劑即愈

生地二錢　土茯苓二錢　金銀花錢五　土貝母錢　元參錢五分

花粉二錢　甘菊錢　防風錢五　甘草六分　續斷錢五分　連翹錢五分

桔梗錢　蟬退錢五分　川山甲二錢　姜蠶錢五分　羌活錢

牛蒡子錢　當歸錢五分　如下部加牛膝錢　水煎服

第二方受毒深者

威靈仙錢　蟬退錢　生大黃二錢　麻黃三分　甘草五分

精羊肉一觔水五碗將肉煮爛病人食肉將肉湯煎
藥溫服蓋被出臭汗大便如痢毒毒即消也七
日不出房门忌風

又煎方

五靈脂半炒 穿山甲半土炒 姜蚕半酒炒 生軍半
右藥分兩如法煎好磨生凡冲服渣再煎服之
即出蔴愈不可發毛廁恐貽害別人輕者一服重
者二三服即愈

又丸藥方

水銀一錢 枯凡一錢 蜈蚣二條 鹽一錢 紅棗十二個去核

粳米飯酒鍾大一團 其法用蜈蚣烘乾研末先將紅棗

同水銀搗爛再將各藥入于棗肉同飯團極爛

分三起服如桐子大滚酒三日下外用雄黃一錢

研細將丸在雄黃內滚為衣

又敷藥方 楊梅結毒下疳邪瘡皆效

川連一錢切薄片微焙研細 蘆薈一錢研細 冰片半分研 鷹糞一錢五分研細

鳳皇衣半即初出小雞蛋殼內細皮裹焙研細　用臭頭一個用泥裹炭火煨過去泥研細

杏仁五兩泡去皮尖壓淨油晒干研細末　真阿魏半如無真者可不用　龍骨半研細

右藥俱研極細然後入水片再研勻每藥一兩

用杏仁末二兩配之多則多配入瓶內聽用

時將雄猪苦膽調搽患處不過三次即愈

治小兒疳積至目無光腹肉脹硬者

用人糞頭斷之尖者以草紙包好放瓦上以炭火舖

滿煨過取出存性研細用羊肚蘸食或以雞肝

次可其效如神

鉄粉散 治顛狂歌咲笑裸体不避水火每服四

兩取汁調服

半夏 南星 真鉄粉 羗活 白附子各二兩

大川烏生五錢 硃砂 琥珀 白姜蚕各一兩 白凡煅五錢

金髮五十個 金箔三十個 共為細末服

眼药方 去障最效

芦甘石一兩用童便煉 三七半 一柱根即茶根 手

臭的半兩 頭針即青果核半 硇砂三厘 送金線即螢虫三厘

海螵蛸三分 白丁香六厘 九眼石決明四分

火眼藥方

芦甘石一兩 石決明四分 玉石即硇砂半 辰砂五厘

冰片三分 射香一分

治膈症奇驗良方

狗寶 硃砂 五靈脂 枇杷葉 各等分於日食

時將藥携至鴉犬無聲之地用擂向左右各一

百研週而後始以後圓為度每服半於朔望日
未出時將药用開水調匀在静所面向東服之
最忌婦女在旁看視兩服即愈
生津補血湯治年少噎膈乃胃脘血燥不潤
故便閉而食不下
當歸 白芍 熟地 生地 茯苓各半 只实
陳皮 黃連炒 蘇子 貝母各七分 縮砂五分 沉香水磨
取汁五分 姜一片 棗二枚 水煎服

治疔瘡方

用白菊花葉搗汁好酒煎熱沖服下渣貼患處即愈

治暴吐血方

真廣皮　生粉草各半　共為末每服半五分燒酒

調服立刻止血

又方

用藕節為末入炒蒲黃血餘灰等分水調服神效

治痲瘡良方

吴茱萸一两　地骨皮一两　煎水作数次洗瘡即好肉

吃銀花土茯苓煎水當茶吃更好

治無名腫毒良方

王不留行钱　海螵蛸钱五分　川山甲钱二分　皂刺钱一分

夜枯草钱五分　地丁草钱八分　用燒酒一飯碗煎六分臨

睡服之即消全愈

治汗斑妙方

用硼砂浸水露過宿不時搽即好

猪肚丸　治夢遺極效及肌肉消瘦服此即胖神效莫測其理也

白术 飯上蒸炒八兩　苦參 酒泡晒七次六兩　牡蠣 八兩煅透水飛

用雄猪肚三個洗淨煮爛搗如泥連藥為丸如桐子大每日吃二次三次為止即胖矣

普救五瘟丹

冰片 六分　牛黄 一錢　琥珀 一錢五分　粉甘草 二錢五分　為細末共合一處磁器收貯不可洩氣味此丹常治熱傷

四時瘟病一切感冒用清水骨簪蘸藥不論男
女點兩眼角此丹靈驗痊如神一炷香之時出汗
如重不能出汗者拭去再點一次出汗即愈

治陽痿不起方

猪子腸新瓦焙乾每日服下溫酒送下一月之後自
然精髓固也

催生藥加味芎歸湯百試百驗真神方也

當歸　兩　川芎　半　龜板　手大大片醋炙研末

婦人頭髮如雞子大一團瓦上焙存性 水二碗煎一碗服如人行五里即生死胎亦可薛云欠肯不開者陰虛也用此方妙

四紅丹 治吐血鼻血大小便血

蒲黃四兩炒黑 阿膠四兩土拌炒成珠 當歸四兩酒浸透 澤瀉四兩炒黃 共研細末煉蜜為丸重半每服一丸童便下黃酒亦可

治凍瘡

生附子磨燒酒搽即愈　又方用桂枝木瓜薑洗即好

治狐臭体氣

石綠錢　輕粉分　共研末醋調塗五次斷根

治白帶

硫黃錢　胡椒末錢　二味將硫黃化開下胡椒末攪勻

米糊為丸每服錢好酒送下或白湯亦可空心

服止用一兩不要多用恐鼻中出血服藥不行

房切忌

治吐血方其效如神

用櫻桃葉不拘多少煎湯服七日即愈

治驚風方其效如神

白鳳仙花連根洗淨搗爛貯瓶中封實蓋好不可洩氣空地挖孔放好或一二年遇症用小茶杯汲新水沖服

點眼萬明膏

蘆甘石半火煅研末用人乳泡四十九日方好　川黃連五分乳製

辰砂、辛硼砂五分　胆凡三分　冰片三分　右药研末續
用雨前茶陳年者四兩　甘菊花四兩　二味用水
二大碗淨瓦器中熬四五十次去菊花將重湯
熬成膏子一杯入熊胆五分將前药合勻成錠
磁罐收貯如遇一切眼疾將清水化膏少許用
簪蘸药点兩眼角閉目片刻即愈

眞氣通竅錠　尚治耳聾奇方

用不去油巴豆一個螌蝥三個射香少許以葱誕蜂

蜜和捻如麥粒形絲綿裹置耳中響聲如雷勿得驚懼待二十一日耳中有膿水流出方可去錠奇效無比

治生產不下

不論紅筆墨筆俱不拘紅黃白紙書登澗禹步四字化灰入開水內頓服即下

治臭虫

端午日午時朝南坐硃砂書黃紙上書危字每筆不連寫

貼床脚上男人貼在左床脚女人貼右床脚

一說危之須如此寫貼四床脚

治不拘魚肉骨及竹木梗喉

用水或茶酒一鍾左手用三山訣托鍾右手陽日用劍訣陰日用金刀訣書山林竹木人少差知斬九字寫至斬字末筆如係陽日則末筆向左往上九圈至右邊仍向左鉤出出如係陰日則斬字末筆向右往上九圈至左邊仍向右鉤出即

煞

陽日甲丙戊庚壬

陰日乙丁巳辛癸

陽日屈四指用大指掐小指酉位謂劍訣

陰日屈四掐五指用大指掐二指卯位爲金刀訣

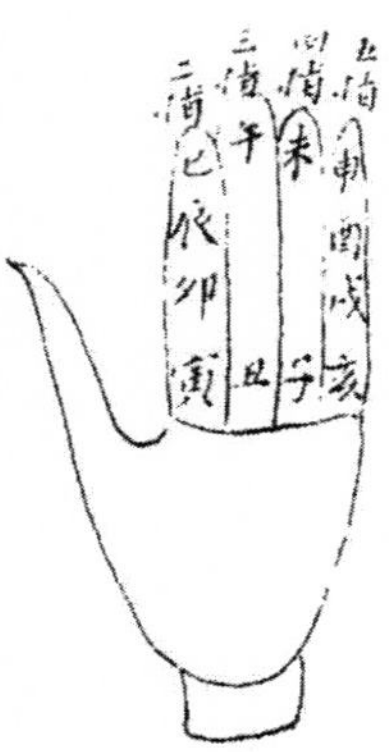

陽日

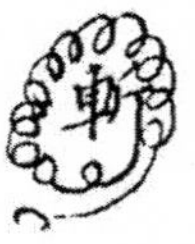

陰日

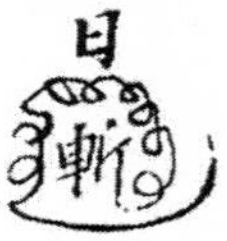

圈一圈咒一字

七、臨證各科

（八）針灸推拿

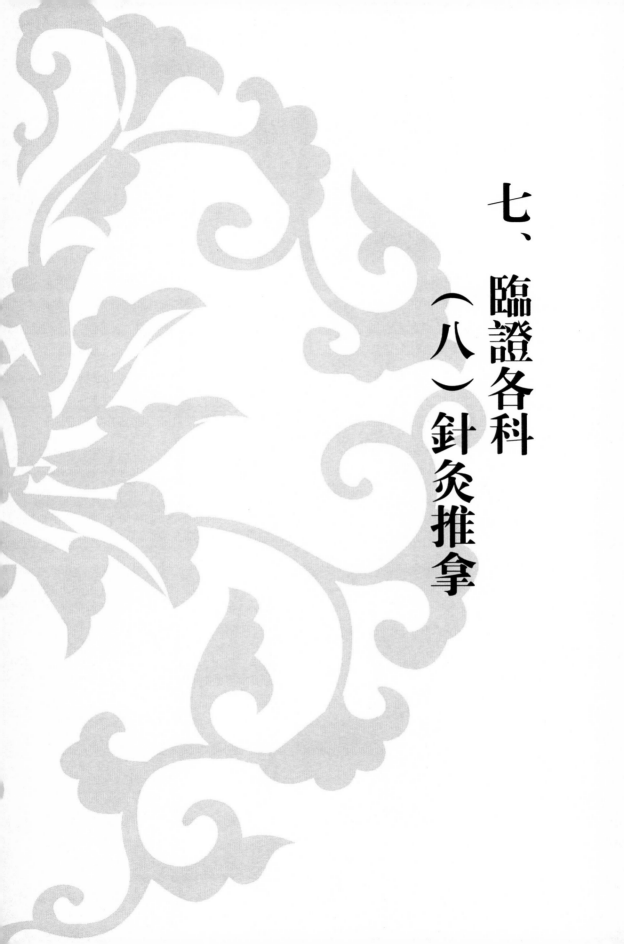

尊生圖要一卷

〔明〕文徵明撰
明抄繪本

尊生圖要一卷

本書爲中醫臟腑經絡著作。托名明代著名文士文徵明抄繪。書中內容分爲臟腑圖、經絡圖兩部分，收集有關臟腑經絡的知識，闡述人體生理功能、病理狀況等，內容出自《素問·靈蘭秘典論》《靈樞·經脉》《難經·四十二難》以及《針灸甲乙經》等。又收集臟腑宜忌與七情、五味及自然界關係等知識，闡述養生之道。又收集臟腑補、瀉、温、凉用藥特點，『東垣報使引經』及經脉穴位，以供養生治病之用。又對心包、臟腑位置圖進行簡略考證，所載臟腑圖有一定參考價值。

人之所重莫如身功名富貴皆身外物也人不重身而耽耽勞役於身外之物謬矣乃亦有重視其身而不知身之所以為身則內傷外感觸處受病病而望療於庸醫醫亦不知身之所以為身也妄以藥石投之往往病者益病而致夭其天年不亦傷乎此尊生圖要一冊余集諸書之秘而成之內而臟腑外而竅穴脈絡之經補瀉之方無不具備蓋析衷內經素問以及仲景東垣諸說而歸於至當養身者以是為長生之訣可也學醫者以是為上池之水亦可也嘉靖丁未九月廿又二日徵明書於玉磬山房

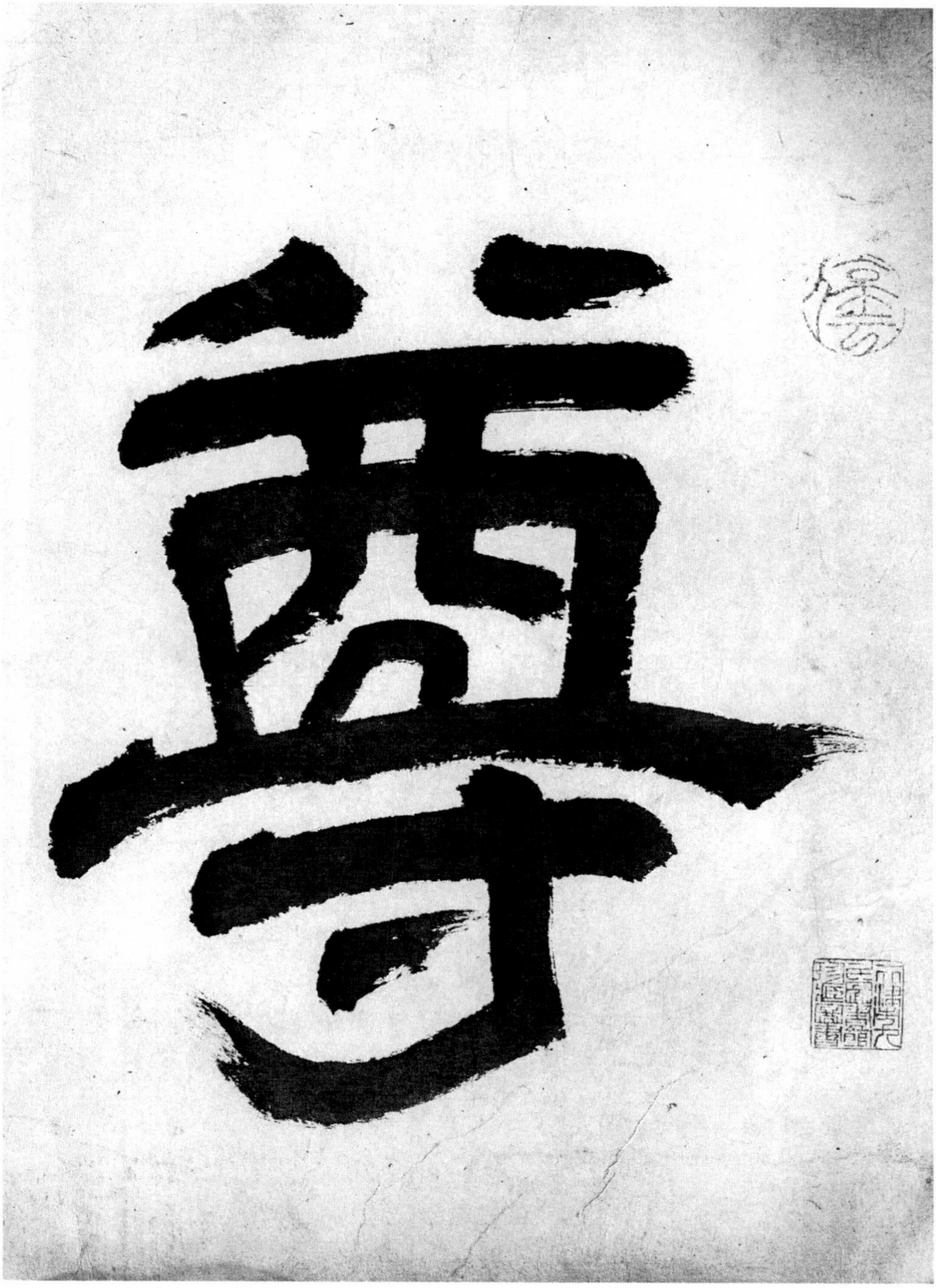

生

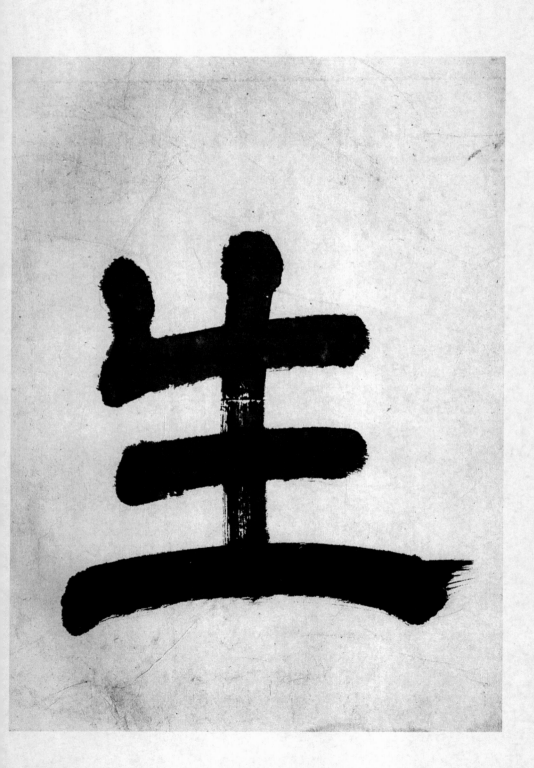

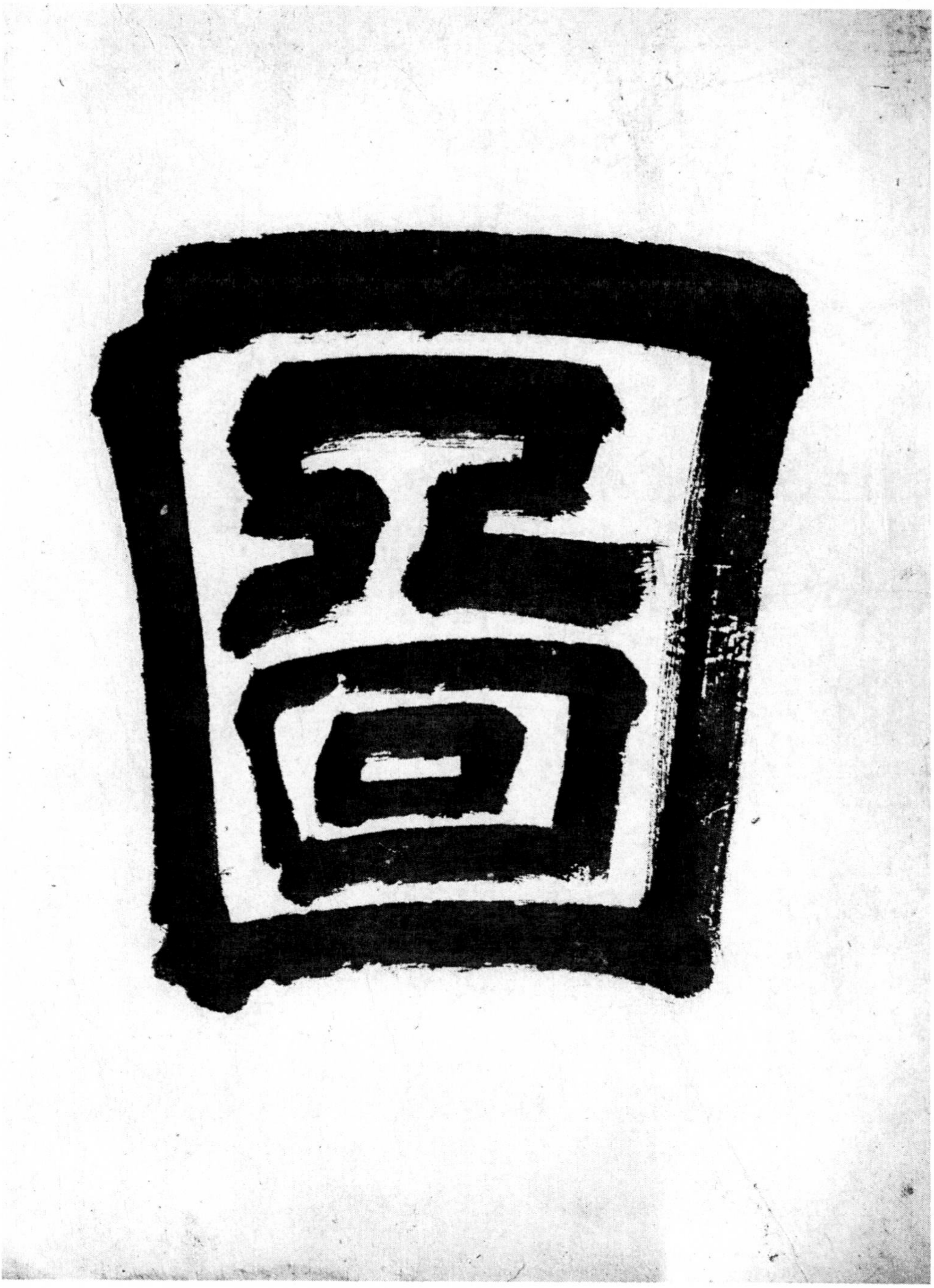
圖

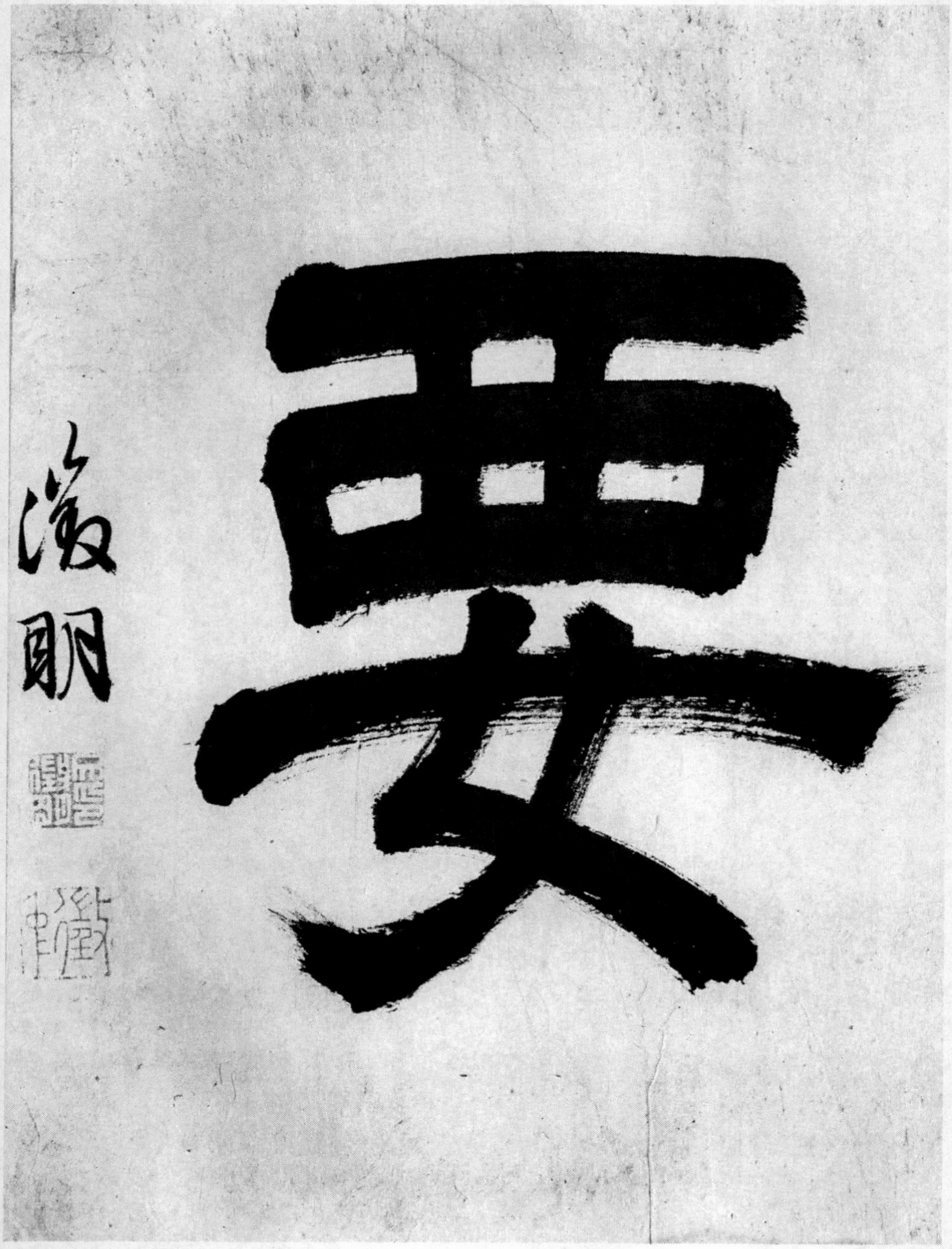
要
徵明

肺重三觔三兩六葉兩耳凡八葉附脊第三椎卮言曰肺者茷也茷茷然居乎上爲五藏之華蓋醫旨緒餘曰肺者勃也言其氣勃鬱也

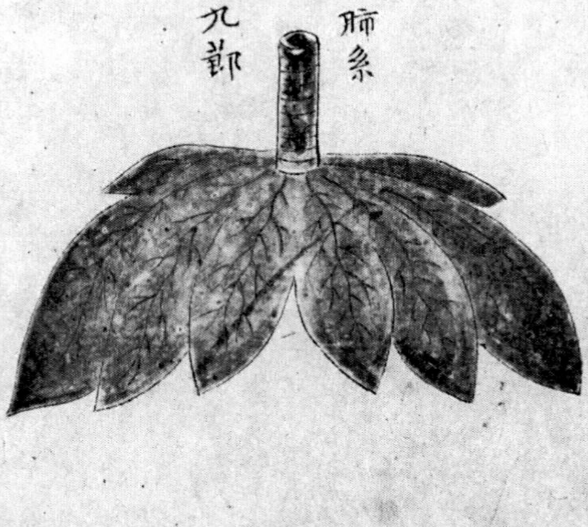

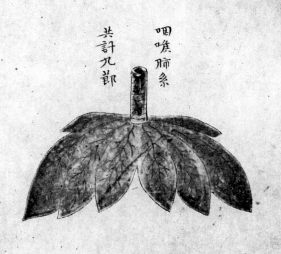

手太陰肺經　辛金

肺者相傳之官治節出焉

肺者氣之本魄之處也為陽中之太陰通於秋氣

肺配胸中與大腸為表裏其母脾土其子腎水其尅肝木其賊心火其象金其藏魄其旺秋其絶夏其色白其位西其卦乾其惡寒其性義其音商其數九其味辛其臭腥其華毛其候鼻其充皮其液涕其聲哭其氣呬其不足則太息其有餘則喘嗽其平脉浮短其賊脉洪其死丙丁日其畜馬其穀稻上為太白星

其見症也善嚏悲愁欲哭洒淅寒熱缺盆中痛腹痛肩背痛臍右少腹脹痛小便數溏泄皮膚痛及麻木喘少氣頰上氣見

秋胃微毛曰平毛多胃少曰肺病但毛無胃曰死毛而有弦曰春病弦甚曰今病

脉来厭〻聶〻如落楡莢曰肺平脉来不上不下如循雞羽曰
肺病脉来如物之浮如風吹毛曰肺死
真肺脉至太而虛如以毛羽中人膚色赤白不澤毛折乃死
手太陰氣絶則皮毛焦皮毛焦則津液去津液去則皮筋傷皮
節傷則皮枯毛折毛折者則毛先死丙日篤丁日死
肺絶三日死
肺至懸絶十二日死
白欲如白璧之澤不欲如堊
白如豕膏者生
白如枯骨者死
形寒飲冷則傷肺
實則夢兵戈競擾虛則夢田野平原

憂傷肺喜勝憂熱傷皮毛寒勝熱辛傷皮毛苦勝辛
辛走氣氣病毋多食辛
多食苦則皮膚槁而毛拔
肺欲收急食酸以收之以酸補之以辛瀉之
肺苦氣上逆急食苦以泄之
小麥羊肉杏薤皆苦
肺手太陰之脉起於中焦下絡大腸還循胃口上膈屬肺從肺系橫出腋下下循臑內行少陰心主之前下肘中循臂內上骨下廉入寸口上魚際循魚際出大指之端其支者從腕後直出次指內廉出其端
多氣少血寅時氣血注此
補　人參　黃芪　五味子　麥門冬　山藥　紫菀　百部　茯苓　阿膠

瀉
防風 桑皮 澤瀉
葶藶 枳殼 蘇子

溫
乾姜 款花 木香
生姜 白豆蔻

涼
沙參 天門冬 桔梗 瓜蔞 山梔
玄參 貝母 兜鈴 枯芩 人溺

東垣報使引經
白芷 升麻 葱白

心形如未敷蓮花重十二兩中有七孔三毛盛精汁三合附脊第五椎爾雅曰心纖也靈纖細微無物不貫巵言曰深也深居高拱相火代之行事也

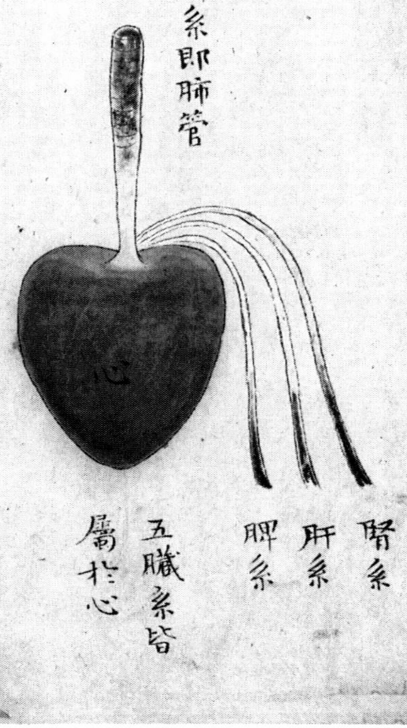

手少陰心經 丁火

心者君主之官也神明出焉
心者生之本神之變也為陽中之太陽通於夏氣
主明則下安以此養生則壽主不明則十二官危使道閉塞而
不通形乃大傷以此養生則殃
心以膻中為腑與小腸為表裏其母肝木其子脾土其剋肺金
其賊腎水其象火其藏神其旺夏其絶冬其色赤其位南其卦
離其惡熱其性禮其音徵其數七其味苦其臭焦其華面其候
舌其充血其液汗其聲笑其氣呼其不足則憂其有餘則笑不
休其平脉洪其賊脉沈其死壬癸日其畜羊其穀黍上為熒惑
星
其見症也消渴兩腎內痛後廉腰背痛浸淫善笑善驚善忘上

咳吐下氣泄眩仆身熱腹痛而悲

夏胃微鈎曰平鈎多胃少曰心病但鈎無胃曰死胃而有石曰冬病石甚曰今病脉来累累如循琅玕曰心平脉来喘喘連屬其中微曲曰心病脉来前曲後居如操帶鈎曰心死

真心脉至堅而搏如循薏苡子累累然色赤黑不澤毛折乃死

手少陰氣絶則脉不通脉不通則血不流血不流則色澤去故面黑如黧此血先死壬日篤癸日死

心絶一日死

心至懸絶九日死

赤欲如帛裹朱不欲如赭

赤如雞冠者生

赤如衃血者死

憂愁思慮則傷心

實則夢憂驚恐怖虛則夢煙火焰明

喜傷心恐勝喜熱傷氣寒勝熱苦傷氣酸勝苦

苦走血〻病毋多食苦

多食鹹則脉凝泣而變色

心欲軟急食鹹以軟之以鹹補之以甘瀉之

心苦緩急食酸以收之

犬肉麻仁李韭皆酸

心手少陰之脉起於心中出屬心系下膈絡小腸其支者從心系上挾咽繫目系其直者復從心系却上肺出腋下〻循臑內後廉行太陰心主之後下肘內循臂內後廉抵掌後鋭骨之端入掌內後廉循小指之內出其端

多血少氣午時氣血注心

補　棗仁　遠志　當歸
　　麥門冬　山藥　天竺黃

瀉　貝母　木香
　　黃連　玄胡索

溫　石菖蒲
　　藿香

涼　竹葉　朱砂　犀角
　　牛黃　連翹

東垣報使引經　獨活
　　　　　　　細辛

脾重二觔二兩扁廣三寸長五寸有散膏半觔

中梓曰脾胃屬土故俱從田字田者土也胃居正中故田字居正中脾屬於右故田字亦偏右

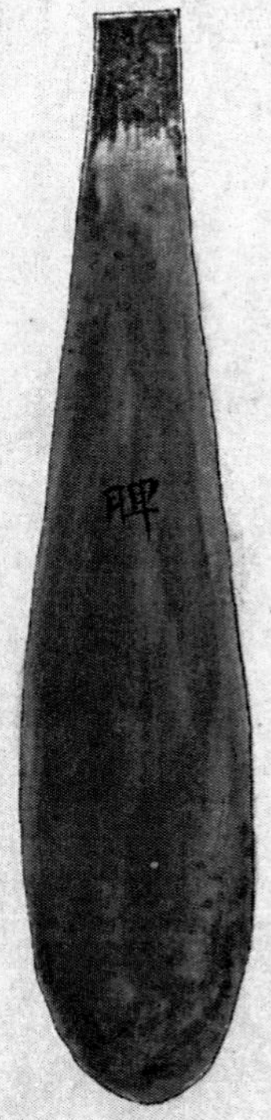

足太陰脾經 巳土

脾者倉廩之官五味出焉

脾者倉廩之本營之居也此至陰之類通於土氣

脾以胃為腑其母心火其子肺金其尅腎水其賊肝木其象土其藏意其旺長夏及四季之末其絶春其色黄其位中央其卦坤其惡濕其性信其音宮其數五其味甘其臭香其華在唇四白其候口其充肉其液涎其聲歌其氣呵其不足則少氣其有餘脹滿其平脉緩其賊脉弦其死甲乙日其畜牛其穀稷上為鎮星

其見症也五泄注下五色大小便不通面黄舌本强痛口甘食即吐食不下咽怠惰嗜臥搶心善飢善味不嗜食不化食尻陰郄臑胻足背痛煩悶心下急痛有動氣按之若牢當臍痛心下

痞腹脹腸鳴飧泄不化足不收行善瘛脚下痛九竅不通溏泄
水下後出餘氣則快飲食中滿食減善噫形醉皮膚潤而短氣
肉痛身體不能動搖足胻腫若水
長夏胃微輭弱曰平弱多胃少曰脾病但代無胃曰死耎弱有
石曰冬病弱甚曰今病
脉来和柔相離如鷄踐地曰脾平脉来實而盈數如雞擧足曰
脾病脉来堅銳如鳥之喙如鳥之距如屋之漏如水之流曰脾
死
真脾脉至弱而乍踈乍數色黄青不澤毛折乃死
足太陰氣絶則脉不榮其口唇口唇者肌肉之本也脉不榮則
肌肉不滑澤肌肉不滑澤則肉滿肉滿則唇反唇反則肉先死
甲日篤乙日死

脾絶十二日死
脾至懸絶四日死
黄欲如羅裹雄黄不欲如黄土
黄如蠏腹者生
黄如枳實者死
飲食勞倦則傷脾
實則夢歡歌快樂虛則夢飲食相争
思傷脾怒勝思濕傷肉風勝濕甘傷肉酸勝甘
甘走肉々病毋多食甘
多食酸則肉胝䐢而唇揭
脾欲緩急食甘以緩之以甘補之以苦瀉之
脾苦濕急食鹹以燥之

大豆豕肉栗藿皆鹹

脾足太陰之脉起於大指之端循指内側白肉際過核骨後上内踝前廉上腨内循胫骨後交出厥陰之前上循膝股内前廉入腹屬脾絡胃上膈挟咽連舌本散舌下其支別者復從胃別上膈注心下

少血多氣巳時氣血注此

補　人參　黄芪　芡實　扁豆　山藥　茯苓
白术　蓮子　陳皮　甘草　蒼术

瀉　枳實　石膏
青皮

温　丁香　胡椒　附子　吳茱萸
藿香　良姜　官桂

涼　玄明粉
滑石

東垣報使引經　白芍藥
升麻

胃重二觔十四兩紆曲屈伸長二尺六寸大一尺五寸徑五寸容穀二斗水一斗五升

卮言曰胃者彙也號為都市五味彙聚何所不容萬物歸土之義

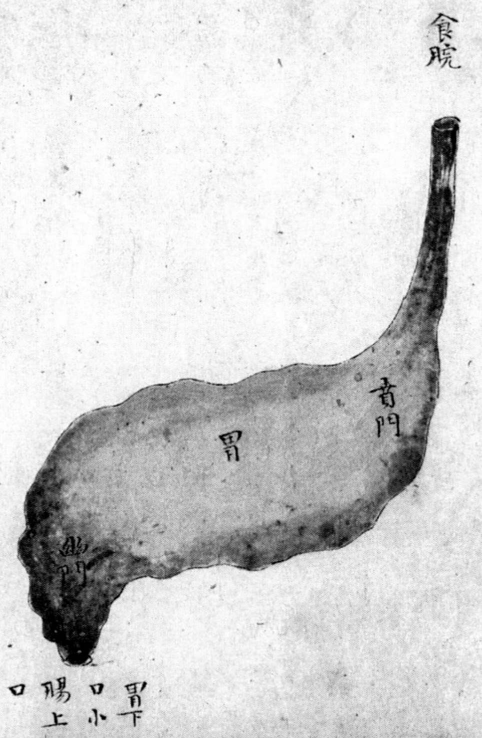

足陽明胃經 戊土

官與脾同

其見症也惡煙火聞木音則驚狂上登而歌棄衣而走顔黑不能言唇胗嘔呵欠消穀善飢頸腫膺乳沖股伏兎胻外廉足胕皆痛胸旁過乳痛口渴腹大水腫奔響腹脹胻內廉跗痛髀不可轉膕如結腨如裂膝臏痛遺溺失氣善伸數欠顛疾濕浸心欲動則閉户獨處驚慄身前熱身後不熱

胃足陽明之脉起於鼻交頞中旁納太陽之脉下循鼻外入上齒中還出挾口環唇下交承漿却循頤後下廉出大迎循頰車上耳前過客主人循髮際至額顱其支別者從大迎前下人迎循喉嚨入缺盆下膈屬胃絡脾其直者從缺盆下乳內廉下挾臍入氣街其支者起胃口下循腹裏下至氣街而合以下髀關

祇伏兌下入膝臏中下循胻外廉下足跗入中指內間其支者下廉三寸而別下入中指外間其支者別跗上入大指間出其端

多血多氣辰時氣血注此

補　白术　黃芪　蓮子　山藥　芡實　半夏　陳皮　百合　扁豆　蒼术

瀉　枳實　大黃　硝石

溫　藿香　厚朴　香附　胡椒　益智　丁香　吳茱萸　草豆蔻　白豆蔻　肉豆蔻　良姜　乾姜　生姜　木香

涼　滑石　石膏　知母　玄明粉　石斛　黃連　黃芩　天花粉　山梔子　升麻　連翹　乾葛　竹茹

東垣報使引經

葛根　白芷

升麻　石膏

行上　行下

父母搆精未有形象先結河車中間透起一莖如蓮蕊初生乃臍帶也蕊中一點實生身立命之原即命門也自此天一生水先結兩腎夫命處於中兩腎左右開闔正如門中棖闑故曰命門蓋一陽處于二陰之間所以成乎坎也詳見辨妄篇及八味丸方論中

甲乙經曰腎者引也能引氣通於骨髓卮言曰腎者神也妙萬物而為言也

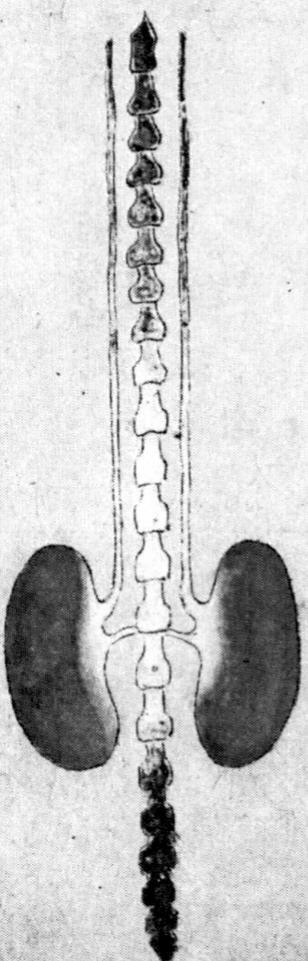

腎有兩枚形如豇豆重一觔一兩附脊十四椎當胃下兩傍前後與臍平直

足少陰腎經 癸水

腎者作强之官伎巧出焉

腎者主蟄封藏之本精之處也爲陰中之少陰通乎冬氣腎以膀胱爲腑其毋肺金其子肝木其尅心火其賊脾土其象水其藏志其旺冬其絶長夏及四季之末其色黑其位北其卦坎其惡燥其性智其音羽其數六其味鹹其臭腐其華在髮其候耳其充骨其液津其聲呻其氣吹其不足則厥其有餘則腸泄其本脉沈其賊脉緩其死戊巳日其畜彘其穀豆上爲辰星其見症也面如漆眇中清面黑如炭口渴咳唾多血胸中滿大小腹痛大便難臍左脇下背肩髀間痛飢不欲食心懸如飢腹大脛腫咳嗽脊臀股後痛臍下氣逆小腹急痛泄足痿厥下腫足胻寒而逆腸澼陰下濕四指黑手指青厥足下熱嗜卧坐而

欲起涷瘧下痢善思善恐四肢不收四肢不舉
冬胃微石曰平石多胃少曰腎病但石無胃曰死石而有鈎曰
夏病鈎甚曰今病
脉来喘喘累累如鈎按之而堅曰腎平脉来如引葛按之益堅
曰腎病脉来發如奪索辟辟如彈石曰腎死
真腎脉至摶而絶如彈石辟辟然色黄黑不澤毛折乃死
足少陰氣絶則骨枯少陰者冬脉也伏行而温於骨髓故骨髓
不温即肉不着骨骨肉不相親即肉濡而却肉濡而却故齒老
而枯髮無潤澤者骨先死戊日篤己日死
腎絶四日死
腎至懸絶七日死
黑欲如重漆色不欲如炭色

黑如烏羽者生
黑如炲者死
入坐濕地強力入水則傷腎
實則夢腰脊解輭虛則夢涉水恐懼
恐傷腎思勝恐寒傷血燥勝寒鹹傷血甘勝鹹
鹹走骨〻病毋多食鹹
多食甘則骨疼痛而齒落
腎欲堅急食苦以堅之以苦補之以鹹瀉之
腎苦燥急食辛以潤之
黃黍雞肉桃葱皆辛
腎足少陰之脉起於足小指之下邪走足心出然谷之下循内
踝之後別入跟中上腨内出膕内廉上股内後廉貫脊屬腎絡

膀胱其直者從腎上貫肝膈入肺中循喉嚨挾舌本其支者從
肺出絡心注膺中
多血少氣酉時氣血注此

補　芡實　地黃　山茱萸　龍骨　虎骨　牡蠣　桑螵蛸　龜板　山藥　五味子　瑣陽　牛膝　枸杞
杜仲
瀉　澤瀉　知母
温　附子　肉桂　破故紙　鹿茸　沉香　膃肭臍
涼　黃柏　知母　牡丹皮　地骨皮
東垣報使引經　獨活　肉桂

大腸重二觔十二兩
長二丈一尺廣四寸
脛一寸當臍右迴叠
積十六曲盛穀一斗
水七升半
扁言曰腸者暢也貴
通暢也

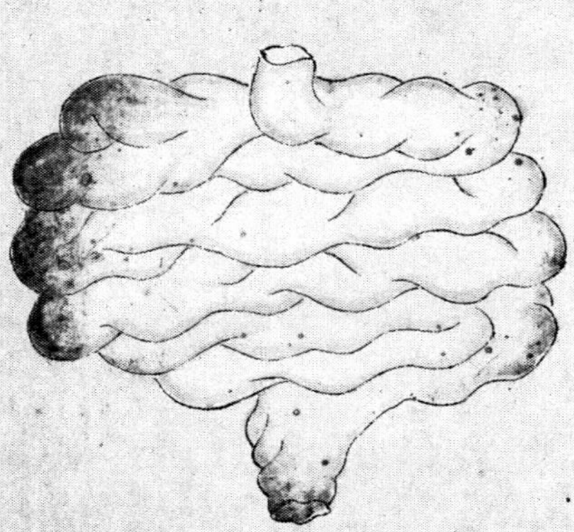

大腸上
口小腸
下口大
腸下接
直腸下
為肛門
穀道

手陽明大腸経　庚金

大腸者傳導之官變化出焉

其見症也大指次指難用耳聾煇〻焞〻耳鳴嘈〻耳後肩臑肘臂外皆痛氣滿皮膚堅而不痛

大腸手陽明之脉起於大指次指之端循指上廉出合谷兩骨之間上入兩筋之中循臂上廉入肘外廉上臑外前廉上肩出髃骨之前廉上出柱骨之會上下入缺盆絡肺下膈屬大腸其支别者從缺盆上頸貫頰入下齒縫中還從俠口交人中左之右〻之左上俠鼻孔

氣血俱多卯時氣血注此

補　牡蠣　訶梨勒　龍骨　粟殼
　　肉豆蔻　五倍子　蓮子

瀉　枳殼　麻仁　大黄　石斛
　　桃仁　芒硝　梹郎　葱白

温 乾姜 吴茱萸
　 肉桂

凉 槐花
　 條芩

東垣報使引經

葛根 升麻 行上
白芷 石膏 行下

小腸重二觔十四両長二丈二尺廣二寸半徑八分分之少半左迴疊積十六曲容穀二斗四升水六升三合合之大半

小腸上口胃下口

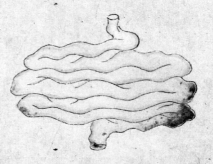

小腸下口大腸上口

手大陽小腸経泌清别濁水液分于膀胱滓穢分於大腸

小腸者受盛之官化物出焉

其見症也面目耳前熱苦寒額頷腫不可轉腰以折肩臑肘臂外後廉腫痛臑臂內前廉痛

小腸手太陽之脉起於小指之端循手外側上腕出踝中直上循臂骨下連出肘內側兩筋之間上循臑外後廉出肩解繞肩胛交肩上入缺盆絡心循咽下膈抵胃屬小腸其支别者從缺盆循頸上頰至目銳眥却入耳中其支者别循頰上䪼抵鼻至目內眥斜絡於顴

多血少氣未時氣血注此

補 牡蠣 石斛

瀉 荔枝子 紫蘇 葱白 木通

温 小茴香 烏藥

大茴香

涼 天花粉

黄芩

東垣報使引經 藁本 羌活 行上

黄栢 行下

膀胱重九兩二銖縱廣九寸盛溺九升九合廣二寸半

甲乙経曰膀者橫也胱者廣也言其體橫廣而短也

膀胱上下俱有口上口絡於闌門下口裹脬乃脬外脂膏也形與綿毬相似

通身虛鬆可以畜水漸漬而滲入脬中脬滿而溺出也

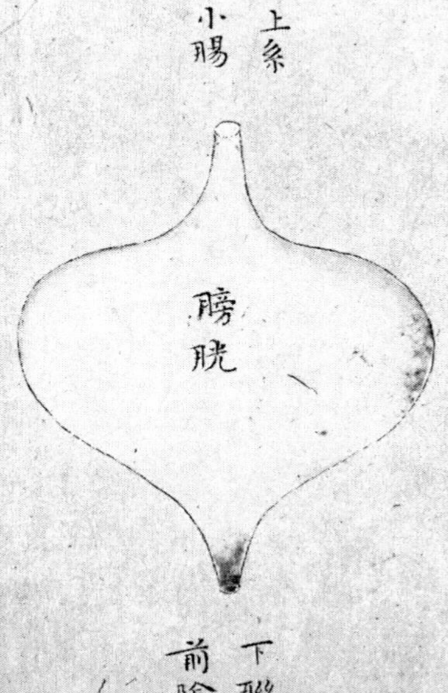

足太陽膀胱經 壬水

膀胱者州都之官津液藏焉氣化則能出矣

其見症也頭苦痛目似脫頭兩邊痛淚出臍反出下腫便膿血肌肉痿項似拔小腹脹痛按之欲小便不得

膀胱足太陽之脉起於目內眥上額交巔其支別者從巔至耳上角其直行者從巔入絡腦還出別下項循肩髆內挾脊抵腰中入循膂絡腎屬膀胱其支別者從腰中下挾脊貫臀入膕中其支者從髆內左右別下貫胛挾脊內過髀樞循髀外從後廉下合膕中以下貫腨內出外踝之後循京骨至小指外側端

多血少氣申時氣血注此

補 橘核 龍骨 益智仁
菖蒲 續斷

瀉 芒硝 車前子
滑石 澤瀉

温

茴香
烏藥

凉

生地黃
黃栢
甘草梢

東垣報使引經

藁本行上
羌活行上
黃栢行下

肝重四觔四兩左三葉右四葉附脊第九椎

卮言曰肝者幹也屬木象木枝幹也

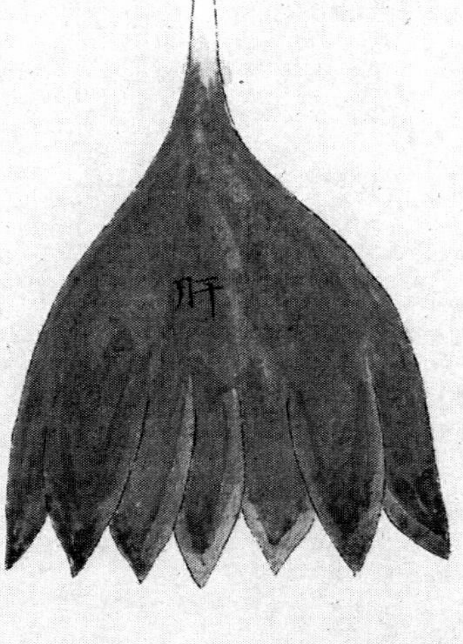

足厥陰肝經　乙木

肝者將軍之官謀慮出焉

肝者罷極之本魂之居也為陽中之少陽通於春氣

肝以膽為腑其母腎水其子心火其尅脾土其賊肺金其象木

其藏魂其旺春其絶秋其色青其位東其卦巽其惡風其性仁

其音角其數八其味酸其臭羶其華爪其候目其充筋其液泣

其聲呼其氣噓其不足則悲其有餘則怒其平脉弦其賊脉濇

其死庚辛日其畜雞其穀麥上為歲星

其見症也頭痛脱色善潔耳無聞頰腫肝逆面青目赤腫痛兩脇下痛引小腹胸痛脇腫婦人小腹腫腰痛不可俛仰四肢滿悶挺長熱嘔逆睪疝暴痒足逆寒胻善瘛遺溺淋溲便難癃狐疝癲冒眩轉筋陰縮筋攣善恐胸中喘罵詈血在脅下喘

春胃微絃曰平弦多胃少曰肝病但絃無胃曰死胃而有毛曰秋病毛甚曰今病

脉来輭弱招〻如揭長竿末梢曰肝平脉来盈實而滑如循長竿曰肝病脉来急溢勁如新張弓絃曰肝死

真肝脉至中外急如循刀刃責〻然如按琴瑟絃色青白不澤毛折乃死

足厥陰氣絶則筋縮引卵與舌巻筋者聚於陰器而絡於舌本故脉不榮即筋縮急筋縮急即引卵與舌故舌巻卵縮此筋先死庚日篤辛日死

肝絶八日死

肝至懸絶十八日死

青欲如蒼璧之澤不欲如藍

青如翠羽者生
青如草茲者死
恚怒氣逆上而不下則傷肝
實則夢山林大樹虛則夢細草苔鮮
怒傷肝悲勝怒風傷筋燥勝風酸傷筋辛勝酸
酸走筋〻病毋多食酸
多食辛則筋攣急而爪枯
肝欲散急食辛以散之以辛補之以酸瀉之
肝苦急〻食甘以緩之
粳米牛肉棗葵皆甘
肝足厥陰之脈起於大指叢毛之際上循足跗上廉去內踝一
寸上踝八寸交出太陰之後上膕內廉循股陰入毛中過陰器

抵少腹挾胃屬肝絡膽上貫膈布脇肋循喉嚨之後上入頏顙連目系上出額與督脉會於巔其支者從目系下頰裏環唇内其支者復從肝别貫膈上注肺

多血少氣丑時氣血注此

補　木瓜　阿膠　薏仁　酸棗仁

瀉　青皮　芍藥　柴胡　青黛

温　木香　肉桂　吳茱萸

凉　甘菊　龍膽草　胡黃連　車前子

東垣報使引經　柴胡本經　青皮行下　川芎行上

膽在肝之短葉間重三兩三銖藏精汁三合狀如瓠

危言曰膽者澹也清淨之府無所受輸淡淡然者也

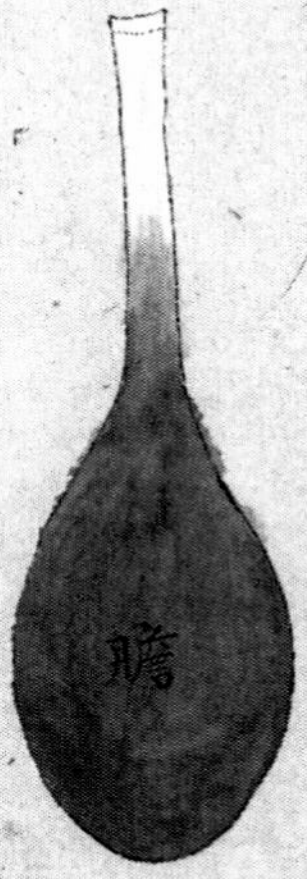

足少陽膽經 甲木

膽者中正之官决斷出焉

其見症也口苦馬刀挾癭足外熱寢寒憎風體無膏澤胷中脇肋髀膝外主胻絶骨外跟前諸節痛善太息

膽足少陽之脉起於目鋭眥上抵頭循肩下耳後循頸行手少陽之前至肩上却交出少陽之後入缺盆其支者從耳後入耳中出走耳前至目鋭眥後其支者别目鋭眥下大迎合手少陽抵於䪼下加頰車下頸合缺盆以下胷中貫膈絡肝屬膽循脇裡出氣街繞毛際橫入髀厭中其直者從缺盆下腋循胷過季脇下合髀厭中以下循髀外出膝外廉下外輔骨之外直下抵絶骨之端下出外踝之前循足跗上入小指次指之間直下抵絶骨之端下出外踝之前循足跗上入小指次指之間其支者

別跗上入大指循岐骨內出其端還貫入爪甲出三毛

多氣少血子時氣血注此

補　草龍膽　木通

瀉　青皮　柴胡

温　半夏　陳皮　生薑　川芎

涼　黄連　竹茹

東垣報使引經

川芎行上

柴胡本經

青皮行下

心包一藏難経言其無形滑伯仁曰心包一名手心主以藏象校之在心下横膜之上豎膜之下其與横膜相粘而黄脂裹者心也脂漫之外有細筋膜如絲與心肺相連者心包也此説為是凡言無形者非

又按霊蘭秘典論有十二官獨少心包一官而多膻中者臣使之官喜樂出焉一節今攷心包藏居膈上経始胸中正値膻中之所位居相火代君行事實臣使也此一官者其即此経之謂歟

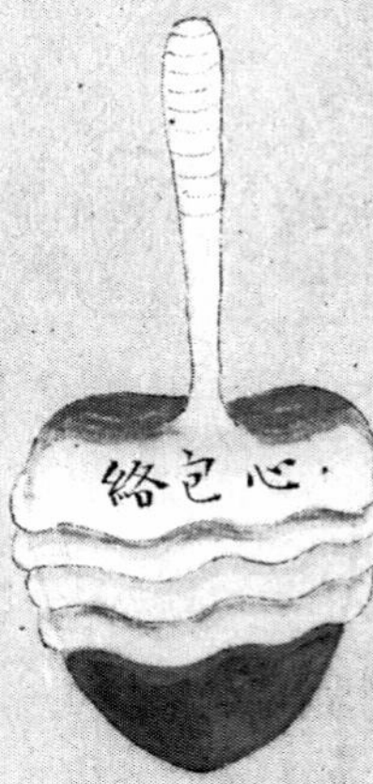

手厥陰心胞絡經 丙火

胞絡者胞絡其心也即膻中也爲心之所從來

諸説不一承訛已久今考正之説見辨妄篇

膻中者臣使之官喜樂出焉

其見症也笑不休手心熱心中大熱面黄目赤心中動

手厥陰心胞絡之脈起於胷中出屬心包下鬲歷絡三焦其支

者循胸出脇下腋三寸上抵腋下下循臑内行太陰少陰之間

入肘中下臂行兩筋之間入掌中循中指出其端其支者别掌

中循小指次指出其端

多血少氣戌時氣血注此

補 地黄

瀉 枳殻 烏藥

温 桂

涼　梔子

東垣報使引經

柴胡行上　青皮行下

川芎行上

中藏經曰三焦者人之三元之氣也總領
五藏六府榮衛經絡内外左右上下之氣
三焦通則内外左右上下皆通其於周身
灌體和内調外榮左養右導上宣下莫大
於此

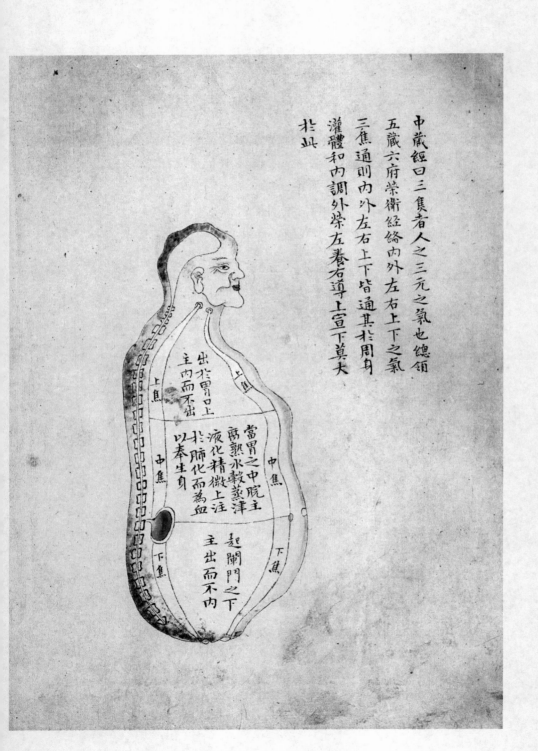

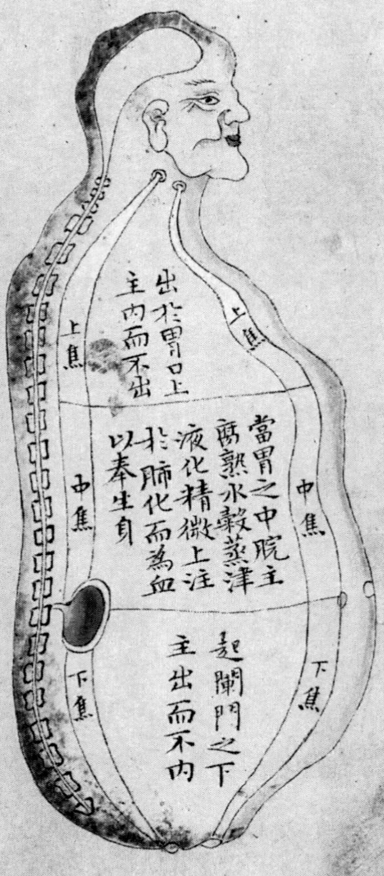

手少陽三焦経

水穀之道路氣之所終始也上焦在胃上口其治在膻中〻焦在胃中脘其治在臍旁下焦當膀胱上口治在臍下一寸

三焦者決瀆之官水道出焉

其見症也耳鳴喉痹腫痛耳後連目鋭眥痛汗目出肩臑痛内外皆疼小指次指如癈

三焦手少陽之脉起於小指次指之端上出兩指之間循手表腕出臂外兩骨之間上貫肘循臑外上肩交出足少陽之後入缺盆布膻中散絡心包下膈循屬三焦其支者從膻中上出缺盆上項挟耳後直上出耳上角以屈下頰至䪼其支者從耳後入耳中出走耳前過客主人前交頰至目鋭眥

多血少氣亥時氣血注此

補　黄芪　益智仁

　　甘草

瀉　澤瀉

温　附子

凉　石膏

　　地骨皮

東垣報使引經　柴胡行上　青皮行下

　　　　　　　川芎行上

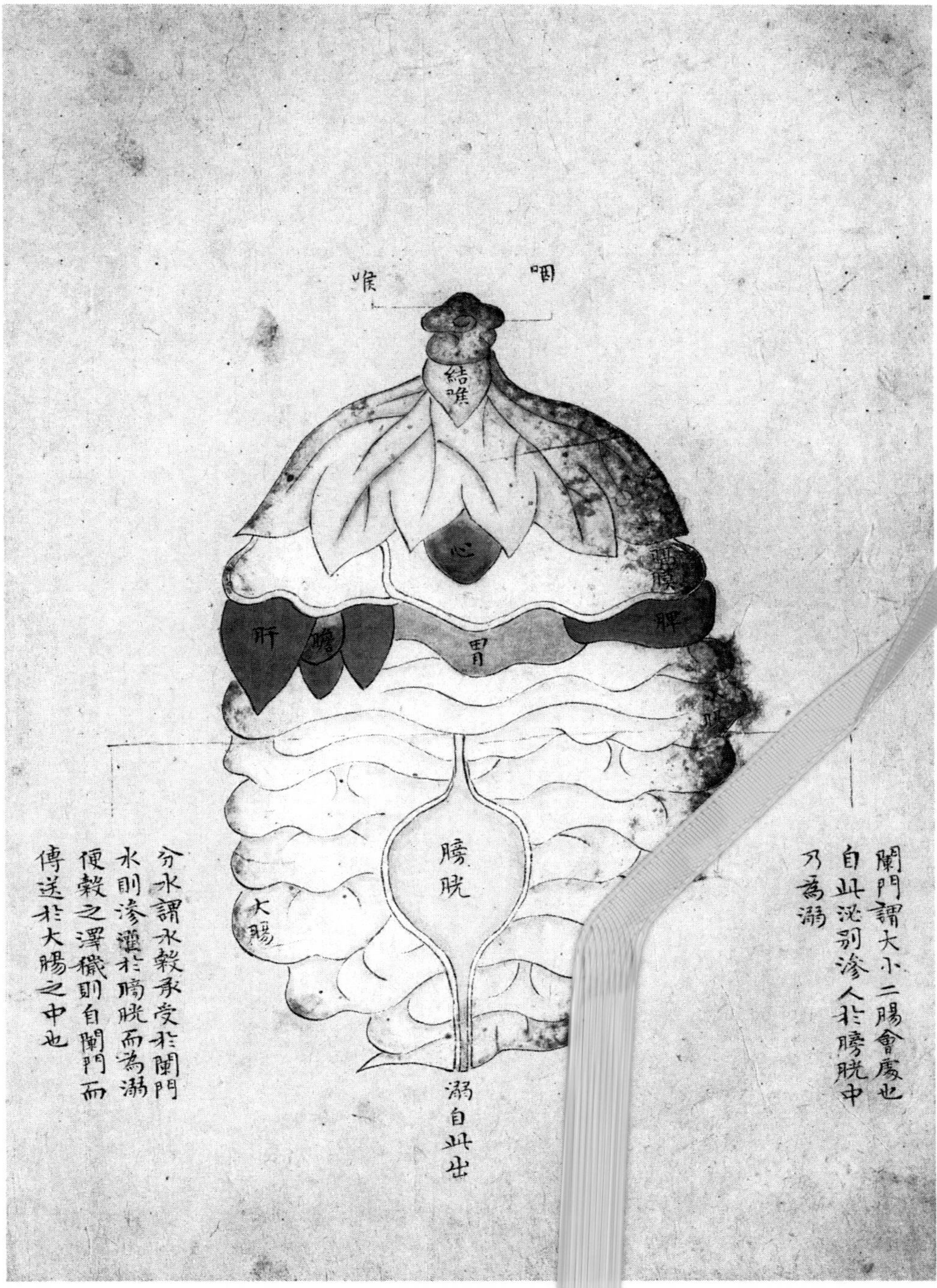
闌門謂大小二腸會處也
自此泌別滲入於膀胱中
乃為溺
咽
喉
結喉
心
肝
膽
胃
脾
膀胱
大腸
溺自此出
分水謂水穀承受於闌門
水則滲灌於膀胱而為溺
便穀之滓穢則自闌門而
傳送於大腸之中也

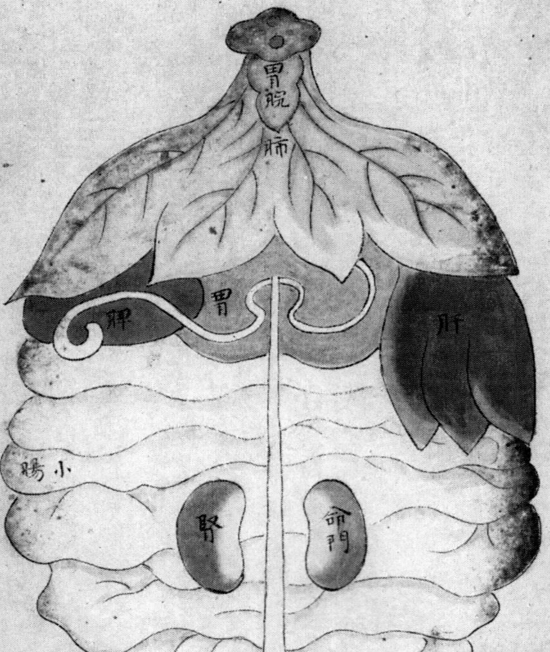

肛門者言其形似車釭之
形因以為名直腸脏腸洞
腸皆即此也主受大腸之
穀而道出焉

肛腸又為廣腸
即肛門也一名
魄門大便出處

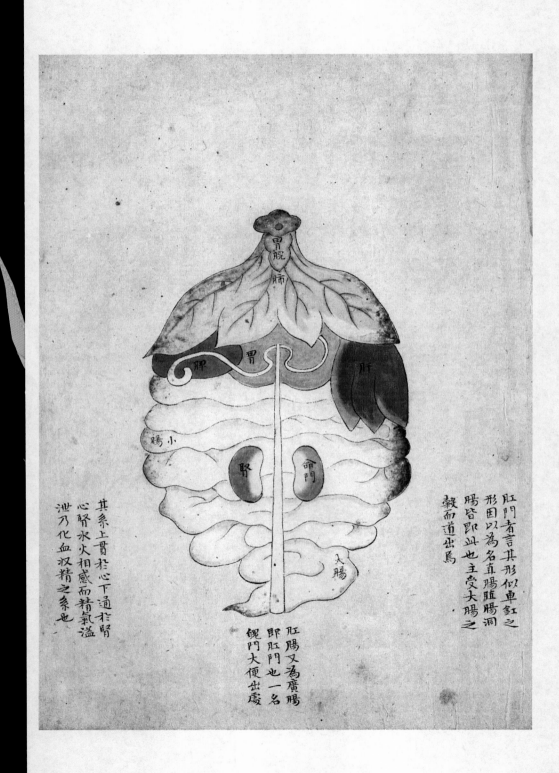

其系上貫於心下通於腎
心腎水火相感而精氣溢
泄乃化血汲精之系也

唇至齒長九分齒至會厭深三寸半大容五合舌重十兩長七寸廣二寸半咽門重十兩廣二寸半至胃長一尺六寸難経曰重十二兩喉嚨難経曰重十二兩廣二寸長一尺二寸計九節腸胃自胃至腸總長五丈八尺四寸受水穀九斗二升一合合之大半自脣所入至肛所出共長六丈四寸四分小大廻腸共三十二曲

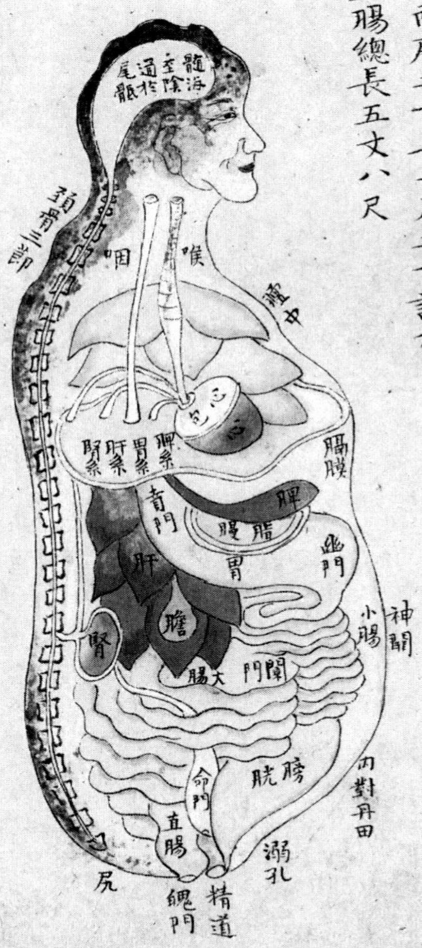

舊圖有精道循脊背過肛門者甚屬非理而且無子宮命門之象皆大失也今改正之

音計夫人生根本兮由乎元氣表裏陰陽兮升降沈浮出入運行兮周而復始神機氣立兮生化無休經絡兮行乎肌表藏府兮通於咽喉〻在前其形堅健咽在後其質和柔喉通呼吸之氣〻行五藏咽為飲食之道六府源頭氣食兮何能不亂主宰者會厭兮流從此兮下咽入膈藏府兮陰陽不侔五藏者肺為華蓋而上連喉管肺之下心包所護而君主可求此即膻中宗氣所從膈膜周蔽清虛上宮脾居膈下中州胃同膜聯胃左運化乃功肝葉障於脾後膽府附於葉東兩腎又居脊下腰間有脉相通主閉蟄封藏之本為二陰天一之宗此屬喉之前竅精神須賴氣充又如六府陽明胃先熟腐水穀胃脘通咽上口稱為賁門穀氣從而散宣輸脾經而達肺誠藏府之大源歷幽門之下口聯小腸而盤旋再小腸之下際有闌門者在焉此泌別

之闌隘分清濁於後前大腸接其右導渣穢於大便膀胱無上竅由滲泄而通泉羨二陰之和暢皆氣化之自然再詳夫藏府略備三焦未言號孤獨之府擅總司之權體三才而定位法六合而象天上焦如霧兮靄氤氳之天氣中焦如漚兮化營血之新鮮下焦如瀆兮主宣通乎壅滯此所以上焦主内而不出下焦主出而如川又總諸藏之所居隔高低之非類求脉氣之往来果何如而相濟以心主之為君朝諸経之維系是故怒動於心肝從而熾慾念方萌腎経精沸構難釋之苦思枯脾中之生意肺脉濇而氣沈為悲憂於心内惟脉絡有以相通故氣得從心而主維請藏之歸心實上系之聯肺肺氣何生根從脾胃頼水穀於敖倉化精微而為氣氣旺則精盈精盈則氣盛此是化源根坎裏藏真命維内景之縁由尚根苗之當究既云兩腎之

前又曰膀胱之後出大腸之上左居小腸之下右其中果何所
藏蓄坎離之交始為生氣之海為元陽之竇闢精血於子宮司
人生之夭壽稱命門者是也號天根者非謬使能知地下有雷
聲方悟得春光弥宇宙

右内景賦

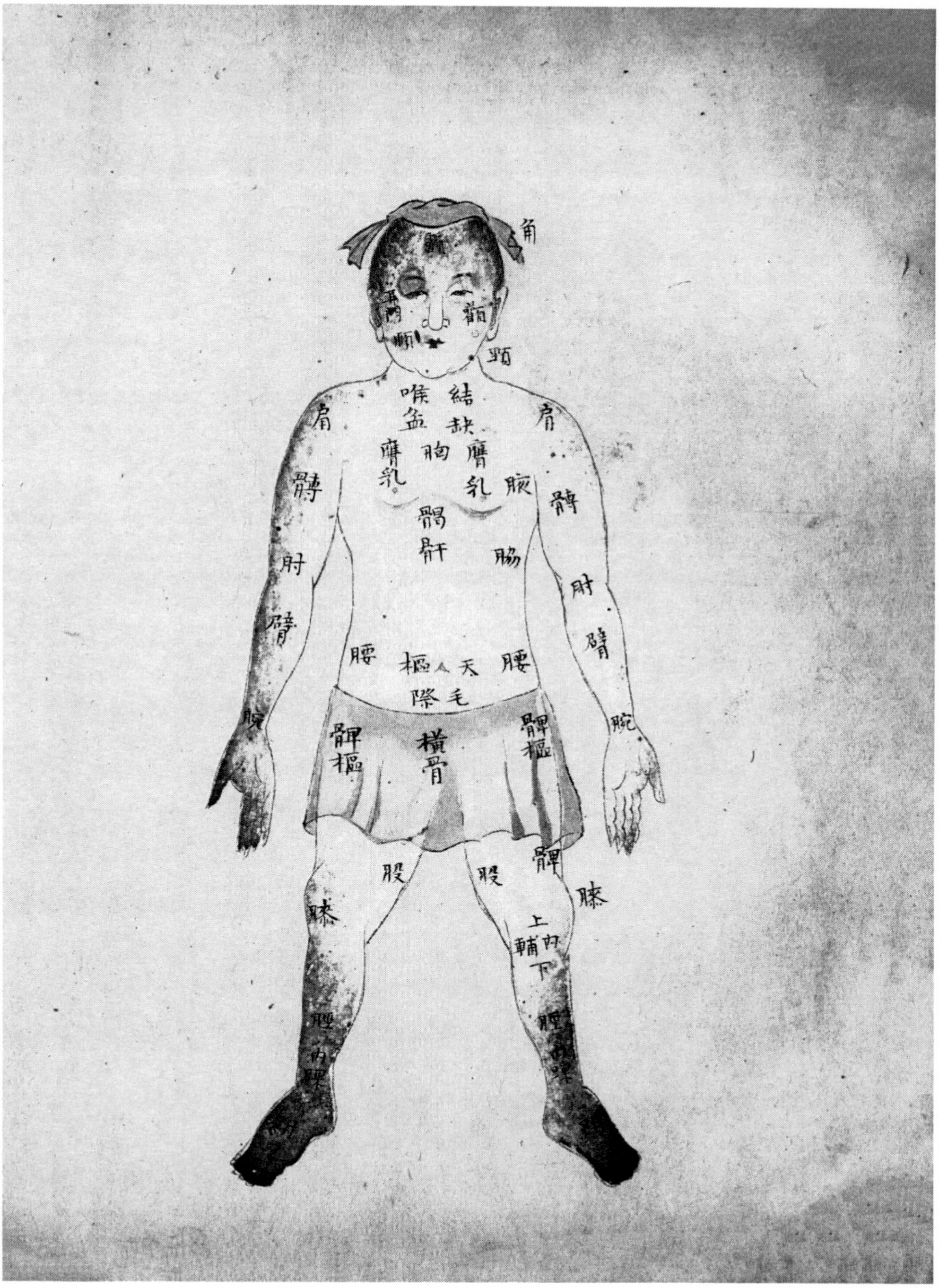
角
喉
結
肩
肩
胸
乳
乳
肘
肘
臂
臂
腰
腰
天
樞
毛
際
髀樞
髀樞
橫骨
腕
腕
股
股
膝
膝
上
輔
內
下

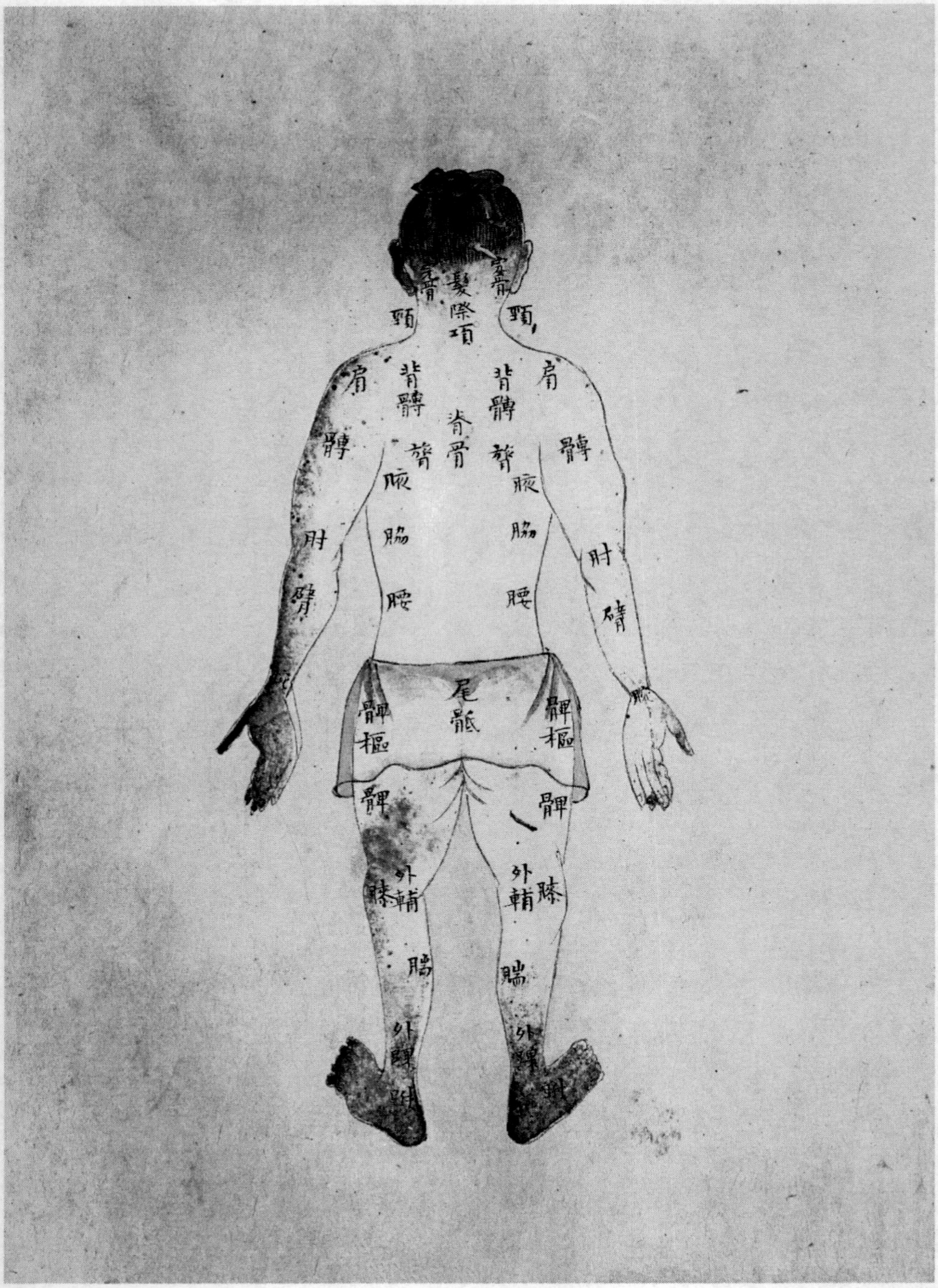
髮際
項
頸
頸
肩
肩
背膊
背膊
脊骨
膊
膊
肘
肘
臂
臂
腰
腰
尾骶
髀樞
髀樞
髀
髀
外輔
外輔
膝
膝
腨
腨

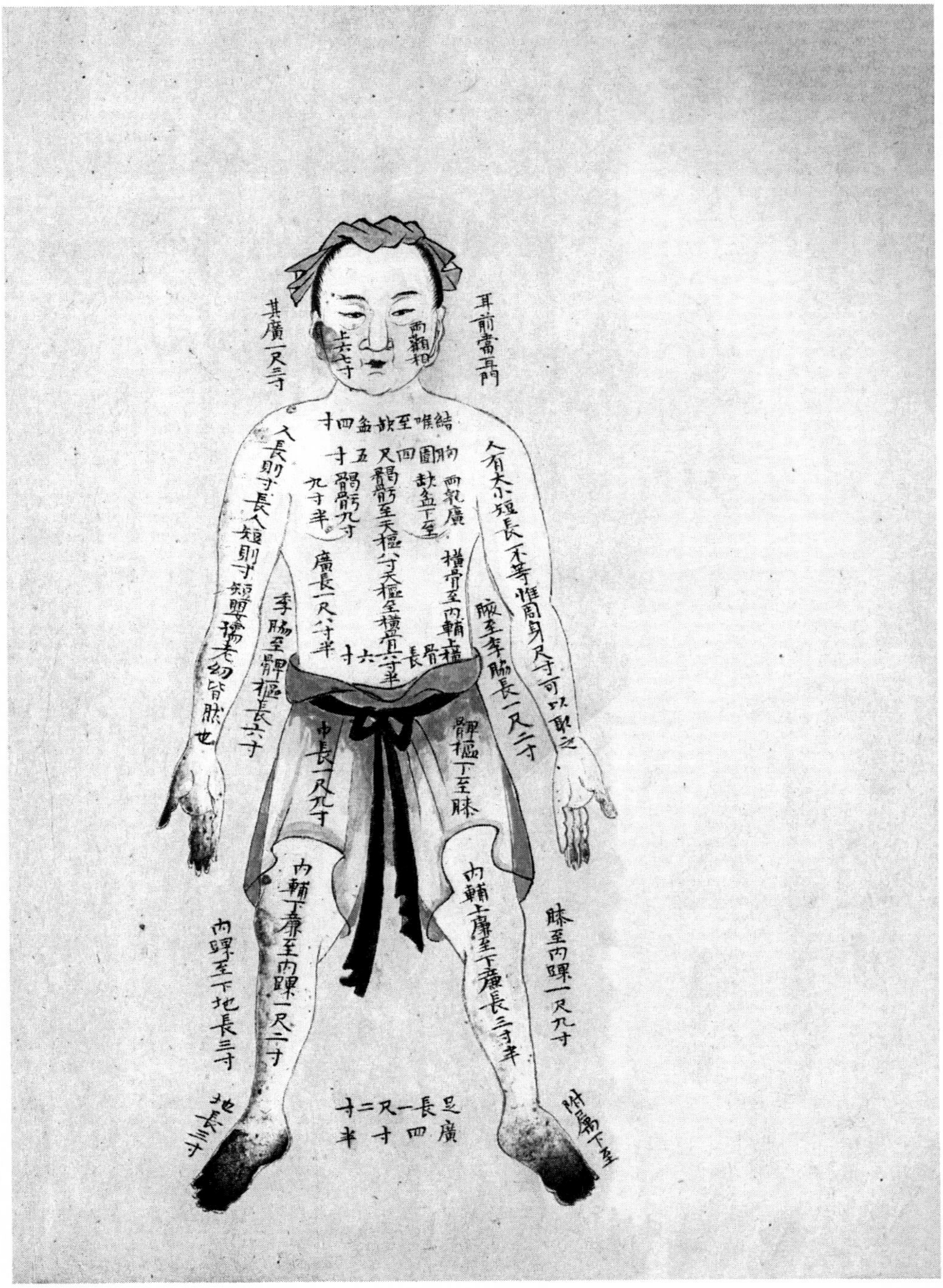

耳前當耳門
兩顴相去七寸
其廣一尺三寸
結喉至缺盆四寸
胸圍四尺五寸
兩乳廣九寸半
缺盆下至𩩲骬九寸
𩩲骬至天樞八寸
天樞至橫骨六寸半
廣長一尺八寸半
橫骨長六寸
橫骨至內輔上廉
人有大小短長不等惟周身尺寸可以取之
人長則寸長人短則寸短嬰孺老幼皆然也
腋至季脇長一尺二寸
季脇至髀樞長六寸
髀樞下至膝
中長一尺九寸
內輔上廉至下廉長三寸半
內輔下廉至內踝一尺二寸
膝至內踝一尺九寸
內踝至下地長三寸
跗屬下至地長三寸
足長一尺二寸
廣四寸半

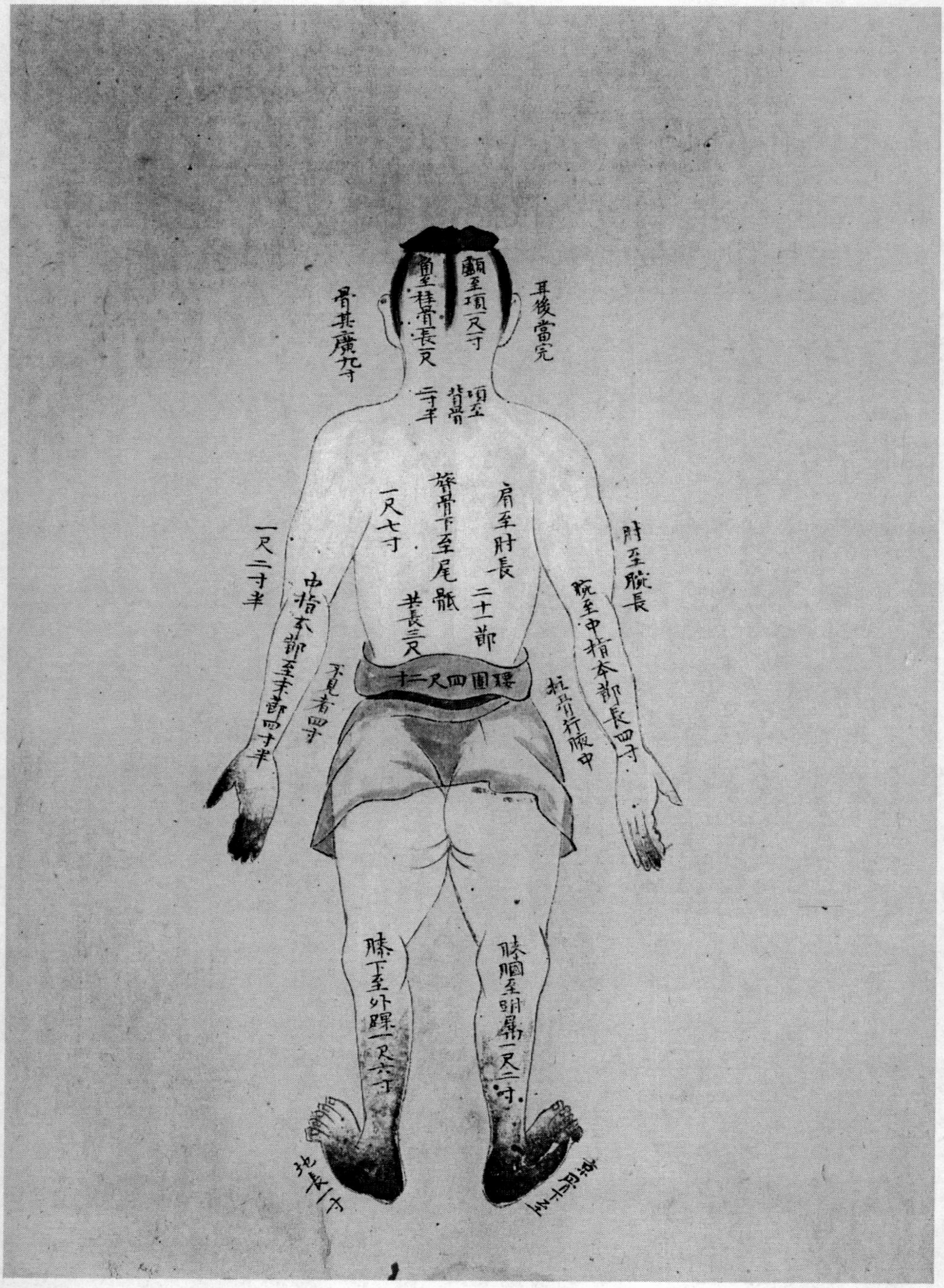

顱至項一尺寸
角至柱骨長一尺
耳後當完
骨其廣九寸
項至背骨二寸半
膂骨下至尾骶二十一節共長三尺
肩至肘長一尺七寸
肘至腕長一尺二寸半
腕至中指本節長四寸
中指本節至末節四寸半
柱骨行腋中不見者四寸
膝下至外踝一尺六寸
膝膕至跗屬一尺二寸

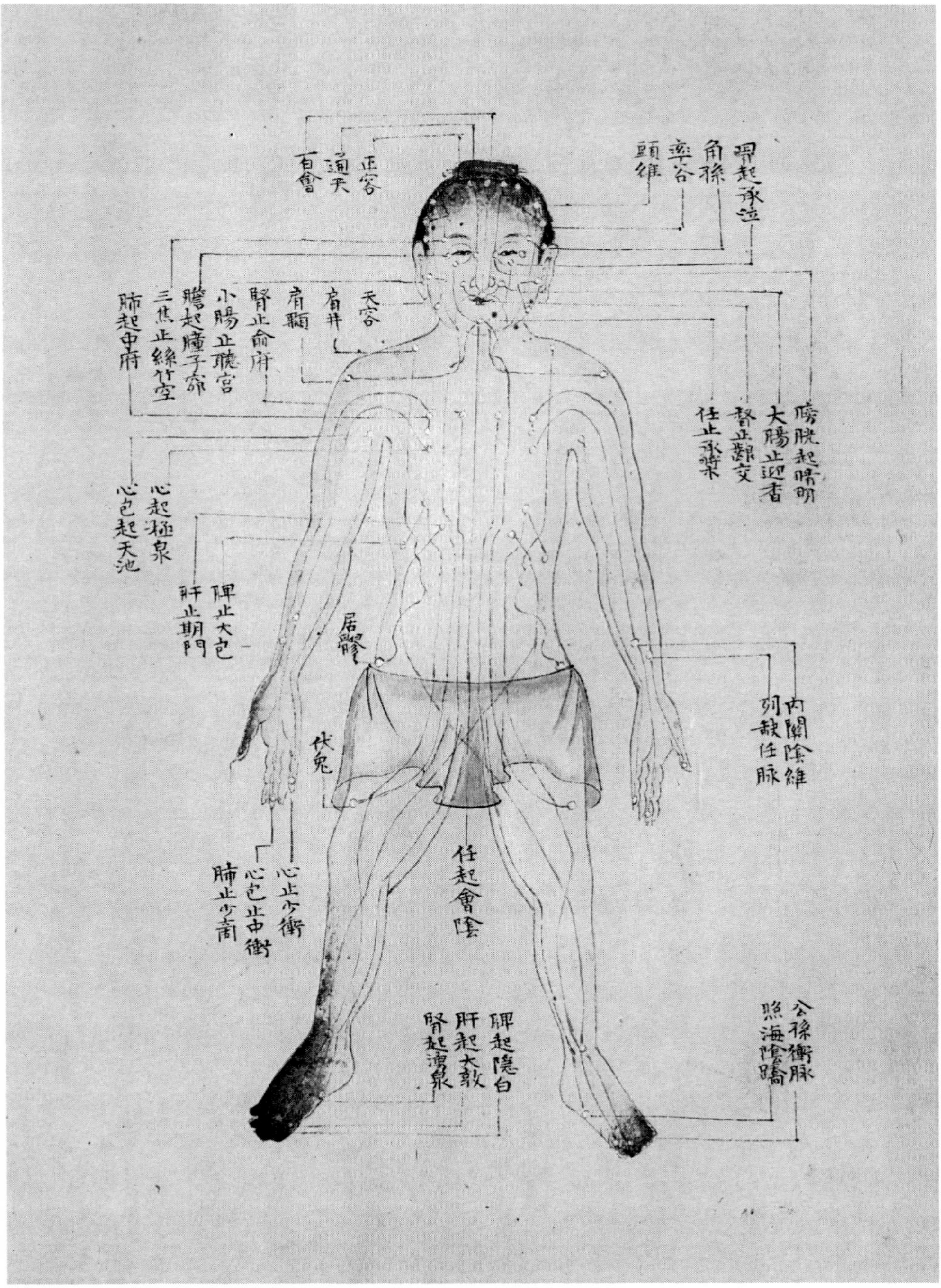
正容
通天
百會
胃起承泣
角孫
率谷
頭維
天容
肩井
肩髃
腎止俞府
小腸止聽宮
膽起瞳子窌
三焦止絲竹空
肺起中府
膀胱起睛明
大腸止迎香
督止齦交
任止承漿
心起極泉
心包起天池
脾止大包
肝止期門
居髎
伏兎
內關陰維
列缺任脈
任起會陰
心止少衝
心包止中衝
肺止少商
脾起隱白
肝起大敦
腎起湧泉
公孫衝脈
照海陰蹻

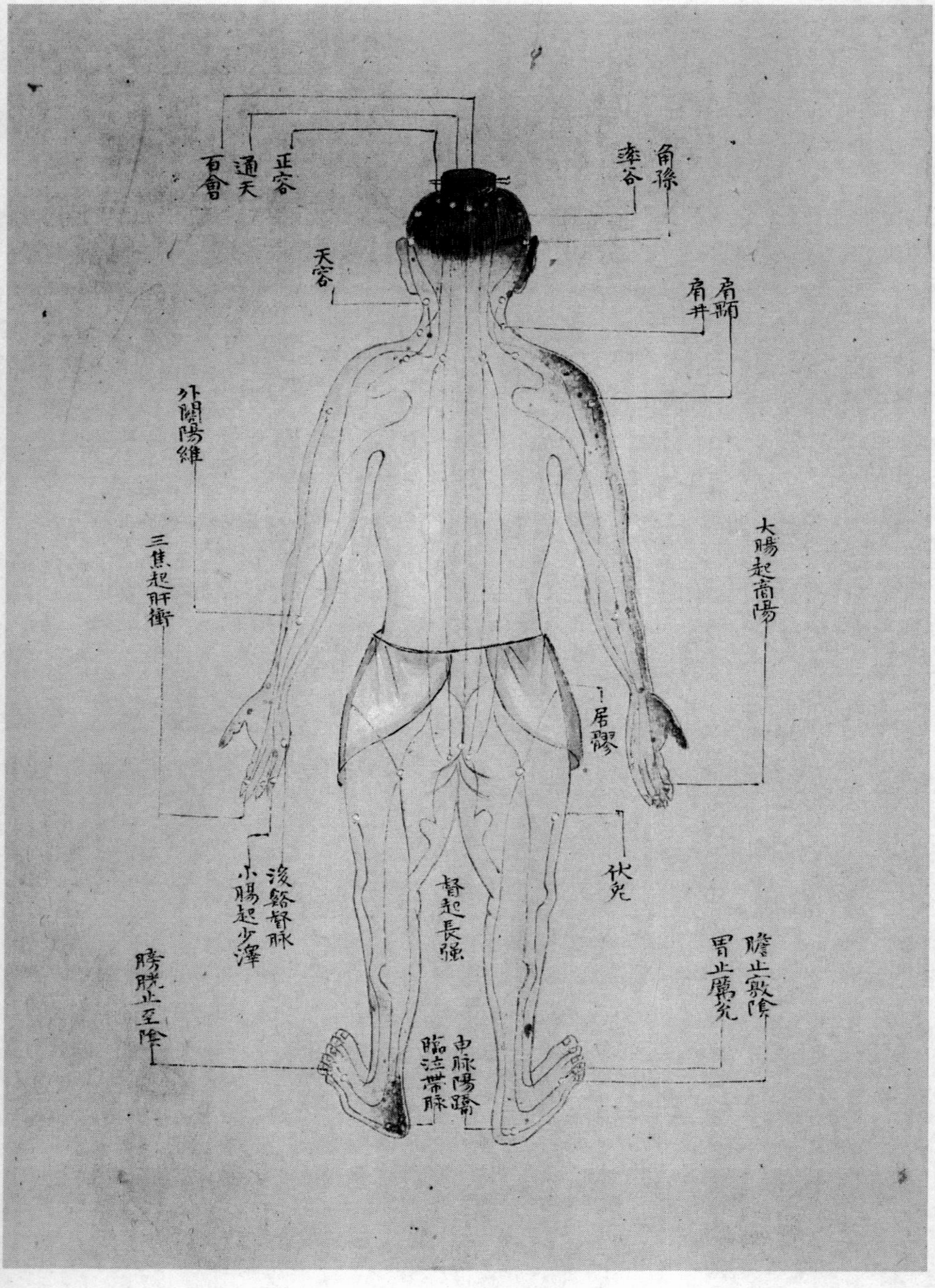
百會
通天
正容
角孫
液谷
天容
肩髃
肩井
外關陽維
三焦起肝衝
大腸起商陽
居髎
後絡督脉
小腸起少澤
伏兔
督起長强
膽止竅陰
胃止厲兑
膀胱止至陰
申脉陽蹻
臨泣帶脉

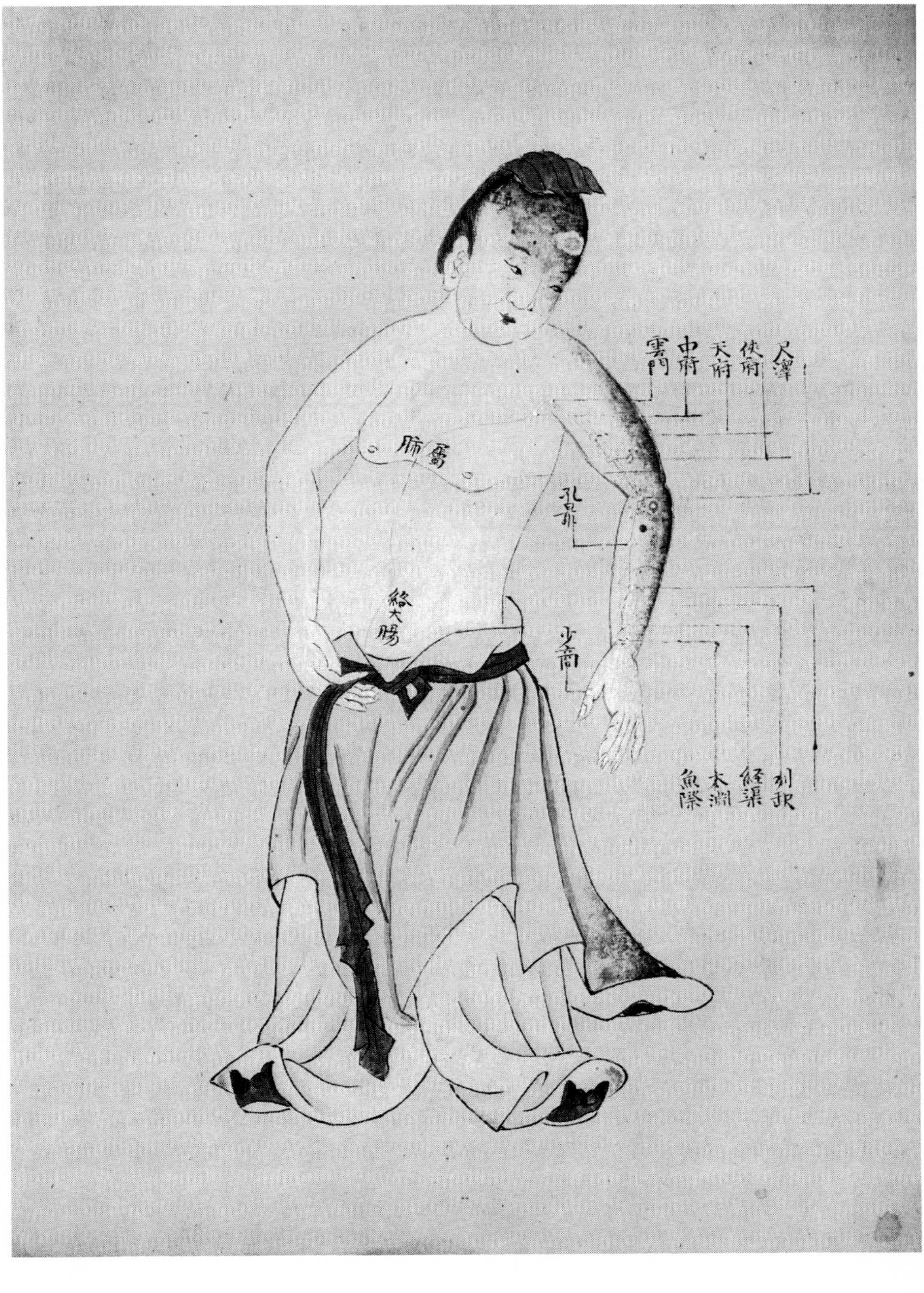
尺澤
俠府
天府
中府
雲門
屬肺
孔最
絡大腸
少商
列缺
經渠
太淵
魚際

肺手太陰之脉起於中焦下絡大腸還循胃口上膈屬肺從肺係横出腋下〻循臑内行少陰心主之前下肘中循臂内上骨下廉入寸口上魚循魚際出大指之端其支者從腕後直出次指内廉出其端

是動則病肺脹滿膨〻然而喘咳缺盆中痛甚則交兩手而瞀此為臂厥是主肺所生病者咳上氣喘咳煩心胷滿臑背内前廉痛厥掌中熱氣盛有餘則肩背痛風寒汗出中風小便數而欠氣虚則肩背痛寒少氣不足以息溺色變為此諸病

此言肺経脉氣之行乃為第一経之経脉也凡言手者以其井滎俞経合等穴皆起於手也凡言足者以其井滎俞経合等穴皆自足而始也起發也中焦者中脘也在臍上四寸胃口之上脘 臍上五寸 絡循兜也如人横線為絡以兜物也循巡也膈

隔也凡人心下有膈膜前臍鳩尾後齊十一椎即脊骨周圍著脊所以遮隔濁氣不使上薰心肺也肺系者喉嚨也喉以候氣下接於肺肩下脅上際曰腋膊下對腋處為臑肩肘之間也臑盡處為肘〻以下為臂廉隅也手掌後高骨傍動脈為關〻前動脈為寸口曰魚魚際者謂掌骨之前大指本節之後其肥肉隆起處統謂之魚魚際則其間之穴名也端秒也按本經營衛生會五味邪客刺節真邪等篇言人身有前三焦者宗氣出於上焦即所謂積於胷中又謂之積於膻中也出喉嚨以司呼吸其營氣者隂精之氣也由中焦之氣陽中有隂者隨上焦之氣以降於下焦而生此隂氣故曰清者為營又謂之營出於中焦者是也然營氣隂性精專隨宗氣以運行經隧之中故謂之營行脉中者是也其衛氣者陽精之氣也由下焦之氣隂中有陽

者隨中焦之氣以升於上焦以生此陽氣故曰濁者為衛又謂之衛氣出於下焦者是也然衛氣陽性慓悍不隨宗氣而行而自行於各經皮膚分肉之間故謂之衛行脉外是也茲手太陰之脉起於中焦以至下文云云本言宗氣與營氣同行而衛氣不與焉者也即靈樞經營衛生會篇所謂與營俱行陽二十五度行陰亦二十五度為一周也故五十度而復大會於手太陰矣然此特言脉經運行之始爾起於中焦者即生會篇所謂中焦亦並胃中出上焦之後此所受氣者泌糟粕蒸津液化其精微上注於肺脉者是也言由穀氣入胃其精微之氣起於中焦下絡大腸以肺與大腸相為表裏也轉巡胃出上口屬之於肺即從肺系橫出腋下蓋由胸部第四行之中府雲門以出腋下下循臑內歷天府俠白行少陰心經手脉厥陰心包絡兩經之

前下入肘内抵尺澤穴即生會篇所謂上焦出扵胃上口並咽以上貫膈而布胸中走腋循太陰之分而行者也既下肘中乃循臂内上骨之下廉歷孔最列缺入寸口之経渠太淵以上魚循魚際出大指之端至少商而止也

其支者如木之有枝以其自直行之脉而傍行之也臂骨盡處為腕脉之大隧為経交経者為絡蓋本経脉雖終扵大指而絡脉之行從腕後之列缺穴交扵手之陽明経而由合谷二間三間以至扵商陽穴又商陽而上行也

是動則為肺脹等症者是経變動則有此等難経以是動為氣馬玄臺引経斷為非最是

肺経諸穴歌

手太陰十一穴中府雲門天府列俠白下尺澤孔最見列缺経

渠大淵下魚際抵指少商如韭葉

分寸歌

太陰肺分出中府雲門之下一寸許雲門璇璣傍六寸巨骨之下二骨數天府腋下三寸求夾白肘上五寸主尺澤肘中約文論孔最腕上七寸取列缺腕上一寸半經渠寸口陷中是大淵掌後橫紋頭魚際節後散脉舉少商大指端內側鼻衂刺之立見止

雲門巨骨下俠氣戶旁二寸陷中去中行任脉六寸∴氣戶巨骨下俞府兩肩各二寸陷中去中行任脉四寸去膺窗四寸八分下俞府巨骨下璇璣傍二寸陷中璇璣天突下一寸天突結喉下四寸腕中右挨穴之法由天突起至璇璣由璇璣至雲門其法甚簡後倣此

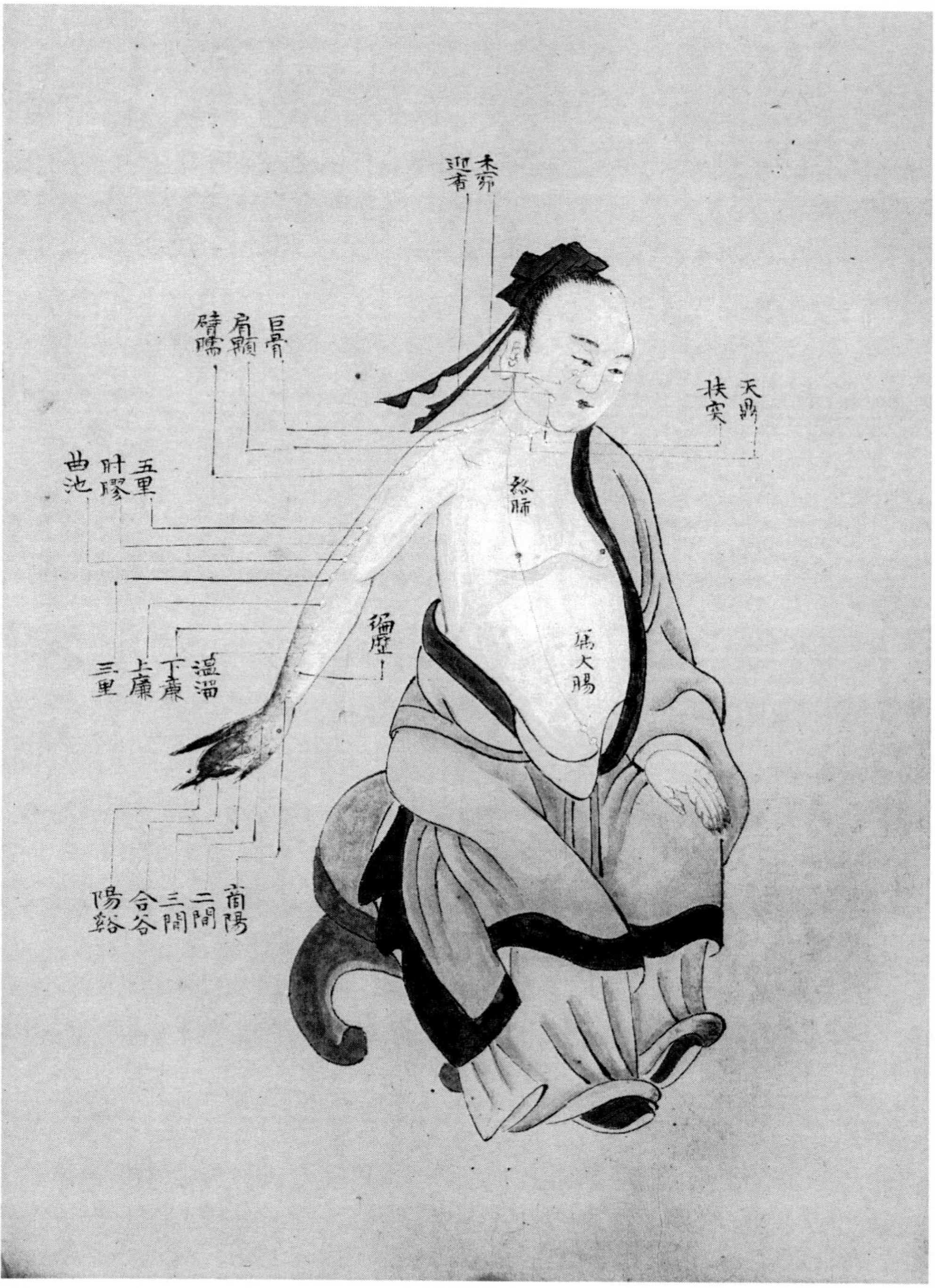
禾窌
迎香
巨骨
肩髃
臂臑
天鼎
扶突
五里
肘髎
曲池
絡肺
偏歷
屬大腸
溫溜
下廉
上廉
三里
商陽
二間
三間
合谷
陽谿

大腸手陽明之脉起於大指次指之端循指上廉出合谷兩骨之間上入兩筋之間循臂上廉入肘外廉上臑外前廉上肩出髃骨之前廉出手柱骨之會上下入缺盆絡肺下膈屬大腸其支者從缺盆上頸貫頰入下齒中還出挾口交人中左之右右之左上挾鼻孔是動則病齒痛頸腫是主津液所生病者目黄口乾鼽衄喉痺肩前臑痛大指次指痛不用氣有餘則當脉所過者熱腫虚則寒燥不復為此諸病

此言大腸經脉氣之行乃為第二經也大指次指者手大指之次指即第二指名食指是也肺經本出於大指而大腸經則出於次指玆言大指次指者乃大指之次指非言既出於大指而又出於次指也合骨者本經穴也 俗名虎口 肩端兩骨間為髃骨肩胛上際處為天柱骨缺盆足陽明胃經穴也

頭莖為頸耳以下曲處為頰

言大腸者乃手陽明經之脉受手太陰之交遂起於次指之端循此次指之商陽二間三間之上廉出合谷穴在兩骨之間又上陽谿穴即兩筋間又循臂之上廉偏歷溫溜下廉上廉三里入肘外廉之曲池穴上循臑外之前廉歷肘髎五里臂臑以上肩之肩髃穴又出髃骨之前廉循巨骨穴上出天柱骨之會上會於大椎自大椎而下入缺盆循足陽明經脉外絡繞肺臟復下膈當天樞之外會屬於大腸

其支別者雖由偏歷而入又自缺盆上行於頸循天鼎扶突上貫於頰入下齒縫中復出夾口兩吻相交於人中之內左脉往右右脉往左上挾鼻孔循禾髎迎香而終以支於足陽明胃經也此經有病則見目黃鼻衄等症

大腸経諸穴歌

手陽明廿穴名循商陽二間三間而行歷合骨陽谿之俞遍偏歷温溜之濱下廉上廉三里而近曲池肘髎五里之程臂臑肩髃上於巨骨天鼎紆乎扶突禾窌脣連迎香鼻迫

分寸歌

商陽藍指内側邊二間来尋本節前三間節後陷中取合谷虎口岐骨間陽谿上側腕中是偏歷腕後三寸安温溜腕後去五寸池前五寸下廉看池前三寸上廉中池前二寸三里逢曲池曲骨紋頭盡肘髎大骨外廉近大筋中央尋五里肘上三寸行内裡臂臑肘上七寸量肩髃肩端舉臂取巨骨肩尖端上行天鼎喉旁四寸真扶突天突傍三寸禾髎水溝傍五分迎香禾髎上一寸大腸経穴自分明　左右共四十穴

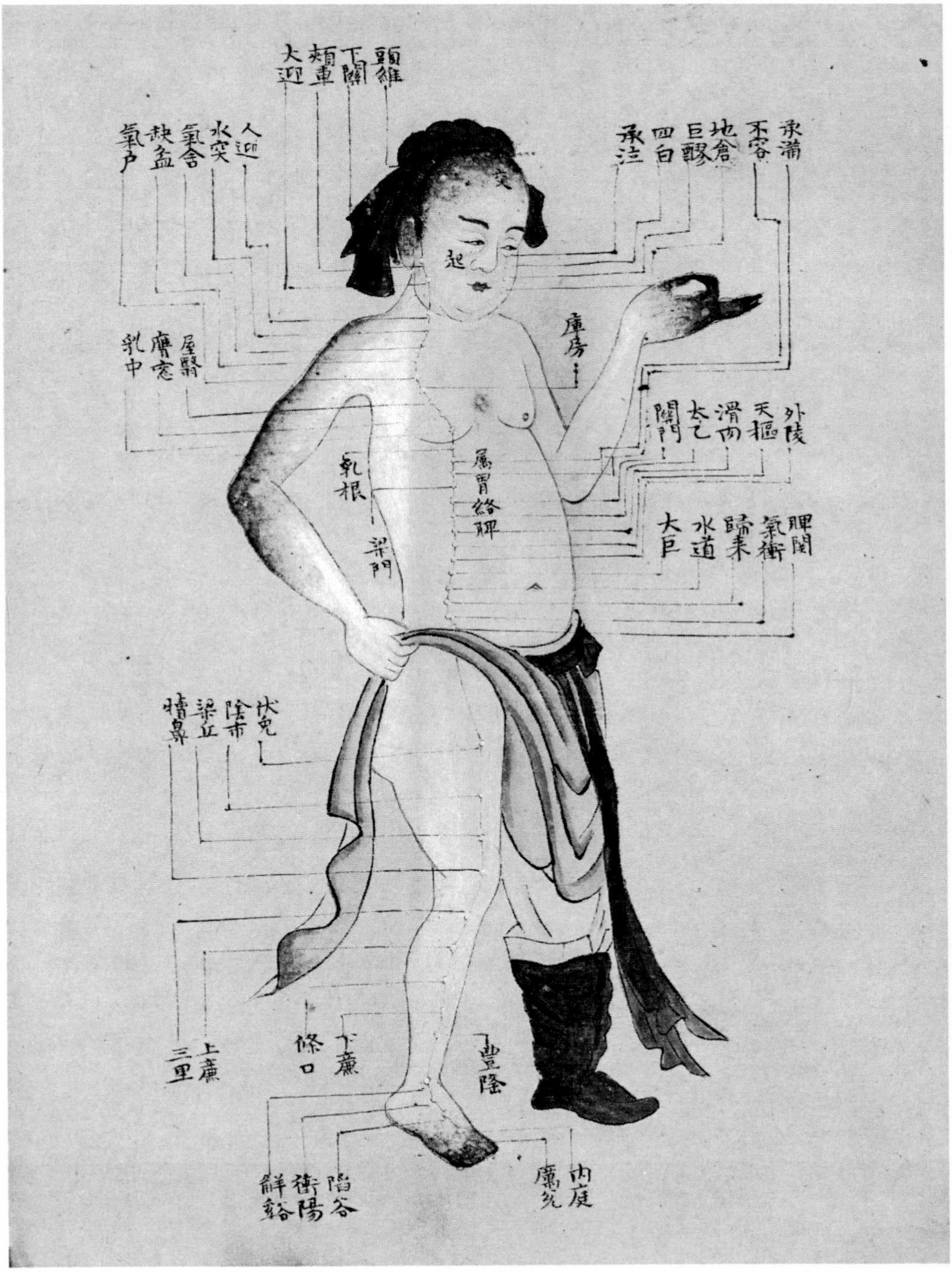
頭維
下關
頰車
大迎
人迎
水突
氣舍
缺盆
氣户
承滿
不容
地倉
巨髎
四白
承泣
庫房
屋翳
膺窗
乳中
外陵
天樞
滑肉
太乙
關門
屬胃絡脾
乳根
梁門
髀關
氣衝
歸來
水道
大巨
伏兔
陰市
梁丘
犢鼻
上廉
三里
條口
下廉
豐隆
陷谷
衝陽
解谿
內庭
厲兌

胃足陽明之脉起於鼻之交頞中旁約太陽之脉下循鼻外上入齒中還出挾口環唇下交承漿却循頤後下廉出大迎循頰車上耳前過客主人循髮際至額顱

其支者從大迎前下人迎循喉嚨入缺盆下膈屬胃絡脾

其直者從缺盆下乳内廉下挾臍入氣街中

其支者起於胃口下循腹裏下至氣衝而合以下髀關抵伏兎下膝臏中下循脛外廉下足跗入中指内間

其支者下廉三寸而别下入中指外間

其支者别跗上入大指間出其端

是動則病洒洒振寒善呻數欠顏黑病至則惡人與火聞木音則惕然而驚心欲動獨閉戶塞牖而處甚則欲上高而歌棄衣而走賁響腹脹是為骭厥是主血所生病者狂瘧温淫汗出鼽

衄口喎唇胗頸腫喉痺大腹水腫膝臏腫痛循膺乳氣街股伏兎骭外廉足跗上皆痛中指不用氣盛則身已前皆熱其有餘於胃則消穀善飢溺色黄氣不足則色已前皆寒慄胃中寒則脹滿

此言胃経脉氣之行乃為第三経也額鼻莖也山根為頞郤却同顋下為頷〻中為頤顋前為髮際髮際前為額顱股内為髀〻前膝上起肉處為伏兎伏兎後為髀關挾膝筋中為臏胫骨為骭足面為跗

足陽明受手陽明之交起於鼻之兩傍迎香穴上行而左右相交於頞中過睛明之分下循鼻外歷承泣四白巨髎上入齒中還出挾口兩吻地倉環繞唇下左右相交於承漿却循頤後下廉出大迎循挾車上耳前歷下關過客主人循髮際

行懸釐頷厭之分經頭維會於額顱之神庭
其支別者從大迎前下人迎循喉嚨歷水突氣舍入缺盆行
足少陰俞府之外下膈當上脘中脘之分屬胃絡脾
其直行者從缺盆而下〻乳內廉循氣戶庫房屋翳膺窗乳
中乳根不容承滿梁門關門下挾臍歷天樞外陵大巨水道
歸来諸穴而入氣衝中即氣街
其支者自屬胃處起胃下口循腹裡過足少陰肓俞之外本
經之裏下至氣街中与前入氣衝者合既相合於氣衝中乃
下髀關抵伏兔歷陰市梁丘下入膝臏中經犢鼻下循足面
曰跗之衝陽陷谷入中指外間之內庭至厲兌穴而終也
其絡脈之支別者自膝下三寸循三里穴之外別下歷上廉
條口下廉豐隆解谿衝陽陷谷以至內庭厲兌而合也

又其支者別跗上衝陽穴別行入大指間出足厥陰行間穴之外循大指下出其端以交於足太陰也及其動穴驗病則隨虛實寒熱而見以上諸經於部分也胃者土也聞木音則惕然而驚者土畏木也

胃經諸穴歌

足陽明四十五自承泣四白而數巨髎有地倉之積大迎來頰車之彩下關頭維以人迎水突氣舍與缺盆氣戶分庫房屋翳膺窗兮乳中乳根不容承滿梁門關門太乙滑肉天樞外陵大巨滙水道歸來氣衝入髀關之境伏兔至陰市梁丘犢鼻自三里而行上巨虛（即上廉）兮條口下巨虛（即下廉）兮豐隆解谿衝陽入陷谷下內庭厲兌而終

分寸歌

胃之經兮足陽明承泣目下七分尋四白目下方一寸巨髎鼻
孔傍八分地倉夾吻四分近大迎頷下寸三中頰車耳下八分
穴下關耳前動脉行頭維神庭傍四五神庭督脉穴在中行髮際上五分頭維去神庭
四寸五分人迎喉傍寸五真水突筋前迎下在氣舍突下穴相乘氣合
在水突下缺盆舍下橫骨內各去中行寸半明氣戶璇璣旁四寸至
乳六寸又四分庫房屋翳膺窗近乳中正在乳頭心次有乳根
出乳下各一寸六不相侵自氣戶至乳根六穴上下相去各一寸六分去中行任脉各四寸却
去中行須四寸以前穴道與君陳不容巨闕傍三寸巨闕任脉穴脉上六
寸五分却行幽門寸五新幽門腎經穴巨闕傍一寸五分在胃經任脉二脉之中其下承滿
與梁門關門太一滑肉門上下一寸無多少共去中行三寸中
天樞臍傍二寸間樞下一寸外陵安樞下二寸大巨穴樞下四
寸水道全樞下六寸歸來好共去中行二寸邊氣衝鼠鼷上一

寸鼠鼷橫骨盡處又去中行四寸專髀關膝上有尺二伏兔膝上六寸是陰市膝上方三寸梁丘膝上二寸記膝循陷中犢鼻存膝下三寸三里至膝下六寸上廉穴膝下七寸條口味膝下八寸下廉看膝下九寸豐隆係却是踝上八寸量比那下廉外邊綴解谿去庭六寸半庭內庭也衝陽庭後五寸換陷谷庭後二寸間內庭次指外間現足大指次指外陷陷中厲兌大指次指端去爪如韭胃井判

按馬玄臺曰足陽明胃經穴自缺盆氣戶庫房屋翳膺窗乳中乳根去中行各四寸上下相去各一寸六分自不容承滿梁門關門太乙滑肉門去中行各三寸上下相去各一寸自天樞外陵大巨水道歸來去中行各二寸上下相去不等其氣衝一穴則又去中行二寸鼠鼷上一寸其屈曲有如此者徐氏鍼灸書皆以二行言之誤矣左右各四十五穴共七十穴

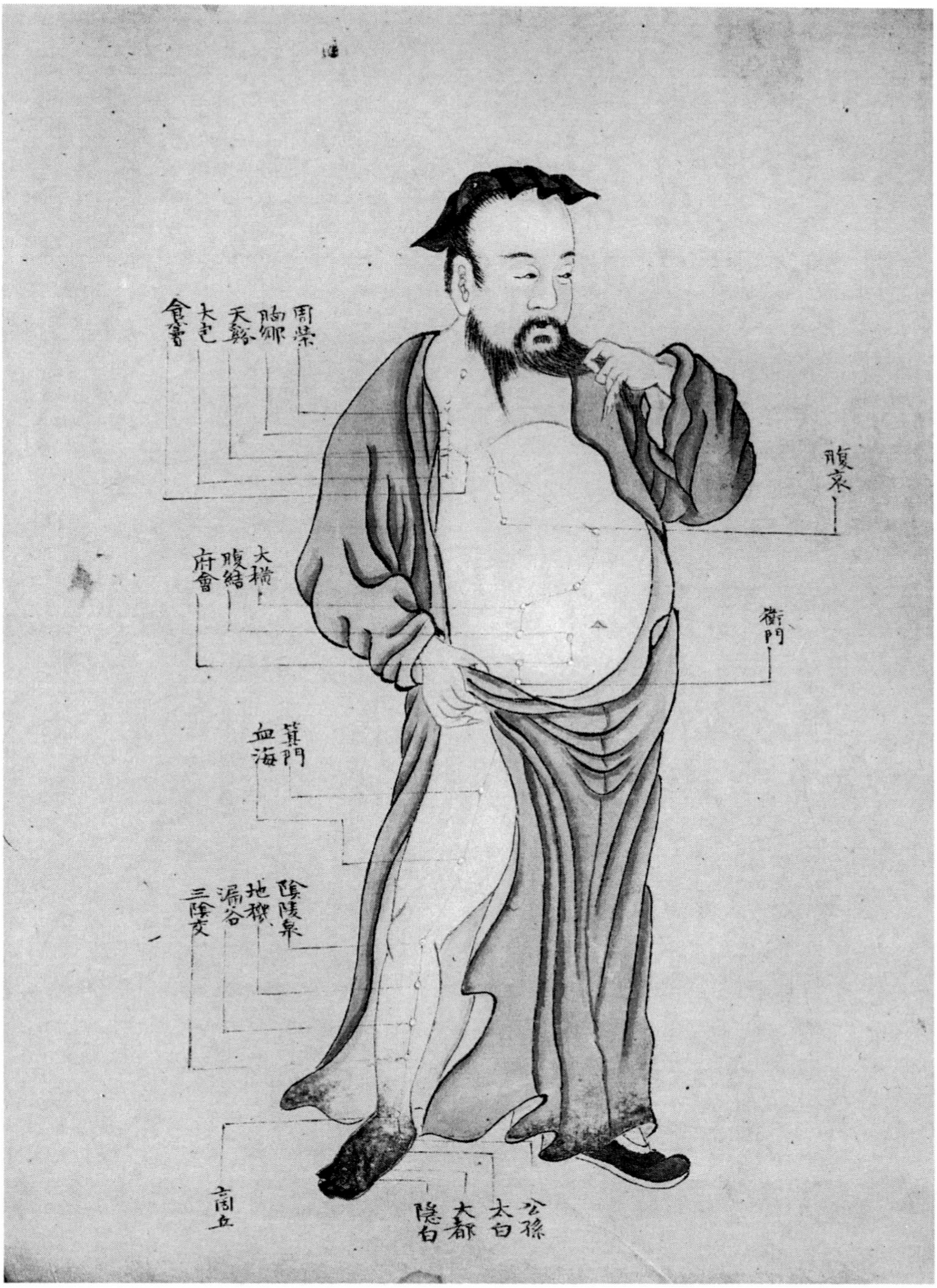
周榮
胸鄉
天谿
大包
食竇
腹哀
大橫
腹結
府舍
衝門
箕門
血海
陰陵泉
地機
漏谷
三陰交
商丘
公孫
太白
大都
隱白

脾足太陰之脉起於大指之端循指内側白肉際過核骨後上内踝前廉上踹内循胫骨後交出厥陰之前上膝股内前廉入腹屬脾絡胃上膈挾咽連舌本散舌下

其支者復從胃別上膈注心中是動則病舌本強食則嘔胃脘痛腹脹善噫得後與氣則快然如衰身體皆重是主脾所生病者舌本痛體不能動揺食不下煩心心下急痛溏瘕泄水閉黄疸不能臥強立股膝内腫厥足大指不用為此諸病

此言脾經脉之行乃為第四經也核骨一作覈骨俗之孫揚足根後兩傍起骨為踝骨腓腹為腨脾内為股臍上為腹咽以嚥物居喉之前至胃長一尺六寸為胃之系舌本舌根也足太陰起大指端之隐白穴受足陽明之交也循大指内側白肉際大都穴過核骨後歷太白公孫商丘上内踝前廉之三陰

交又上腨内循䯒骨後之漏谷上行二寸交出足厥陰之前
至地機陰陵泉上循膝股前廉之血海箕門迤邐入腹經衝
門府舍中極關元復循腹結大横會下脘歷腹哀過日月期
門之分循本經之裏下至中脘之際以屬脾絡胃又由腹哀
上膈循食竇天谿胸鄉周榮曲折而下至大包又自大包外
曲折向上會中府上行人迎之裏挾咽連舌本散舌下而終
其支行者由腹哀别行再從胃部中脘穴之外上膈注於膻
中之裏心之分以交於手少陰心經也
及其動穴驗病則為舌本强等症者隨其部分而應之也

脾經諸穴歌

足太陰脾中洲二十一穴隱白遊赴大都兮瞻太白訪公孫兮
至商丘越二陰之交而滿谷地机可即步陰陵之泉而血海箕

門是求入衝門兮府舍軒豁解腹結兮大橫優游腹哀食竇兮接天谿而同泒胷鄉周榮兮綴大包而如鈎

分寸歌

大指端内側隱白節後陷中求大都太白内側核骨下節後一寸公孫呼商丘内踝微前陷踝上三寸三陰交踝上六寸漏谷是踝上五寸地機朝膝下内側陰陵泉與陽陵泉相對血海膝臏上内廉箕門穴在魚腹取動脉應手越筋間衝門期下尺五分期門肝經穴巨闕傍四寸五分巨闕任脉穴臍上六寸五分府舍期下九寸看腹結期下六寸八大橫期下五寸半腹哀期下方二寸期門肝經穴通現巨闕之傍四寸五部連脾穴休胡亂自此以上食竇穴天谿胷鄉周榮貫相去六寸無多寡又上寸六中府換肺穴大包腋下有六寸淵液腋下三寸絆淵液膽經穴腋下三寸與脾大包穴相連

愚按馬玄臺曰中府肺穴也周榮胷鄉天谿食竇脾經穴也期門肝經穴也肝經之下有脾經之腹哀大横腹結府舍衝門諸穴則中行開四寸五分三經之穴上下相連左右共四十二穴

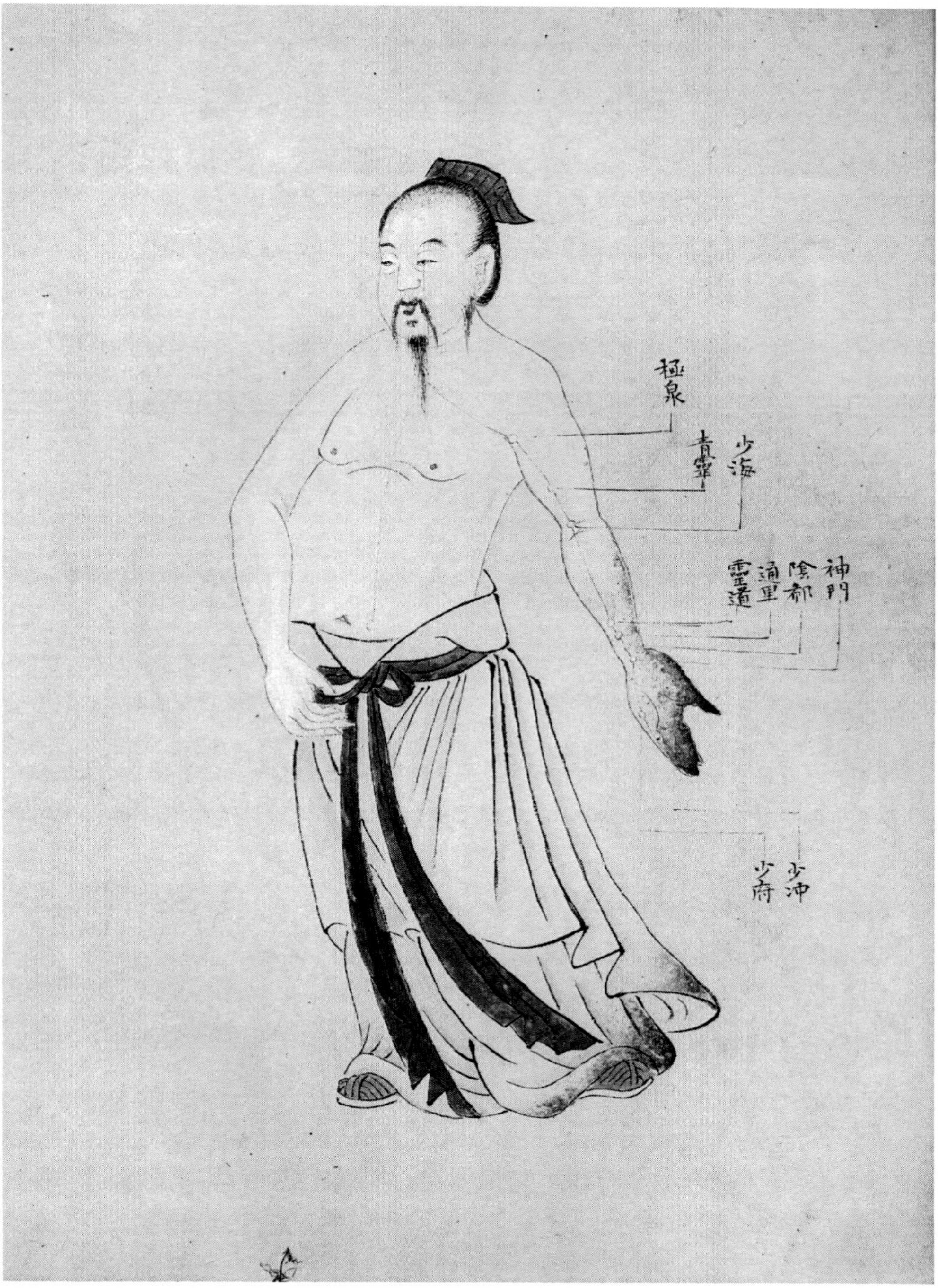
極泉
青靈
少海
神門
陰都
通里
靈道
少沖
少府

心手少陰之脉起於心中出屬心系下膈絡小腸

其支者從心系上挾咽繫目系

其直者復從心系卻上肺下出腋下循臑内後廉行手太陰心主之後下肘内循臂内後廉抵掌後鋭骨之端入掌内後廉循小指之内出其端是動則病嗌乾心痛渴而欲飲是為臂厥是主心所生病者目黄脇痛臑臂内後廉痛厥掌中熱痛為此諸病

此言心經脉氣之行乃為第五經也心系有二一則上與肺相通而入肺大葉間一則由肺葉而下曲折向後並脊裏細絡相連貫脊髓與腎相通正當七節之間蓋五臟系皆通於心而心通五臟系也手少陰經起於心循任脉之外屬心系下膈當臍上二寸之分絡小腸

其支者從心系出任脉之外上行而挾咽系目也

其直者復從心系直上至肺臟之分出循腋下抵極泉也穴在臂内腋下筋間動脉入胷自極泉下循臑内後廉行手太陰心主兩經之後歷青靈穴下肘内廉抵少海手腕下踝為兊骨自少海而下循臂内後廉歷靈道通里至掌後兊骨之端經陰郄神門入掌内廉至少府循小指端之少衝而終以交於手太陽也

故其變病有嗌乾心痛等症

心經諸穴歌

手少陰九穴成極泉青靈少海深自靈道通理而達過陰郄神門而迎抵於少府少衝可尋

分寸歌

少陰心起極泉中腋下筋間脉入胷臂内腋下筋間動脉入胸青靈肘上三

分取伸肘舉臂取之少海肘後端五分肘內廉筋後大骨外去肘端五分屈肘向頭得之靈通

掌後一寸半通里腕後一寸同陰郄腕後方半寸神門掌後兊

骨隆少府節後勞宮直小指內側取少衝凡九穴左右各一十八穴

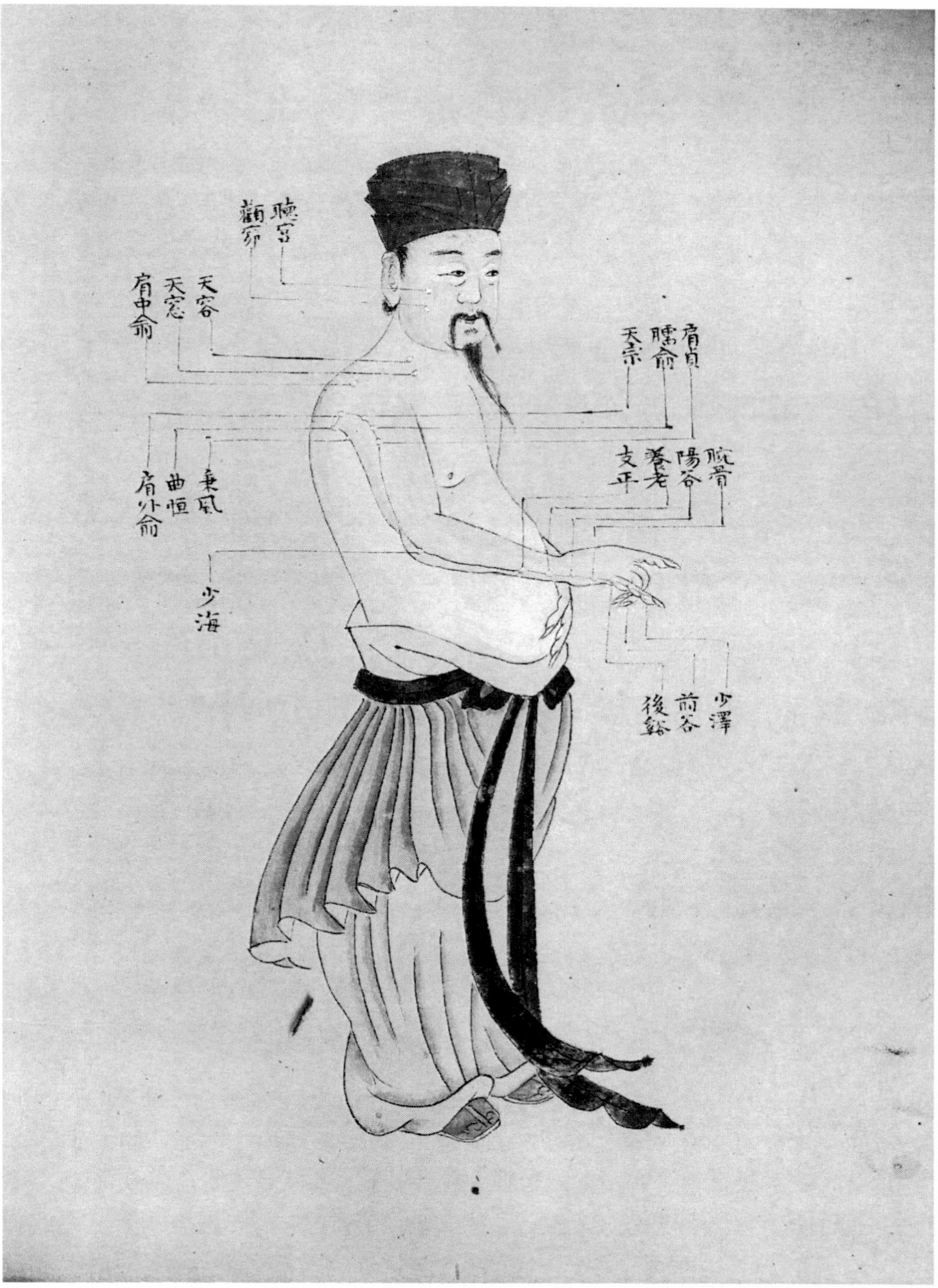
聽宮
顴窌
天容
天窓
肩中俞
肩貞
臑俞
天宗
腕骨
陽谷
養老
支正
秉風
曲垣
肩外俞
少海
少澤
前谷
後谿

小腸手太陽之脉起於小指之端循手外側上腕出踝中直指臂骨下廉出肘內側兩筋之間上循臑外後廉出肩解繞肩胛交肩上入缺盆絡心循咽下膈抵胃屬小腸

其支者從缺盆循頸上頰主目銳眥却入耳中

其支者別頰上䪼抵鼻至目內眥斜絡入顴是動則病嗌痛頷腫不可以顧肩似拔臑似折是主液所生病者耳聾目黃頰腫頸頷肩臑肘臂外後廉痛為此諸病

此言小腸經脉氣之行乃為第六經也臂骨盡處為腕腕下兌骨為踝脊兩傍為膂膂上兩角為肩解肩解片骨為肩胛目外角為銳眥目下為䪼目內角為內眥

手太陽起小指少澤穴受手少陰心經之交也由是循外側之前谷後谿上腕出踝中歷腕骨陽谷陽老穴直上循臂骨

下廉支正出肘內側兩筋之間歷小海穴上循臑外廉行手陽明少陽之外上肩循肩貞臑俞天宗秉風曲垣肩外俞肩中俞請穴乃上會大椎左右相交於兩肩之上自交肩上入缺盆循肩向腋下行當膻中之分絡心循胃系下膈過上脘抵胃下行任脈之外當臍上二寸之分屬小腸

其支者從缺盆循頸之天窗天容上頰抵顴髎上至目銳眥過童子髎却入耳中循聽宮而終

其支別者別循頰上䪼抵鼻至目內眥睛明穴以斜絡於顴而交於足太陽經也故變動則有嗌痛頷腫等症

小腸諸穴歌

小腸穴十九中路從少澤步前谷後谿之除道導腕骨觀陽谷養老之崇得支正於少海遂肩貞以相從值臑俞兮過天宗秉

秉風兮曲垣中肩外俞兮肩中俞啓天窗兮見天容匪由顴髎
咼造聽宮

分寸歌

小指端外爲少澤前谷外側節前覓節後捏拳取後谿腕骨腕
前骨陷側究谷下陷陽谷計腕上一寸名養老支正腕後量五
寸少海肘端五分好肩貞髀下兩骨觧臑俞大骨下陷考大骨下胛
上廉擧臂取之天宗秉風後骨陷秉風髎外擧有空天髎外肩上髃後擧臂有空曲
垣肩中曲胛陷外俞胛後一寸從即外肩俞肩胛上廉去脊三寸肩中二寸大
杼傍天窗扶突後陷詳頸大筋間前曲頰下扶突後動脈應於陷中天容耳下曲頰
後顴髎面頄銳端量面頄骨下廉銳骨端陷中聽宮耳端大如菽耳中珠子大如赤小
豆此爲小陽手太陽左右共三十八穴

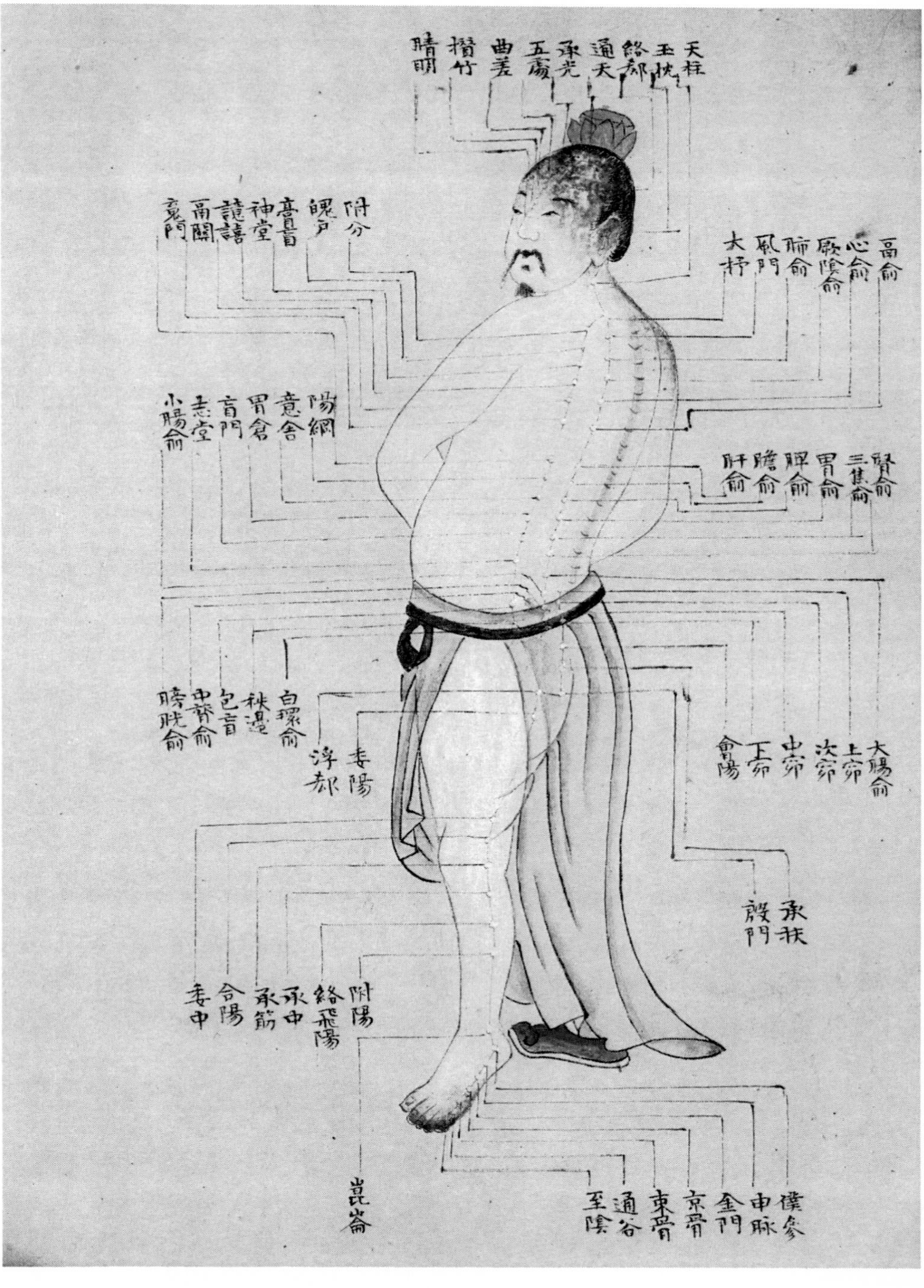
天柱
玉枕
絡却
通天
承光
五處
曲差
攢竹
睛明
附分
魄戶
膏肓
神堂
譩譆
鬲關
魂門
鬲俞
心俞
厥陰俞
肺俞
風門
大杼
陽綱
意舍
胃倉
肓門
志室
小腸俞
腎俞
三焦俞
胃俞
脾俞
膽俞
肝俞
白環俞
秩邊
包肓
中膂俞
膀胱俞
委陽
浮郄
大腸俞
上髎
次髎
中髎
下髎
會陽
承扶
殷門
附陽
絡飛陽
承山
承筋
合陽
委中
崑崙
僕參
申脈
金門
京骨
束骨
通谷
至陰

膀胱足太陽之脉起於目内眥上頞交巔

其支者從巔至耳上角

其直者從巔入腦還出别下項循肩髆内挾脊抵腰中入循膂

絡腎屬膀胱

其支者從腰中下挾脊内挾脊貫臀入膕中

其支者從髆内左右别下貫胛挾脊内過髀樞循髀外從後廉

下合膕中以下貫踹内循外踝後循京骨至小指外側是動則

病衝頭痛目似脫項如拔脊痛腰似折髀不可以曲膕如結踹

如裂是為踝厥是主筋所生病者痔瘧狂癲疾頭顖項痛目黄

淚出鼽衄項背腰尻膕踹脚背痛小指不用為此諸病膕即俗

云腿腕

此言膀胱經脉之行乃為第七經也目大角為内眥髮際前

為額腦上為巔頂也腦頭髓也腦後為項肩後之下為肩膊
椎骨為脊尻上横骨為腰挾脊為膂膂尻也挾腰髖骨兩傍
為机〻後為臀腓腹上膝後曲處為膕膂內為胛即挾脊內
也股外為髀捷骨之下為髀揮腓腸為腨
足太陽之脉起於目眥精明穴受手太陽之交也上額循攢
竹過神庭歷曲池五處承光通天自通天斜行左右交於頂
上之百會
其支行者從巔至百會抵耳上角過率谷浮白竅陰穴所以
散養於筋脉也
其直行者由通天絡郄玉枕入絡腦復出下項以抵天柱又
由天柱而下過大椎陶道郄循肩膊內挾脊兩傍相去各一
寸半下行歷大杼風門肺俞厥陰俞心俞膈俞肝俞膽俞脾

俞胃俞三焦俞腎俞大腸俞小腸俞膀胱俞中膂内俞白環
俞由是抵腰中入循膂絡腎下屬膀胱
其支别者從腰中循腰髖下挾脊歷上髎次髎中髎下髎會
陽下貫臀至承扶殷門浮郄委陽入膕中之委中穴
其支别者為挾脊兩傍第三行相去各三寸之諸穴自天柱
而下從膊内左右别行下貫胛膂歷附分魄户膏肓神堂譩
譆膈關魂門陽綱意舍胃倉肓門志室胞肓秩邊下歷尻臀
過髀樞也又循髀樞之裏承扶之外一寸五分之間而下與
前之入膕中者相合下循會陽下貫腨内歷承筋承山飛陽
附陽出外踝後之崑崙僕参申脉衛門循京骨束骨通谷至
小指外側之至陰穴以交於足少陰腎經也
故其變動則有邪氣衝頭而痛等症

膀胱諸穴歌

足太陽六十三精明攢竹詣曲差五處之鄉承光通天見絡郄玉枕之行天柱高兮大杼抵風門開兮肺俞當厥陰心膈之會肝膽脾胃之蔵三焦腎兮大腸小腸膀胱俞兮中膂白環自從大杼至此去脊中寸半之間又有上次中下四髎在腰四空以和調會陽居尻尾之旁吾背二行始了仍上二椎傍附分（二椎下兩傍去脊中三寸）三椎傍魄戶膏肓並四椎而過神堂譩譆兮膈關魂門陽綱意舍兮胃倉肓門志室胞肓背以秩邊而分承扶浮郄與委陽殷門委中而合陽至承筋與承山到飛陽與輔陽會崑崙僕參申脉探金門京骨之場由束骨而通谷抵小指外至陰之間

分寸歌

足太陽膀胱經目內眥角始睛明眉頭陷中攢竹取曲差髮際上五分五處髮上一寸是承光髮上二寸半通天絡郄玉枕穴相去寸五調匀看玉枕夾腦一寸三入髮二寸腕骨現天柱項後髮際中大筋外廉陷中獻自此夾脊開寸五第一大柱二風門三椎肺俞厥陰四心俞五椎之下論膈七肝九十膽俞十一脾俞十二胃十三〻焦十四腎魄戶對肺俞神堂則對心俞魂門對脾俞意舍對脾俞志堂對腎俞蓋以肺藏魄心藏神肝藏魂脾藏意腎藏志是謂五神藏也大腸十六之下椎小腸十八膀十九中膂內俞二十椎白環二十椎下當白環俞即腰俞已上諸穴可排之更有上次中下髎一二三四腰空好會陽陰尾尻骨傍背部二行諸穴了又從脊上開三寸第二椎下為附分三椎魄戶四膏肓第五椎下神堂譩譆膈關七第九魂門陽綱十十一意舍之穴存十二胃倉穴已分十三肓門端正存十四

志室不須論十九胞肓廿秩邊背部三行諸穴匀又從臀下陰攻取承扶居于陷中主浮郄扶下方六分委陽扶下寸六數殷門扶下六寸長膕中外廉兩筋鄉委中膝膕約紋裏此下三寸尋合陽承筋脚跟上七寸穴在腨腸之中央承山腨下分肉間外踝七寸上飛揚輔陽外踝上三寸崐崘外跟陷中央僕參亦在踝骨下申脉踝下五分張金門申脉下一寸京骨外側骨際量束脉本節後陷中通谷節前陷中計至陰却在小指側已上諸穴屬膀胱計六十三穴左右一百二十六

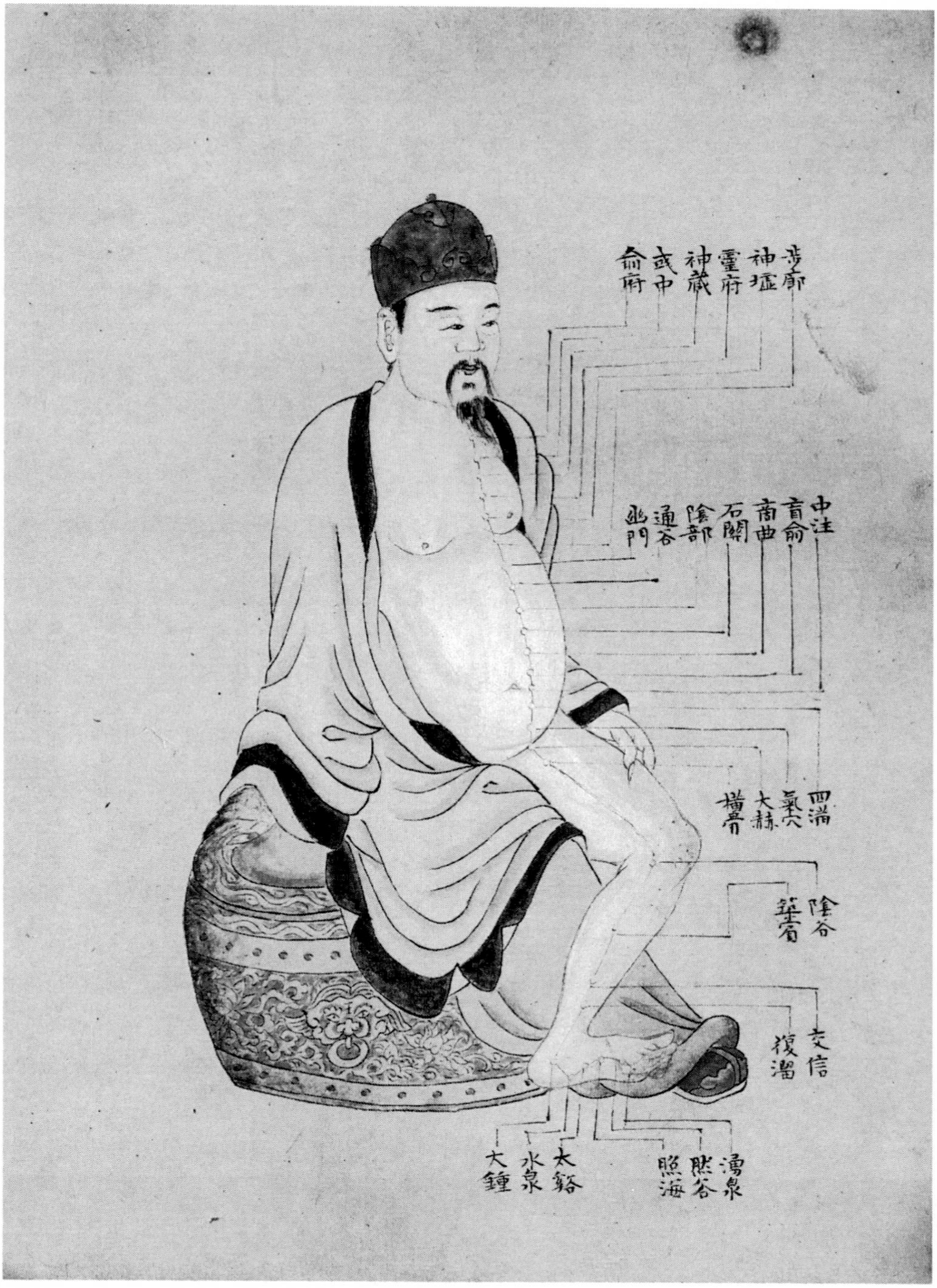
步廊
神墟
靈府
神藏
彧中
俞府
中注
肓俞
商曲
石關
陰部
通谷
幽門
四滿
氣穴
大赫
横骨
陰谷
築賓
交信
復溜
湧泉
然谷
照海
太谿
水泉
大鍾

腎足少陰之脉起於小指之下邪趨足心出於然谷之下循内踝後别入跟中以上踹内出膕内廉上股内後廉貫脊屬腎絡膀胱

其直者從腎上貫肝膈入肺中循喉嚨挾舌本

其支者從肺出絡心注胸中是動則病飢不欲食面如漆柴咳唾則有血喝喝而喘坐而欲起目䀮如無所見心如懸若飢狀氣不足則善恐心惕惕如人將捕之是為骨厥是主腎所生病者口熱舌乾咽腫上氣嗌乾及痛煩心心痛黄疸腸澼脊股内後廉痛痿厥嗜臥足下熱而痛為此諸病

此言腎經脉氣之行乃為第八經也趨向也跟足根也足少陰起足小指之下斜趨足之湧泉轉出内踝前起大骨下之然谷下循内踝後之大谿别入跟中之大鍾照海水泉乃折

自大鍾之外上循内踝行厥陰太陰兩経之後経本経復溜交信穴過脾経之三陰交上腨内循築賓出膕内廉抵陰谷上股内後廉貫脊會於督之大强還出於前循横骨大赫氣穴四滿中注肓俞當肓俞之所臍之左右屬腎下臍過任脉之關元中極而絡膀胱焉

其直行者從肓俞屬腎處上所循商曲石關陰都通谷諸穴貫肝上循幽門上膈歷步廊入肺中循神封靈墟神藏彧中俞府而上循喉嚨並人迎挾舌本而終

其支者自神藏别出繞心注胷之膻中以交於手厥陰心包絡経也

其動穴驗病則有面如漆柴骨瘦等症

腎経諸穴歌

足少陰兮廿七湧泉流於然谷太谿太衝兮水泉緣照海復溜兮交信續從築賓兮上陰谷揜橫骨兮大赫麓氣穴四滿兮中注肓俞上通乎商曲守石關兮陰都寧閉通谷兮幽門肅步郎神封而靈墟存神藏或中而俞府足

分寸歌

足掌心中是湧泉然谷踝下一寸前（內踝前一寸）太谿踝後跟骨上大鍾跟後踵中邊（足跟後踵中大骨上兩筋門也）水泉谿下一寸覓照海踝下四寸真復溜踝上前二寸交信踝上二寸聯二穴止隔筋前後太陰之後少陰前（前傍骨是復溜後旁骨是交信二穴止隔一條筋）築賓內踝上腨分陰谷膝下曲膝間橫骨大赫併氣穴四滿中注亦相連各開中行止寸半上下相去一寸便上膈肓俞亦一寸肓俞臍傍半寸邊肓俞商曲石關來陰都通谷幽門開各開中行五分俠六穴

上下一寸裁步郎神封靈墟存神藏彧中俞府尊各開中行計二寸上下寸六々穴同俞府璇璣傍二寸取之浮法有成功馬玄臺曰陰都中脘旁五分通谷上脘傍五分幽門巨闕又按下自橫骨氣穴四滿中注上下各去一寸所謂橫骨在肓俞下五寸有以也但自橫骨至中注各開中行一寸半肓俞商曲石關陰都通谷幽門各開中行五分自步郎神封靈墟神藏彧中俞府去中行各二寸其屈曲有如此徐氏針灸書皆以二行言誤矣計二十七穴左右共五十四穴

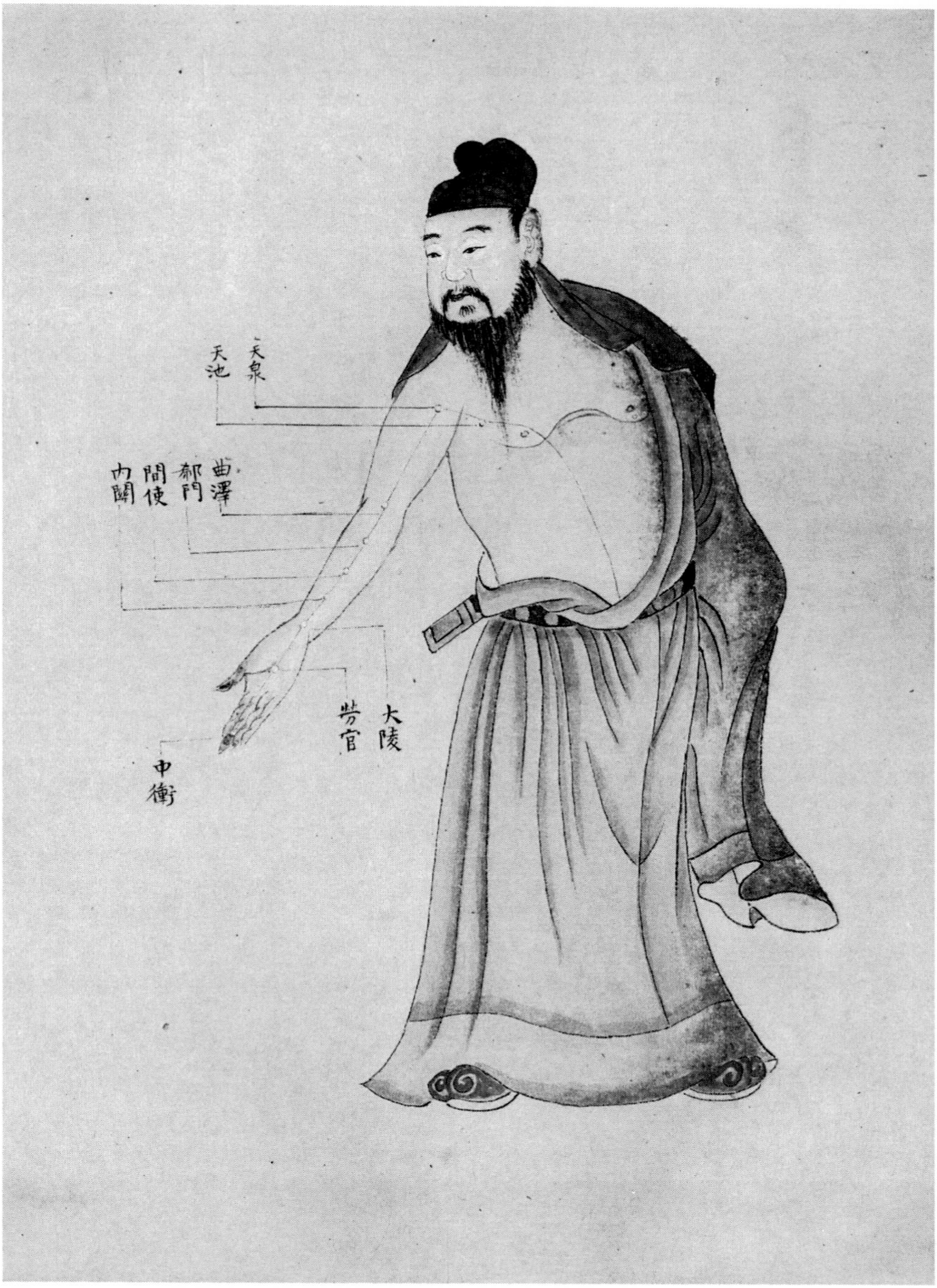
天池
天泉
曲澤
郄門
間使
內關
大陵
勞宮
中衝

心主手厥陰心包絡之脉起於胸中出屬心包絡下膈歷絡三焦

其支者循胷中出脇下腋三寸上抵腋下循臑內行太陰少陰之間入肘中下臂行兩筋之間入掌中循中指出其端

其支者别掌中循小指次指出其端是動則病手心熱臂肘攣急腋腫甚則胷脇支滿心中憺憺大動面赤目黄喜笑不休是主脉所生病者煩心心痛掌中熱為此諸病

此言心包絡經脉氣之行乃為第九經也胷上際為腋小指次指即手小指之次指乃無名指也蓋自小指而逆數之故云然

手厥陰心包絡經之脉起於胷中出屬心下之包絡受足少陰腎經之交也由是下膈歷絡於膻中中脘及陰交之三焦

臍下一寸為陰交

其支者自屬心包上循胸出脇下腋三寸天池穴上行抵腋下上循臑内之天泉以界手太陰肺経手少陰心経兩経之中間入肘中之曲澤穴又由肘中下臂行臂兩筋之間循郄門間使内關大陵入掌中勞宮循中指出其端之中衝其支別者從掌中循無名指出其端而交於手少陽三焦経也故其變動則有掌熱等症

心包絡経諸穴歌

手厥陰心包之絡計有九穴之竒自天池天泉而始逐曲澤郄門而馳間使通乎内關大陵近於勞宮既由掌握乃抵中衝

分寸歌

心絡起自天池間乳後一寸腋下二（腋下三寸乳後一寸）天泉曲腋下三

寸曲澤屈肘陷中央郄門去腕方五寸掌後去腕五寸間使腕後三寸
量內關去腕止二寸大陵掌後兩筋間勞宮屈中名指取屈中指無
名指取之中指之末中衝詳

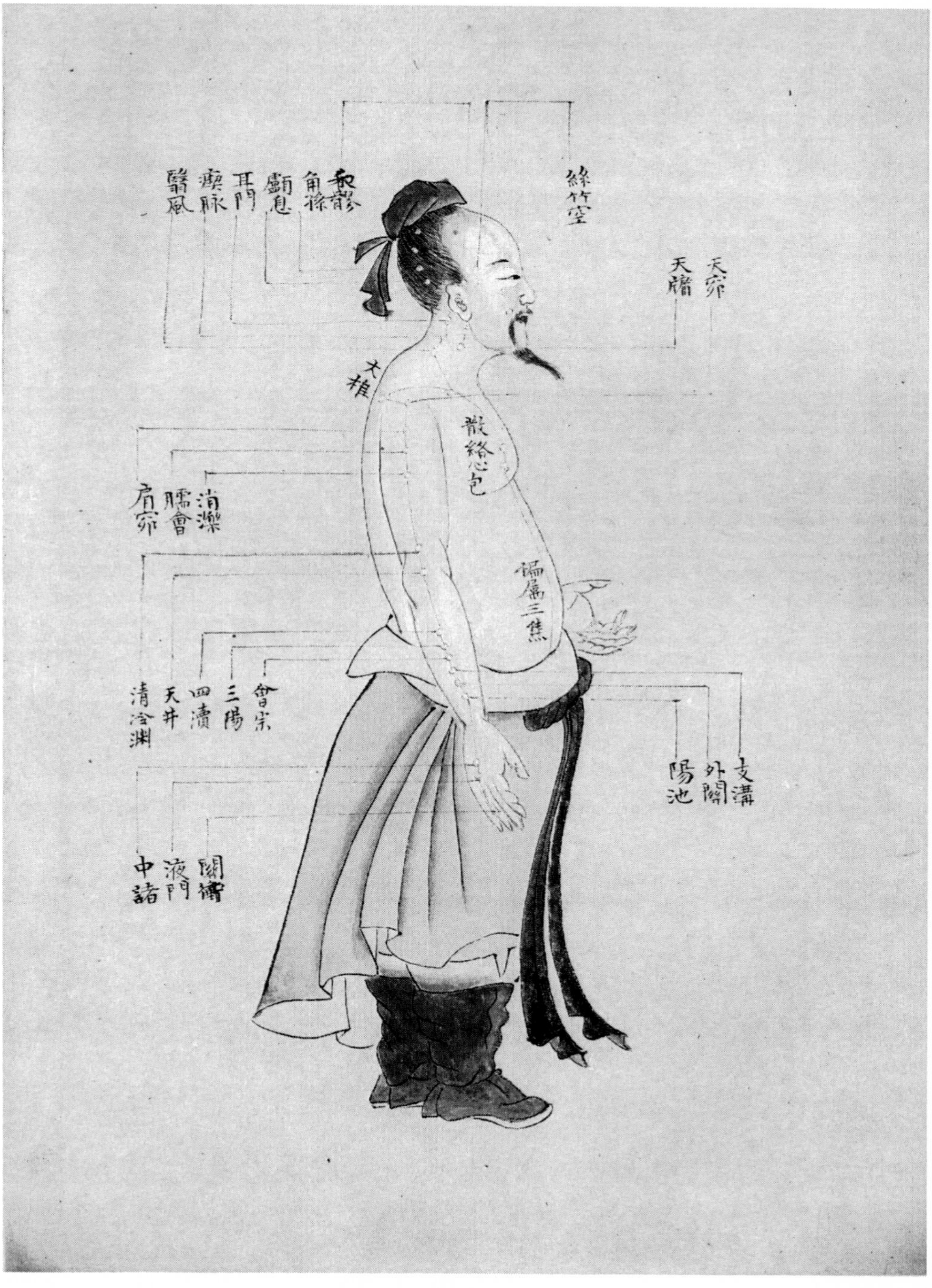
絲竹空
天窌
天牖
和髎
角孫
顱息
耳門
瘈脈
翳風
大椎
散絡心包
肩窌
臑會
消濼
徧屬三焦
會宗
三陽
四瀆
天井
清冷淵
支溝
外關
陽池
關衝
液門
中渚

三焦少陽之脉起於小指次指之端上出兩指之間循手表腕出臂外兩骨之間上貫府循臑外上肩而交出足少陽之後入缺盆布膻中散絡心包下膈循屬三焦

其支者從膻中上出缺盆上項繫耳後直上出耳上角以屈下頰至䪼

其支者從耳後入耳中出走耳前過客主人前交頰至目銳眥

是動則病耳聾渾渾焞焞嗌腫喉痺是主氣所生病者汗出目銳眥痛頰腫耳後肩臑肘臂外皆痛小指次指不用為此諸病

此言三焦經脉之行乃為第十經也臂骨盡處為腕臑盡處為府膊下對腋處為臑目下為䪼

手少陽起小指次指之端關衝穴即第一指也上出歷液門中渚四指之間循手表腕之陽池出臂外兩骨之間至天井穴從

天井上行循臂臑之外歷清冷淵消濼行手太陽之裏手陽明之外上肩循臑會肩髎天髎交出足少陽之後過秉風肩井下入缺盆復由足陽明之外而交會於膻中之上焦散布絡繞於心包絡乃下膈入絡膀胱以約下焦附右腎而生

其支行者從膻中而上出缺盆之外上項過大椎循天牖上耳後經翳風瘈脉顱息直上出耳上角至角孫過懸釐頷厭及過陽白睛明屈曲耳頰至䪼會顴髎之分

其又支者從耳後翳風穴入耳中過聽宮歷耳門禾髎却出至目銳眥會童子髎循絲竹空而交於足少陽膽經也隨其經之所在而虛實變動乃見耳聾渾渾焞焞等症也

三焦諸穴歌

手少陽三焦之脉二十三穴之中關衝連開液門中諸陽池外關支溝會宗三陽絡四瀆天井清冷淵消鑠臑會肩髎相聯天髎處天牖之下翳風讓瘈脉居先顱顖定而角孫近耳絲竹空而禾髎倒懸耳門既闢夏蚋聞焉

分寸歌

無名之外端關衝液門小次指陷中〻諸腋下去一寸陽池腕上之陷中外關腕後方二寸腕滗三寸開支溝(臂外三寸兩骨間)腕後三寸內會宗空中有穴細心求腕後四寸三陽絡四瀆肘前五寸著天井肘外大骨後骨罅中間一寸模肘後二寸清冷淵消爍臑節腋辟下看臑會肩前三寸中(肩前廉去肩頭三寸腕〻中)肩髎臑上陷中央天牖天容之後存(天牖頸大筋外缺盆上天容及天柱前完骨下髮際上)翳風耳後尖角陷(耳後尖角陷中按之引耳中)瘈脉耳後青脉現顱顖亦在青絡脉

角孫耳廓中間上耳門耳前起肉中耳前起肉當耳缺陷口禾髎耳前動

脈張欲絲竹空何在眉後陷中仔細量馬玄臺曰周身之穴頭部最難徐氏以行分之

誤矣計共二十三穴

左右共四十六穴

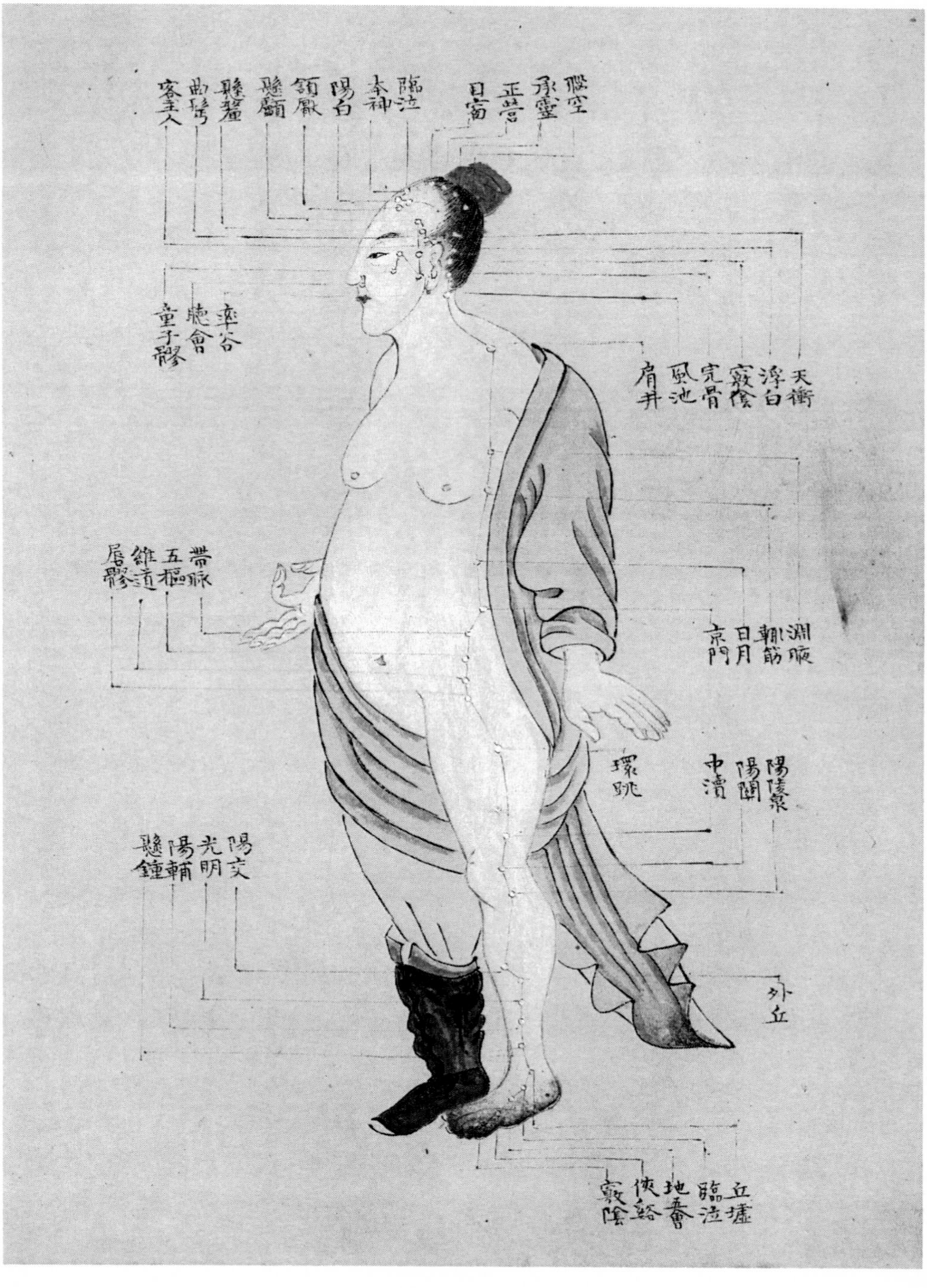

腦空
承靈
正營
目窗
臨泣
本神
陽白
頷厭
懸顱
懸釐
曲鬢
客主人
率谷
聽會
童子髎
天衝
浮白
竅陰
完骨
風池
肩井
淵腋
輒筋
日月
京門
帶脈
五樞
維道
居髎
陽陵泉
陽關
中瀆
環跳
陽交
光明
陽輔
懸鍾
外丘
丘墟
臨泣
地會
俠谿
竅陰

膽足少陽之脉起於目銳眥上抵頭角下耳後循頭行手少陽之前至肩上却交出手少陽之後入缺盆

其支者從耳後入耳中出走耳前至目銳眥後

其支者别銳眥下大迎合手少陽抵于䪼下加頰車下頸合缺盆以下胷中貫膈絡肝屬膽循脇裏出氣街繞毛際横入髀厭中

其直者從缺盆下腋循胷過季脇下合髀厭中以下循髀陽出膝外廉下外輔骨之前直下抵絶骨之端下出外踝之前循足跗上入小指次指之間

其支者别跗上入大指之間循大指岐骨内出其端還貫爪甲出三毛是動則病口苦善太息心脇痛不能轉側甚則面微有塵體無膏澤足外反熱是為陽厥是主骨所生病者頭痛頷痛

目銳眥痛缺盆中腫痛腋下腫馬刀俠癭汗出振寒瘧胷脇肋髀膝外至胻絕骨外踝前及諸節皆痛小指次指不用為此諸痛

此言膽經脉氣之行乃為第十一經也腋下為脇脇又名胠曲骨之外為毛際七際兩傍動脉為氣衝捷骨之下為髀厭即髀樞也脇骨之下為季脇屬肝經穴名章門胻骨為輔骨外踝以上為絕骨足面為跗足大指本節後為岐骨大指爪甲後為三毛

足少陽膽經起目銳眥之童子膠由聽會客主人上抵頭角循頷厭下懸顱懸釐出懸釐外循耳上髮際至曲鬢率谷外折下耳後循天衝浮白竅陰完骨又自完骨外折循本神過曲差下至陽白會睛明復從睛明上行循臨岐目窗正營承

靈腦空風池至頸過天牖行手少陽之脉前下至肩上循肩井却左右交出手少陽之後從耳後顳顬間過翳風之分入耳中過聽宮復自銳眥童子髎之分

其支者别自目外童子髎而下大迎合手少陽於䪼當顴髎之分下臨頰車下車下頸循本經之前與前之入缺盆者相合下胸中天池之外貫膈即期門之所絡肝下至日月之分屬於膽也自屬膽處循脇內章門之裏至氣衝遶毛際遂橫入髀厭中之環跳穴

其直行者從缺盆下腋循胸歷淵液輒筋日月過季脇循京門帶脉五樞維道居髎入上髎中髎長强而下與前之入髀厭者相合乃下循髀外行太陽〻明之間歷中瀆陽關出膝外廉抵陽陵泉又自陽陵泉下於輔骨前歷陽交外丘光明

直下抵絶骨之端俯陽輔懸鍾而下出外踝之前至丘墟循足面之臨泣五會俠谿乃上入於小指次指之端至竅陰而終

其支别者自足跗面臨泣别行入大指循岐骨内出大指端還貫入爪甲出三毛以交於足厥陰肝也

及其動穴驗病則為口苦者以膽汁苦也善太息者膽氣不舒也為脇痛等症者隨其經而現也

膽経諸穴歌

足少陽兮四十三瞳子髎近聽會間客主人在頷厭集懸顱懸釐曲鬢前由率谷天衝而下見浮白竅陰之妍完骨露兮本神陽白臨泣見兮目窗與連正營承居其後腦室穴繼霧而安風池肩井兮淵液輒筋日月兮京門闕帶脉五樞由維道居髎而

續環跳風市抵中瀆飲陽關之陽陵泉至陽交之外丘間光明陽輔懸鍾可瞻坵墟臨泣地五會俠谿竅陰而膽經全

分寸歌

足少陽兮四十三頭上廿穴分三折起自瞳子至風池積數陳之依次第瞳子髎近眥五分耳前陷中尋聽會（耳微前陷中上關下一寸）客主人名上關同耳前起骨開口空頷厭懸顱之二穴腦空上廉曲角下（腦空即顳顬頷厭懸顱二穴在曲角之上腦空之）懸釐之穴異於茲腦空下廉曲角上曲鬢耳上髮際隅（耳上髮際曲隅陷中）率谷耳上寸半安（此穴在耳上此）天衝耳後入髮二（耳後入髮際二寸）浮白入髮一寸間（亦耳後此）竅陰即是枕骨穴完骨之上有空連（在完骨上沈骨下動搖有空）完骨耳後入髮際量淂四分須用記本神〻庭傍三寸入髮一寸耳上係陽白眉上方一寸髮上五分臨泣用（目上直入髮際五分陷中）髮上一寸當陽穴髮上

寸半目窗責正營髮上二寸半承靈髮上四寸擁腦空髮上五
寸半風池耳後髮陷中耳後顳顬後腦空下髮際陷中至此計二十穴分作三折向外而行始自瞳
子髎至完骨是一折又是完骨外折上至陽白會睛明是一折
又是睛明上行循臨泣風池是一折緣其穴曲外多難以科牽
故此作至二十次第言之歌曰一瞳子髎二聽會三主人兮
誦厭四五懸顱兮六懸厘第七數兮曲鬢隨八率谷兮九天衝
十浮白兮之穴從十一竅陰亦相繼十二完骨一折終又自十
三本神始十四陽白十二折隨十五臨泣目下穴十六目窗之穴
宜十七正營十八靈十九腦戶廿風池
依次細心量取之膽經頭上穴吾知肩井肩上陷中求大骨
之前一寸半肩上陷中缺盆上大骨前一寸半以三指按取當中指陷中淵液腋下方三寸
輒筋期下五分判期門卻是肝經穴相去巨闕四寸半日月期
門下五分京門監骨下腰絆監骨下腰中季脇本夾脊腎之募帶脈章門下寸
八五樞章下四八貫五樞去帶脈三寸季脇下四寸八分維道章下五寸三居髎
章下八寸三章門緣是肝經穴下脘之旁九寸舍環跳髀樞宛
宛中髀樞中側臥屈上足伸下足以右手摸穴左搖撼取之屈上伸下取穴同風市垂手

中指盡膝上五寸中瀆論髀外膝上五寸內間陷中陽關陽陵上三寸陽陵膝下一寸淽陽交外踝上七寸踝上六寸外丘用踝上五寸光明穴踝上四寸陽輔分踝上三寸懸鍾在坵墟踝前之陷中丱去俠谿四寸五郄是膽經原穴功臨位俠谿後寸半地五會去谿一寸夾谿在指岐骨間竅陰四五二指端按足少陽之穴在頭者最難覓若不知慎禍不旋踵計四十三穴左右共八十六穴

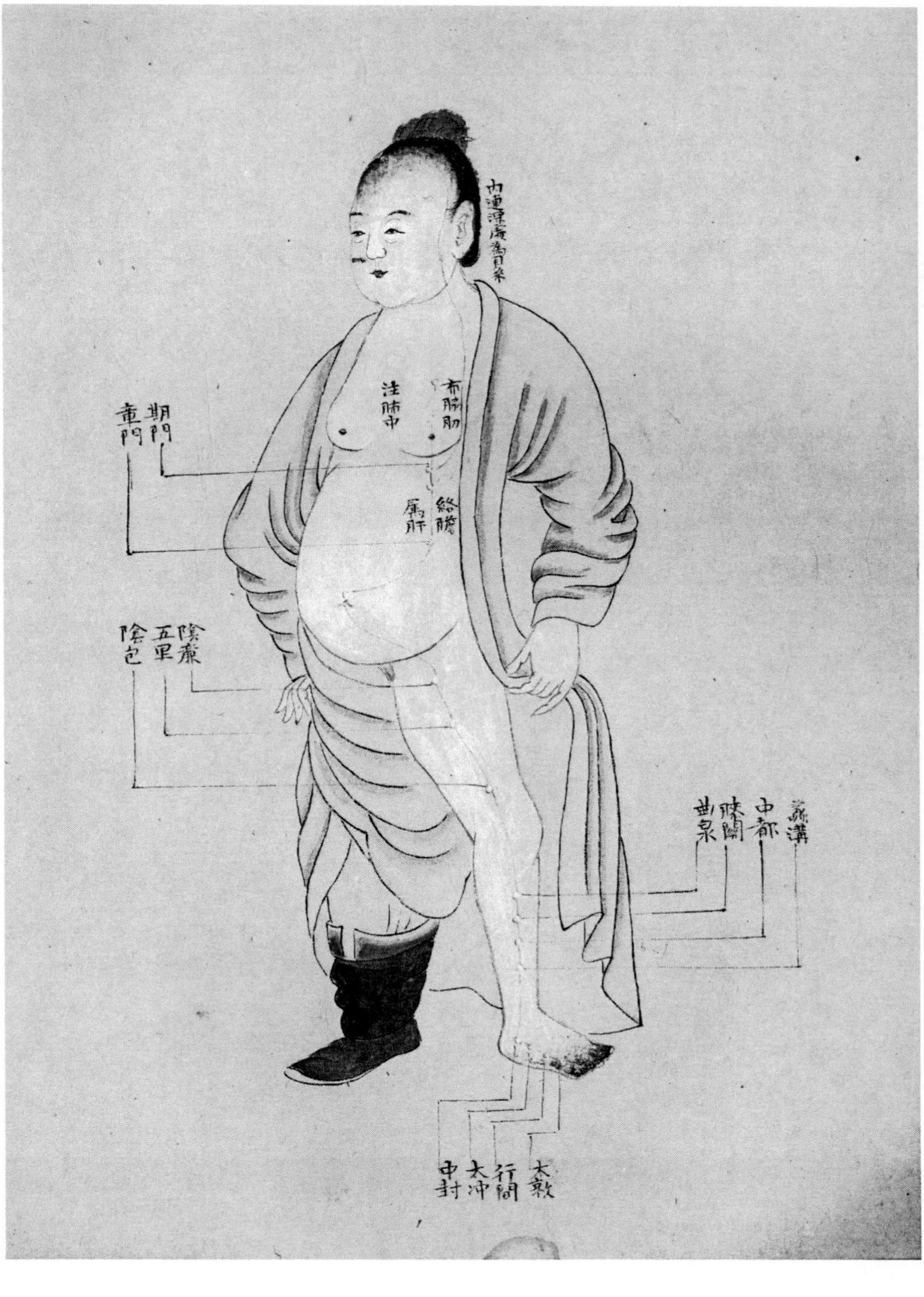
期門
章門
注肺中
布脇肋
絡膽
屬肝
陰廉
五里
陰包
蠡溝
中都
膝關
曲泉
中封
太冲
行間
太敦

肝足厥陰之脉起於大指叢毛之際上循足跗上廉去內踝一寸上踝八寸交出太陰之後上膕內廉循股陰入毛中過陰器抵小腹挾胃屬肝絡膽上貫膈布脇肋循喉嚨之後上入頏顙連目系上出額與督脉會於巔

其支者從目系下頰裏環唇內

其支者復從肝別貫膈上注肺是動則病腰痛不可以俛仰丈夫㿉疝婦人少腹腫甚則嗌乾面塵脫色是肝所生病者胷滿嘔逆飧泄狐疝遺溺閉癃為此諸病

此言肝經脉氣之行乃為第十二經也三毛後橫紋為聚毛髀內為股臍下為小腹目內深處為系頏顙咽顙也

足厥陰起於大指聚毛之大敦循足跗上廉歷行間太衝抵內踝前一寸之中封自中封上踝過三陰交歷蠡溝中都復

上一寸交出太陰之後上膕內廉至膝關曲泉循股內之陰包五里陰廉遂當衝門府舍之分入陰毛中左右相交環繞陰器抵小腹而上會曲骨中極關元復循章門至期門之所挾胃屬肝下日月之分絡於膽也又自期門上貫膈行食竇之外大包之裏散布胸肋上雲門淵液之門人迎之外循喉嚨之後上入頏顙行大迎地倉四白陽白之外連目系上出額行臨泣之裏與督脉相會於巔頂之百會

其支行者從目系下行任脉之外本經之裏下頰裏交環于唇口之內

其又支者從期門屬肝處别貫膈行食竇之外本經之裡上注肺下行至中焦挾中脘之分以交於手太陰肺經也及其動穴驗病有㿗疝等症隨其經而見也肝與腎通故多腰痛

肝經諸穴歌

足厥陰一十三穴終起大敦于行間循大衝於中封蠡溝中都之會膝關曲泉之宮襲陰包於五里陰廉乃發尋羊矢於章門期門可攻

分寸歌

足大指端名大敦（內側為隱白，外側為大敦）行間大指縫中存太衝本節後二寸踝前一寸號中封（足內踝骨前一寸筋裡宛宛中）蠡溝踝上五寸是（內踝骨前上五寸）中都踝上七寸中（內踝上七寸前骨中）膝關犢鼻下二寸曲泉曲膝盡橫紋陰包膝上方四寸（股內廉兩筋間蹺足取之看膝內側必有槽中）氣衝三寸下五里（氣衝下三寸陰股中動脉應手）陰廉衝下有二寸羊矢衝下一寸許氣衝却是胃經穴鼠鼷之上一寸至鼠鼷橫骨端盡處相去中行四寸止章門下脘旁九寸肘尖盡處側臥取期門又在巨闕旁四

寸五分無差矣

巨闕任脈穴臍上六寸五分

計十三穴左右共二十六穴

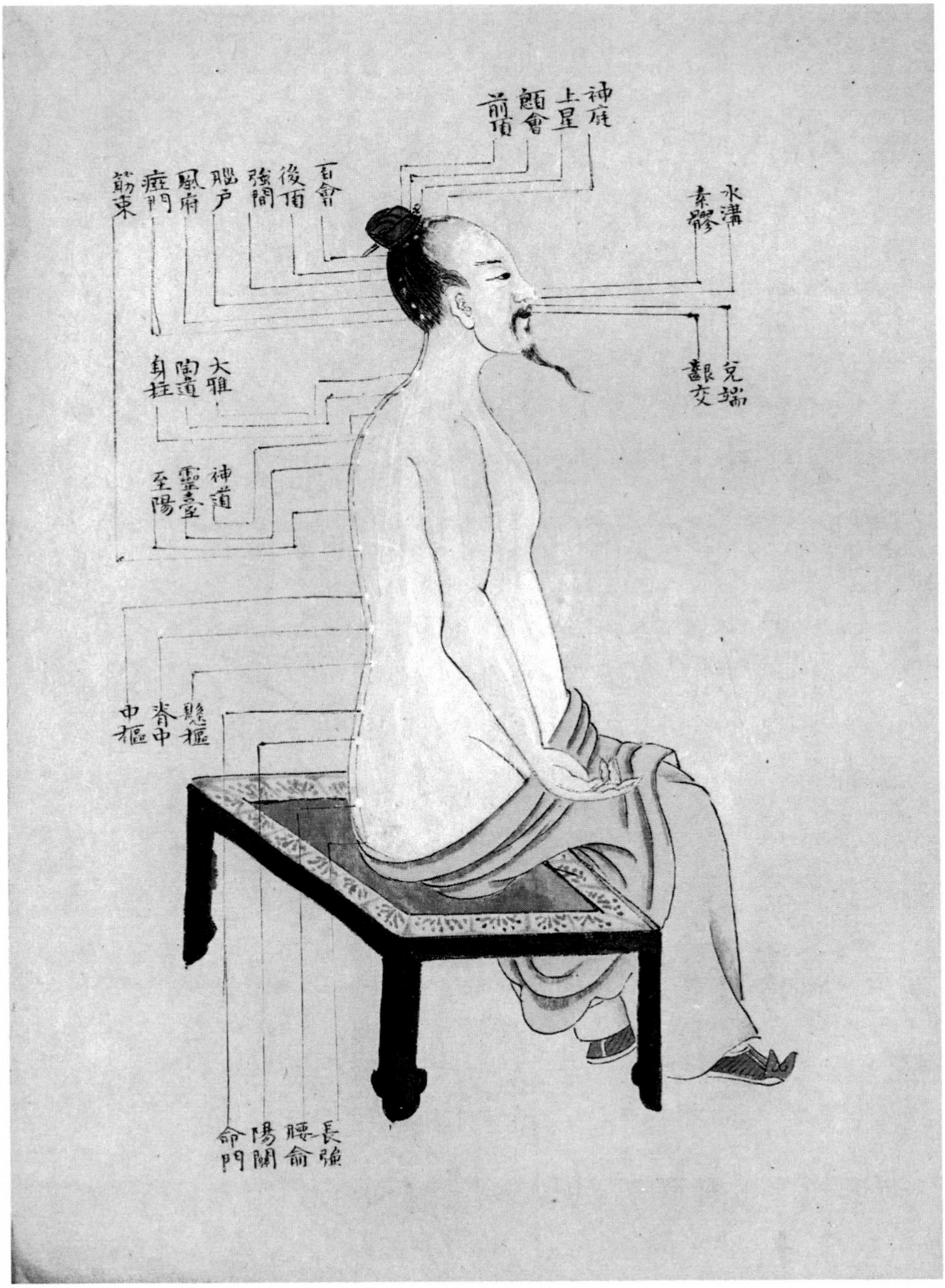

神庭
上星
顖會
前頂
水溝
素髎
百會
後頂
強間
腦戶
風府
瘂門
筋束
兌端
齦交
大椎
陶道
身柱
神道
靈臺
至陽
懸樞
脊中
中樞
長強
腰俞
陽關
命門

督脉者起於下極之腧屏翳穴而上歷長强並脊裏上行循膂腧陽關命門懸樞脊中腧中樞筋縮至陽靈臺神道身柱繞過風門回循陶道大椎上主瘖門風府入腦户歷强間後頂而上巔至百會下前頂顖會上星神廷循額下印堂至鼻柱端經素髎水溝兑端至齗交而終周流諸陽之分故曰屬陽脉之海也

督脉諸穴歌

督脉在背之中行二十七穴始長强舞腰俞兮歌陽關入命門分懸樞間脊中筋束乃造至陽靈臺上神道身柱間道以大椎而駐瘂門風府兮腦户強間後頂百會兮前頂在前顖會近上星之照神庭見素髎之妙水溝至兑端而無差齗交居唇内而病療

分寸歌

督脉齗交脣内鄉究端正在唇端央水溝鼻下溝中索素髎宜向鼻端詳頭形北高面南下先以前後髮際量分為一尺有二寸髮上五分神庭當髮上一寸上星位髮上二寸顖會良髮上前頂三寸半髮上百會五寸央在頂中央旋毛中可容豆兩耳尖性理北溪陳氏曰畧近些子猶天之極星居北會後寸半即後頂會後三寸強間明會後腦戶四寸半後髮入寸風府行項後髮際入一寸大筋内宛宛中髮上五分瘂門在後髮際上五分項中央宛宛中仰頭取之入繫舌本神庭至此十穴真自此項骨下脊骶分為二十有四椎大椎上有項骨在約有三椎莫筭之尾有長強亦不筭中間廿一可排推大椎大骨為第一二推節内陶道知第三椎間身柱在第五神道不須疑第六靈臺至陽七第九身内筋縮思十一脊中之穴在十二懸樞之穴奇十四命門腎俞並十六陽關自可知二十一椎即腰俞脊尾骨端長強隨計二十七穴

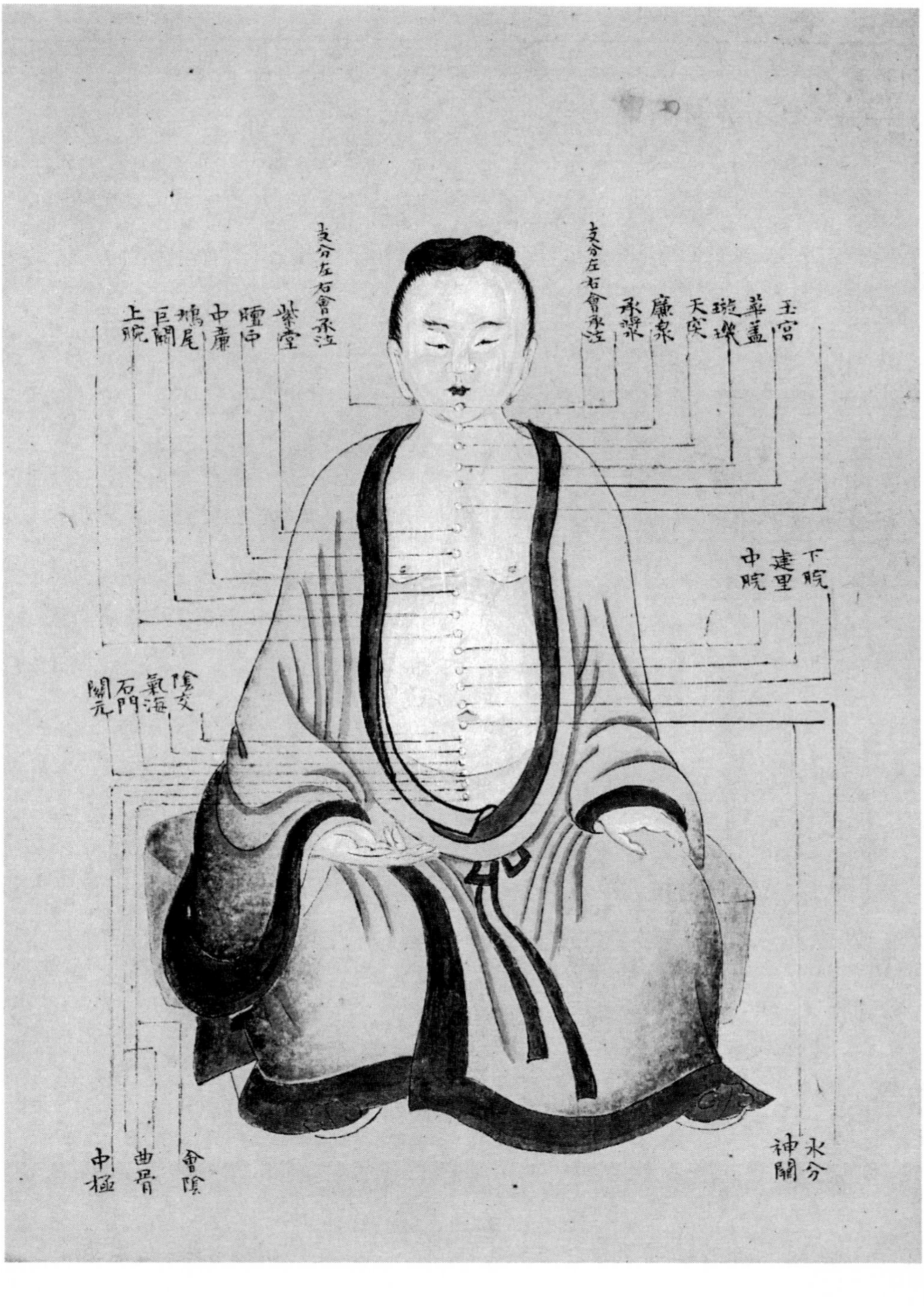

支分左右會承泣
玉宮
華蓋
璇璣
天突
廉泉
承漿
支分左右會承泣
紫堂
膻中
中庭
鳩尾
巨闕
上脘
下脘
建里
中脘
陰交
氣海
石門
關元
水分
神闕
會陰
曲骨
中極

任脉者起於中極之下出循會陰至玉泉而上毛際循曲骨中極行腹裏而上循關元石門氣海歷陰交神闕水分下脘建里中脘上脘巨闕鳩尾中庭膻中玉堂紫宫華蓋璇璣天突上喉嚨抵廉泉上頤循承漿環唇上至齗交左右分行上繫兩目下會承泣而終周流諸陰之分故曰屬陰脉之海也

任脉諸穴歌

任脉二十四穴行腹與胷會陰始兮曲骨從中極關元石門可通氣海陰交神闕水分下脘建里兮中脘上脘巨闕鳩尾兮中庭膻中玉堂上紫宫華蓋璇璣上天突之尊飲彼廉泉承漿味融

分寸歌

任脉會陰兩陰間曲骨毛際陷中安中極臍下四寸取關元臍

下三寸連脉下二寸名石門臍下寸半氣海全臍下一寸陰交穴臍之中央即神闕臍上一寸為水分脉上二寸下脘列臍上三寸名建里臍上四寸中脘許臍上五寸上脘在巨闕臍上六寸五鳩尾蔽骨下五分中庭膻下寸六取膻中却在兩乳間膻上寸六玉堂主膻上紫宮三寸二膻上華蓋四八舉（四寸八分）膻上璇璣五寸八璣上一寸天突起天突喉下約四寸廉泉頷下骨尖已承漿頤前唇稜下任脉中央行腹裏（計二十四穴）

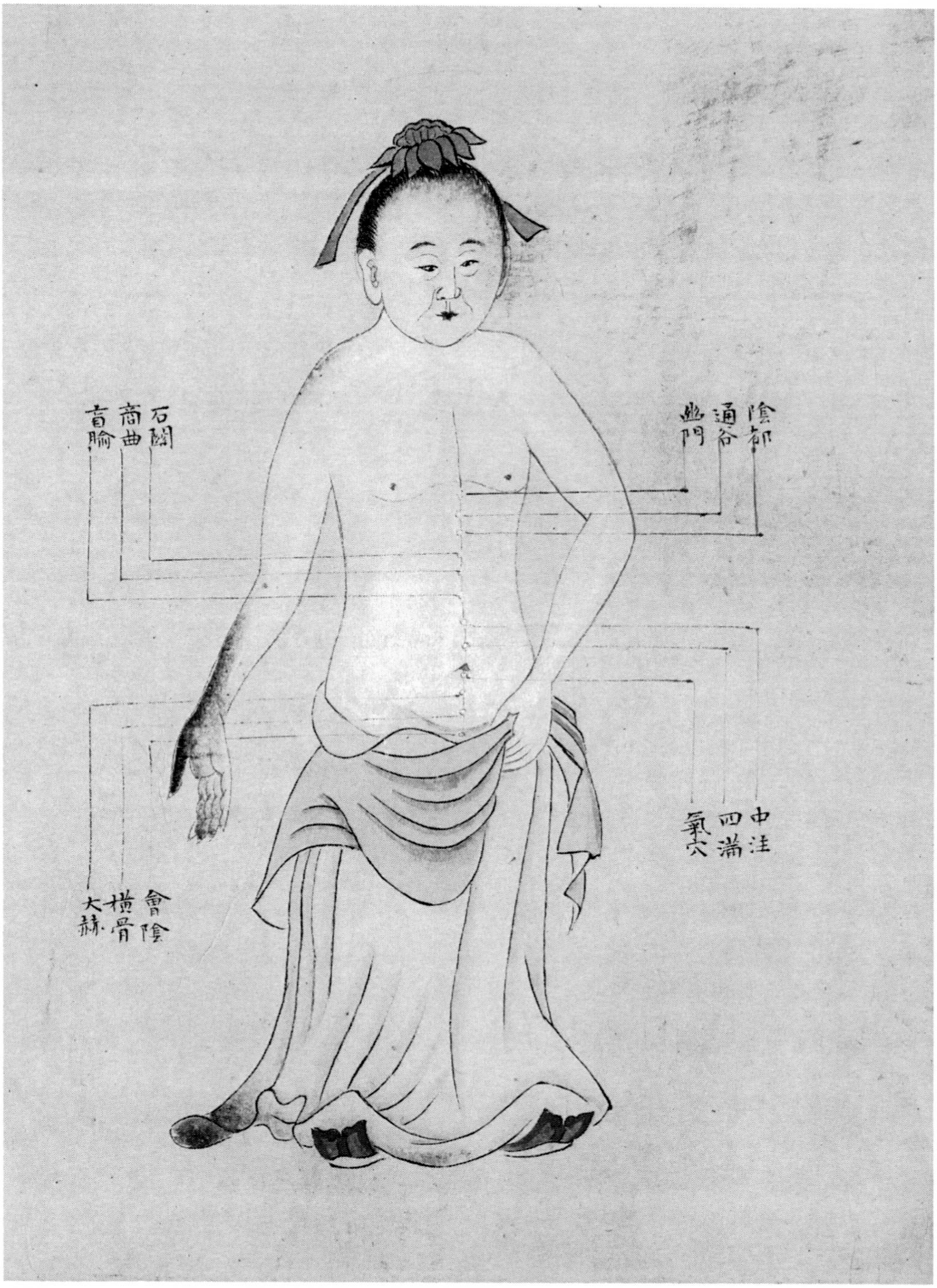
石關
商曲
肓腧
陰都
通谷
幽門
中注
四滿
氣穴
會陰
横骨
大赫

衝脉者與任督二脉皆起胞中出分三支本脉上循脊裏而為經絡之海其浮游於外者出循於會陰左右上行栖足少陰腎經歷會陰横骨大赫氣穴四滿中注肓腧商曲石關陰都通谷幽門而上循胸女子至膏而散故無鬚男子上循會於咽喉别絡於唇而終

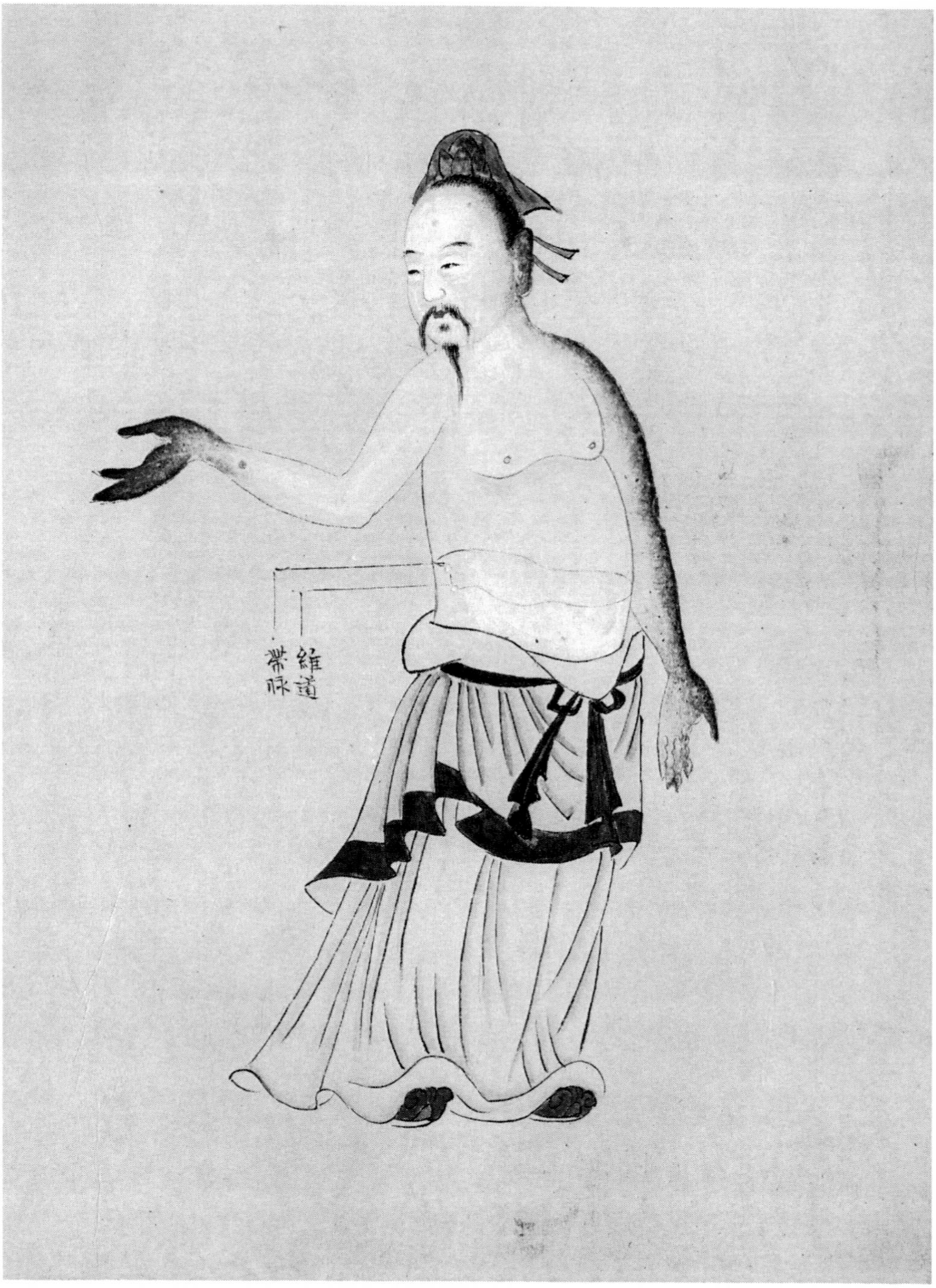
維道
帶脈

帶脉者起於季肋端下一寸八分帶脉穴回身一週會於維道穴如帶之束拘管諸経帶脉維道足少陽経穴也

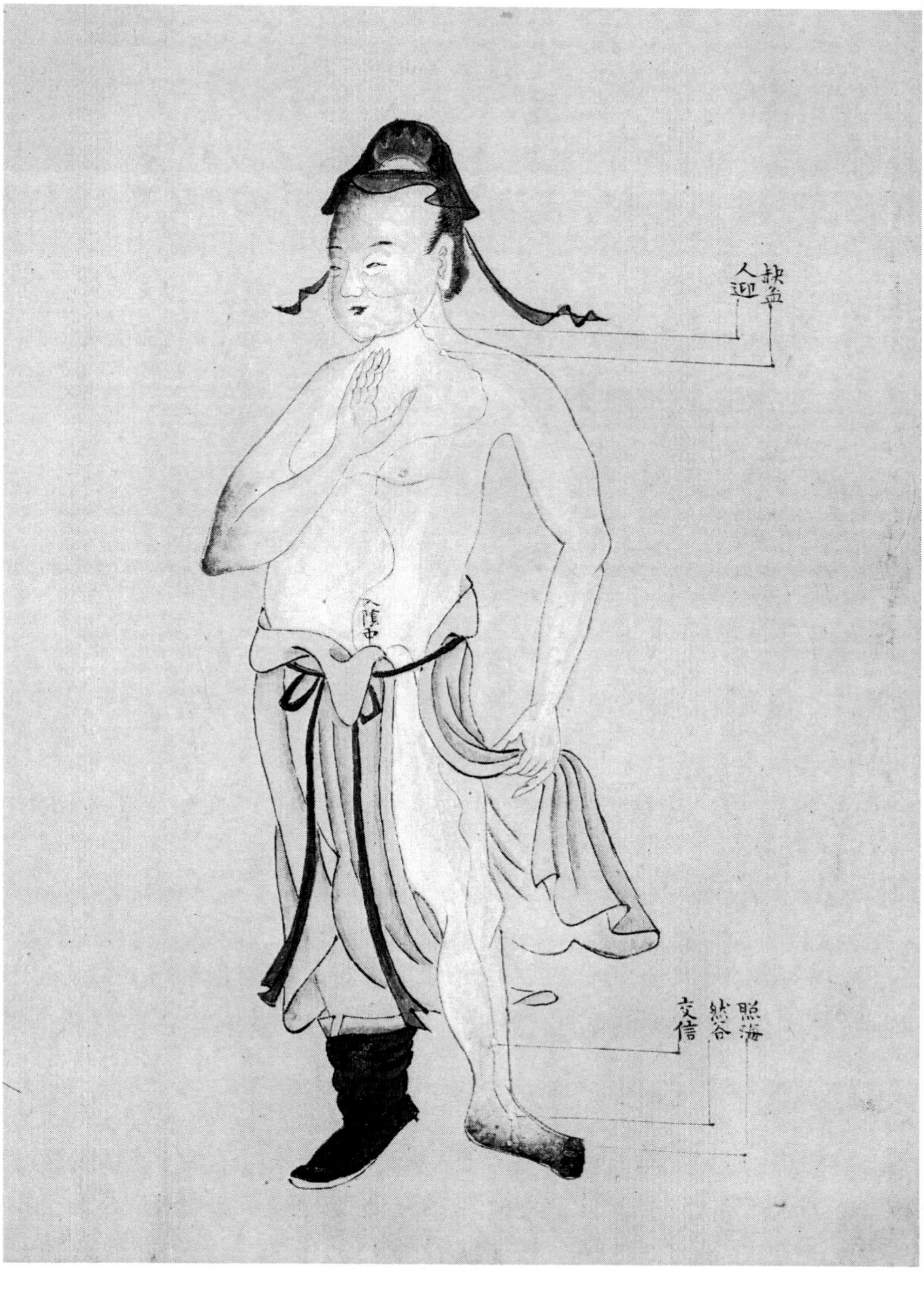
缺盆
人迎
入陰中
照海
然谷
交信

陰蹻之脉起於跟中照海穴而出行會於然谷穴内循内踝上
胻内廉會於交信穴依諸陰脉上入陰而上循於胸裏入缺盆
出人迎之前上入鼻屬目内眥合於太陽而終

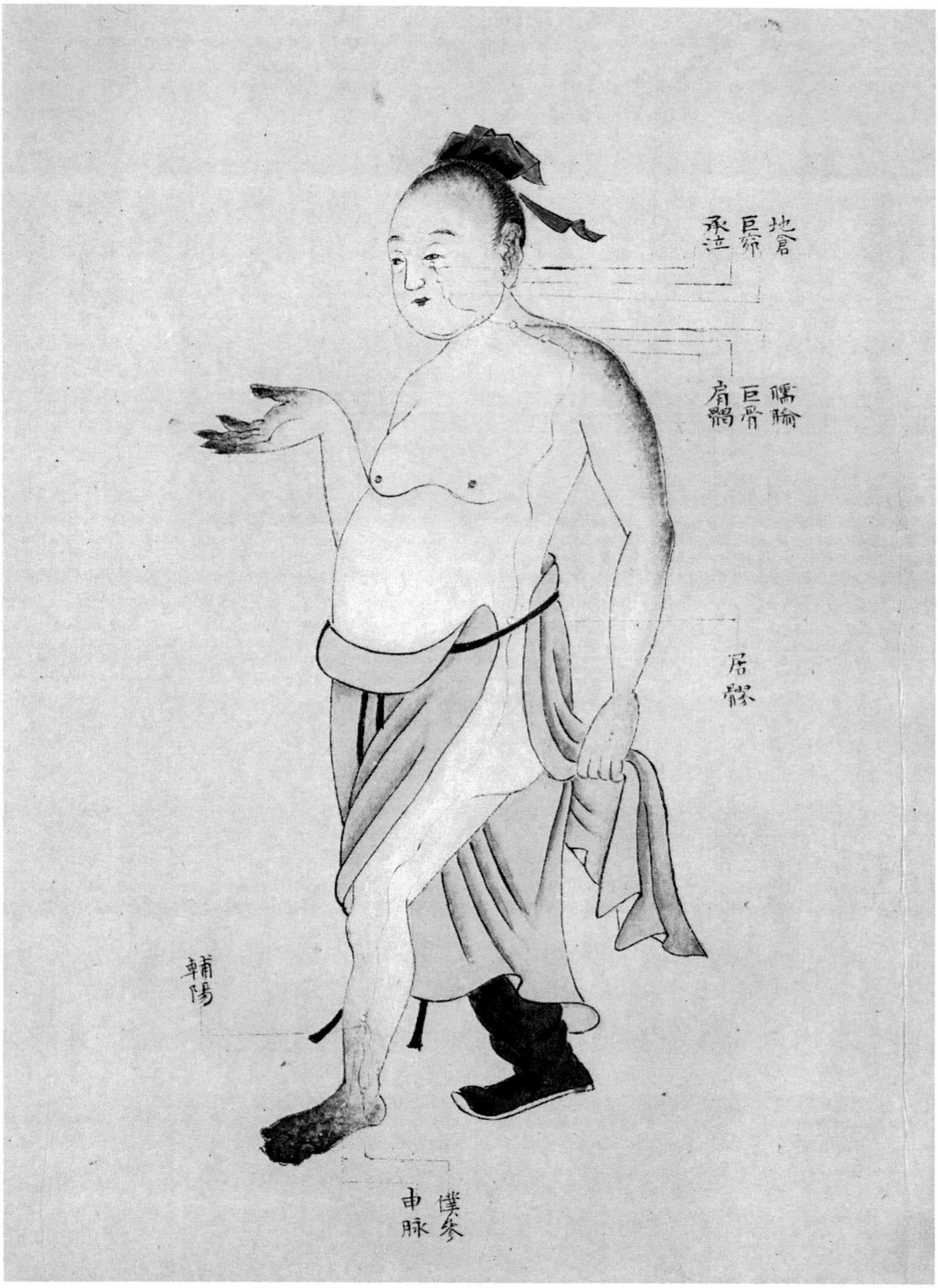
地倉
巨窌
承泣
臑腧
巨骨
肩髃
居髎
輔陽
僕參
申脉

陽蹻之脉起於足跟外踝下申脉穴出循外踝上歷輔陽環循
下會於僕參上行與足少陽會於居髎而上循與手陽明會於
肩髃巨骨又與手太陽會於臑腧而上行又與手足陽明會於
地倉巨髎承泣請穴而終

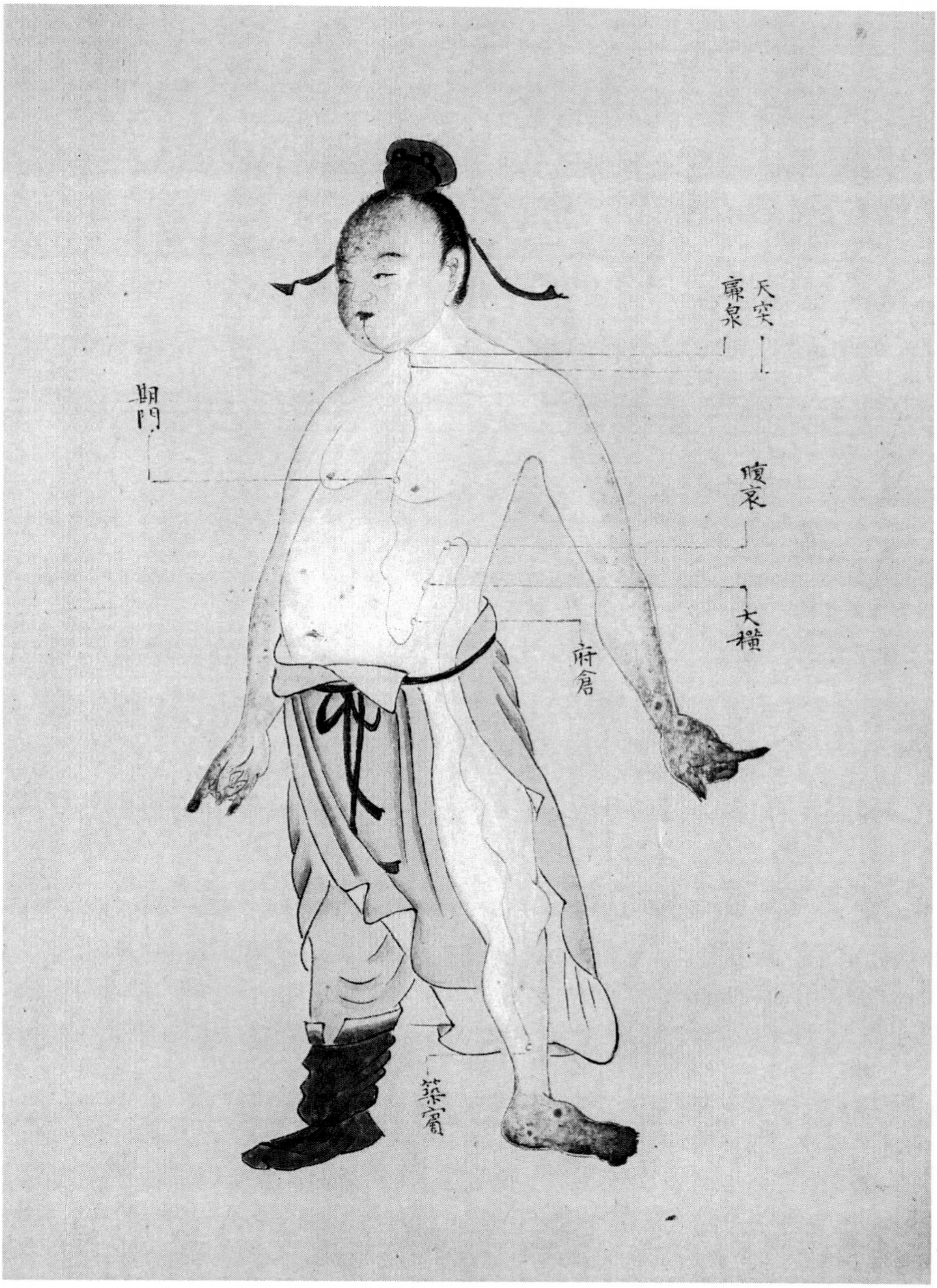
天突
廉泉
期門
腹哀
大横
府倉
築賓

陰維之脉起於諸陰交築賓穴上行與足太陰會於腹哀大横又與足太陰厥陰會於府舍期門又與任脉會於天突廉泉而終

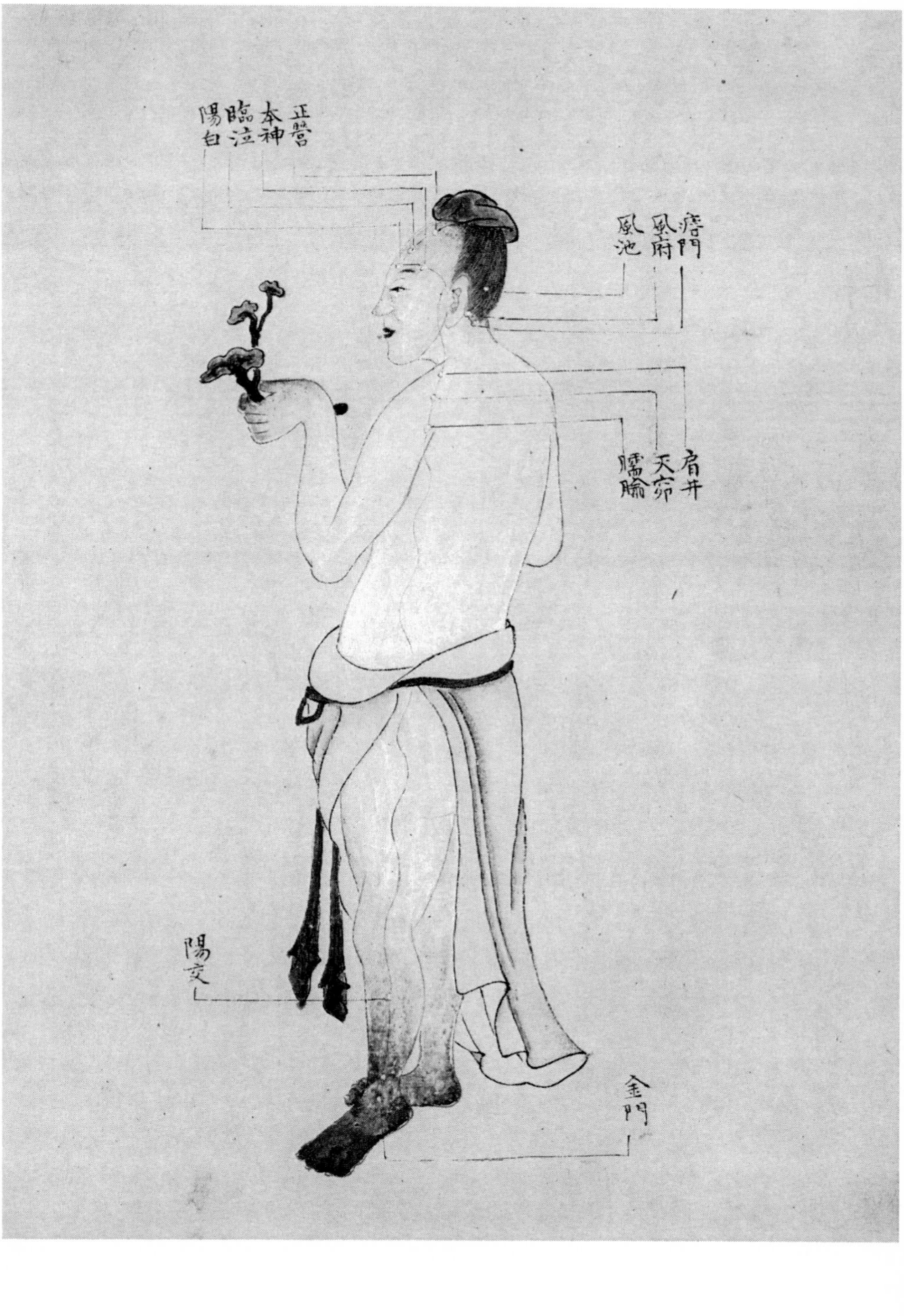
正營
本神
臨泣
陽白
瘖門
風府
風池
肩井
天窌
臑腧
陽交
金門

陽維之脉起於諸陽之會足太陽外踝下金門穴上行會於足少陽〻交而遲上捬腹至肩與手足太陽及蹻脉會於臑腧又與手足少陽會於天髎肩井而上頭會於陽白本神臨泣至丘營循腦空下風池與督脉會於風府瘖門而終

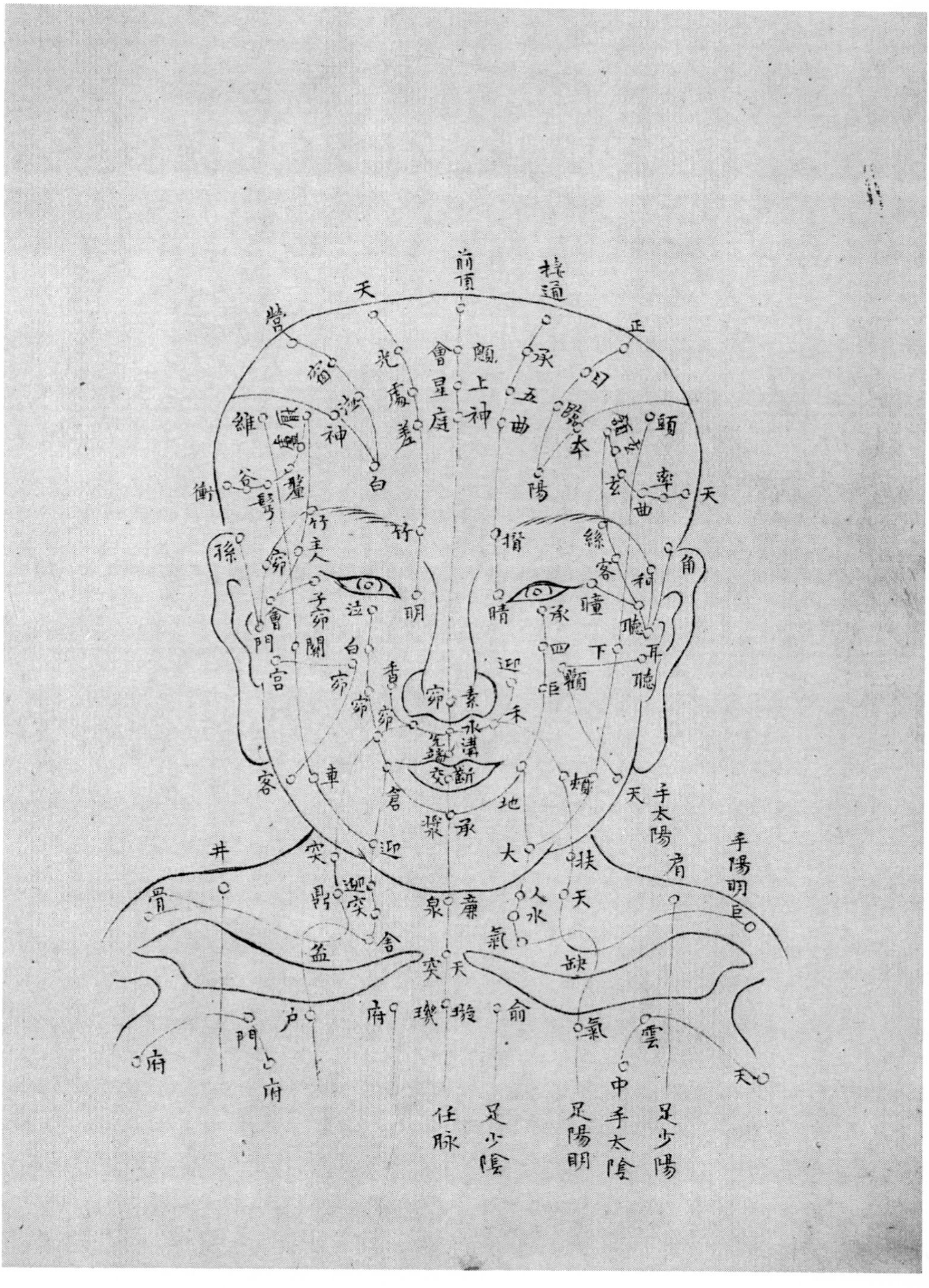

前頂
任脈
足少陰
足陽明
手太陰
足少陽
手太陽
手陽明

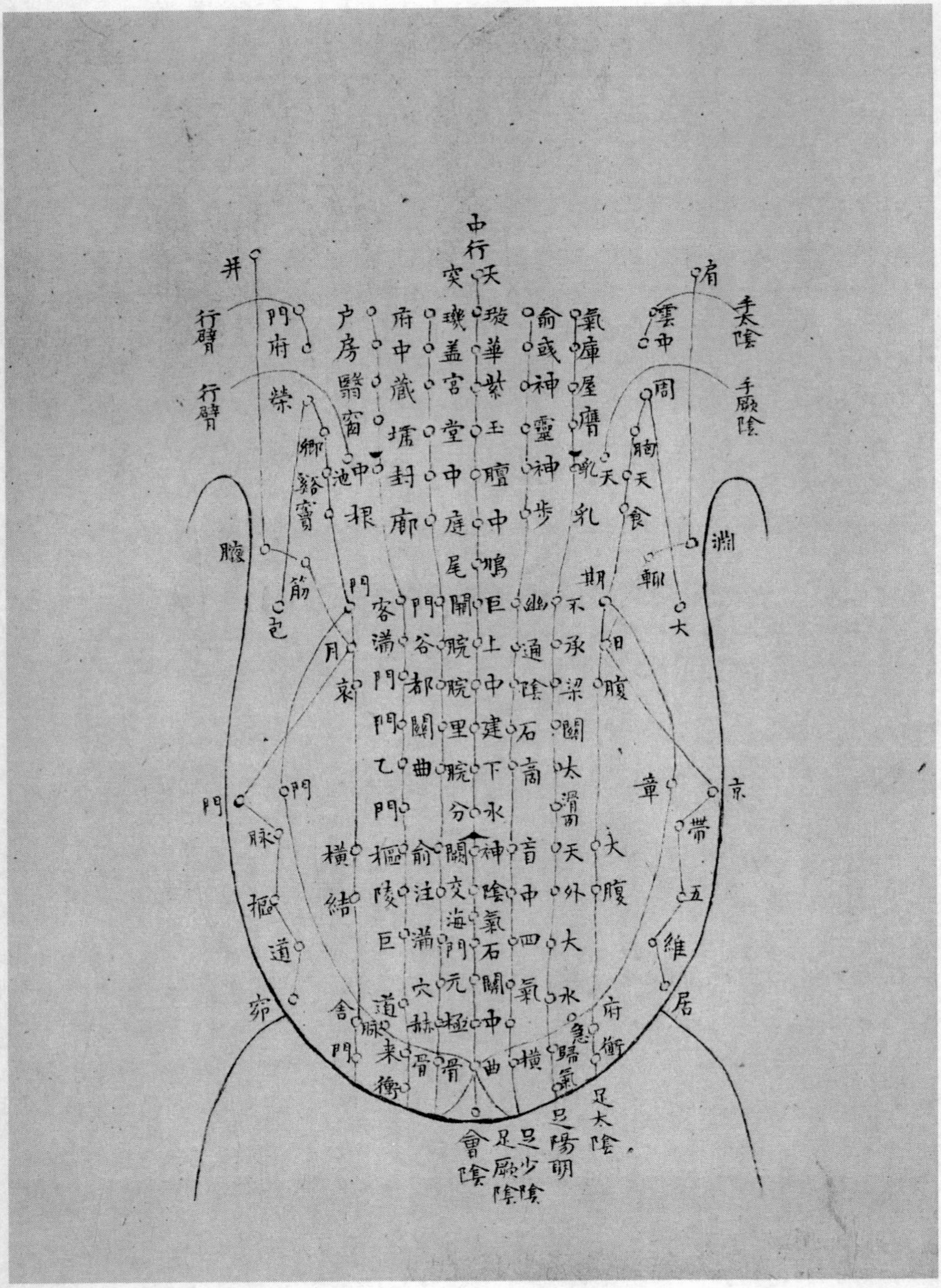

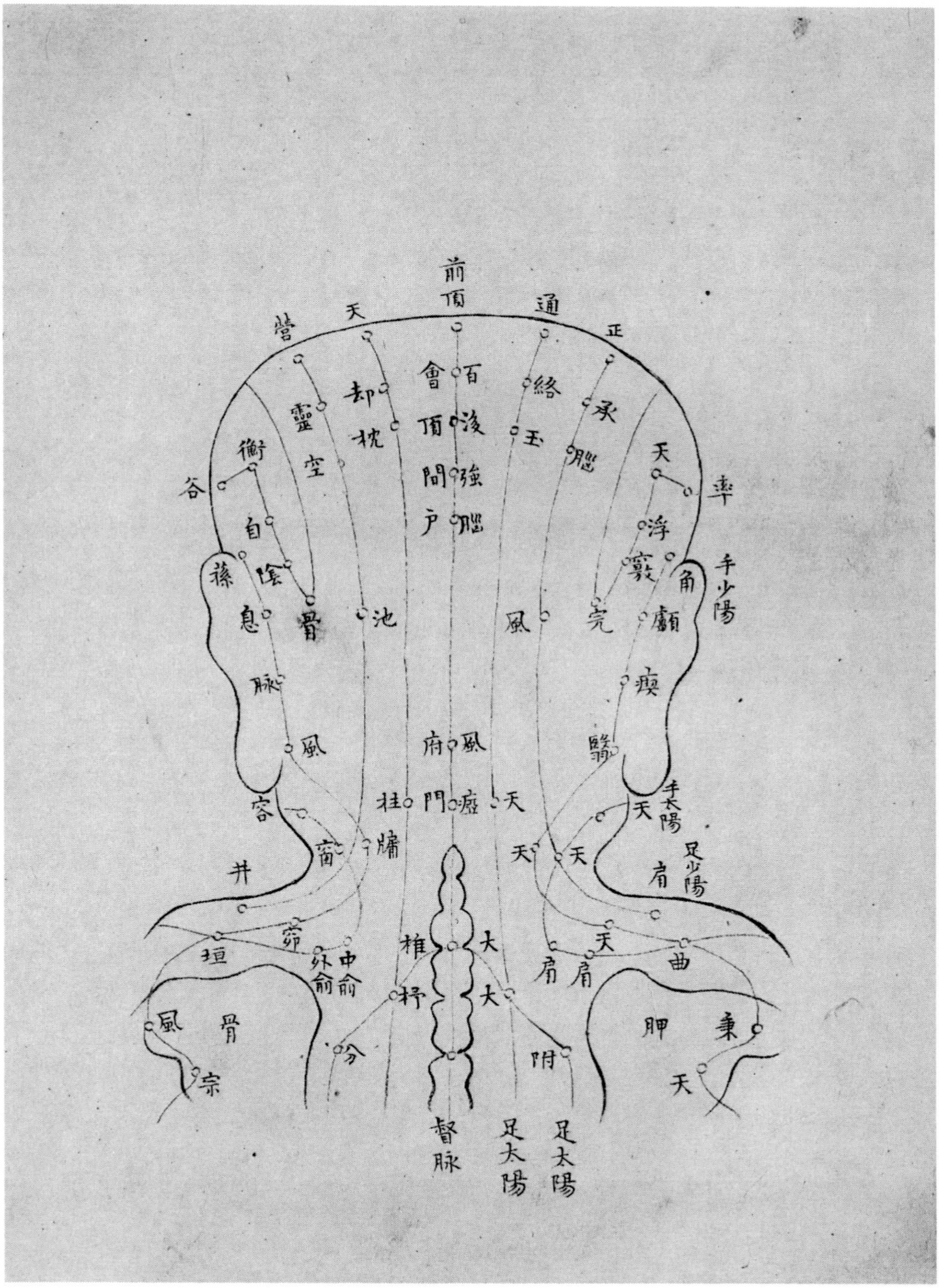
前頂
百會
後頂
強間
腦戶
風府
瘂門
督脈
足太陽
足太陽
手少陽
手太陽
足少陽

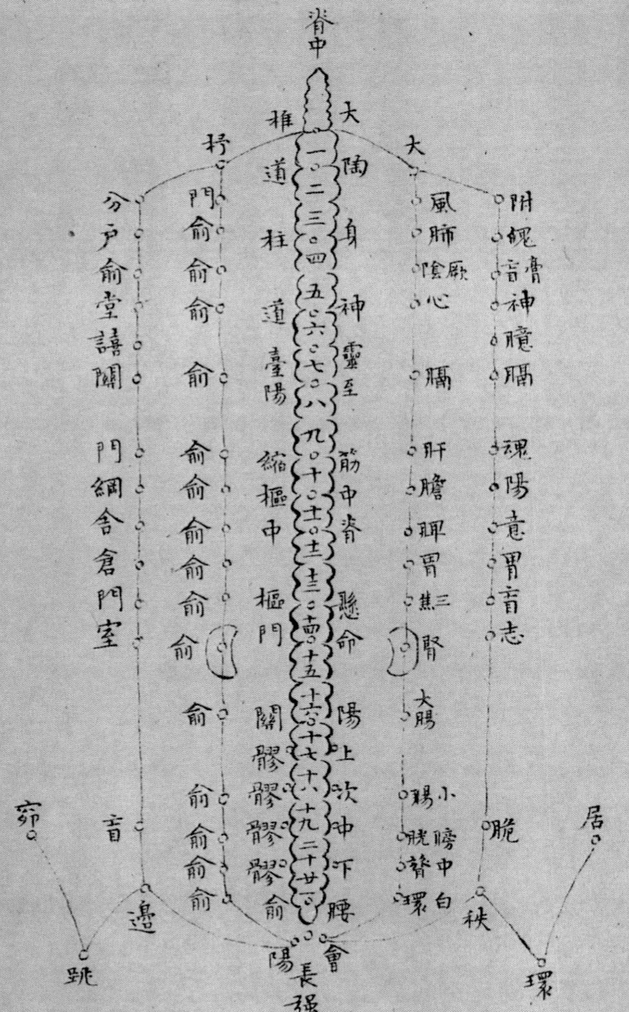

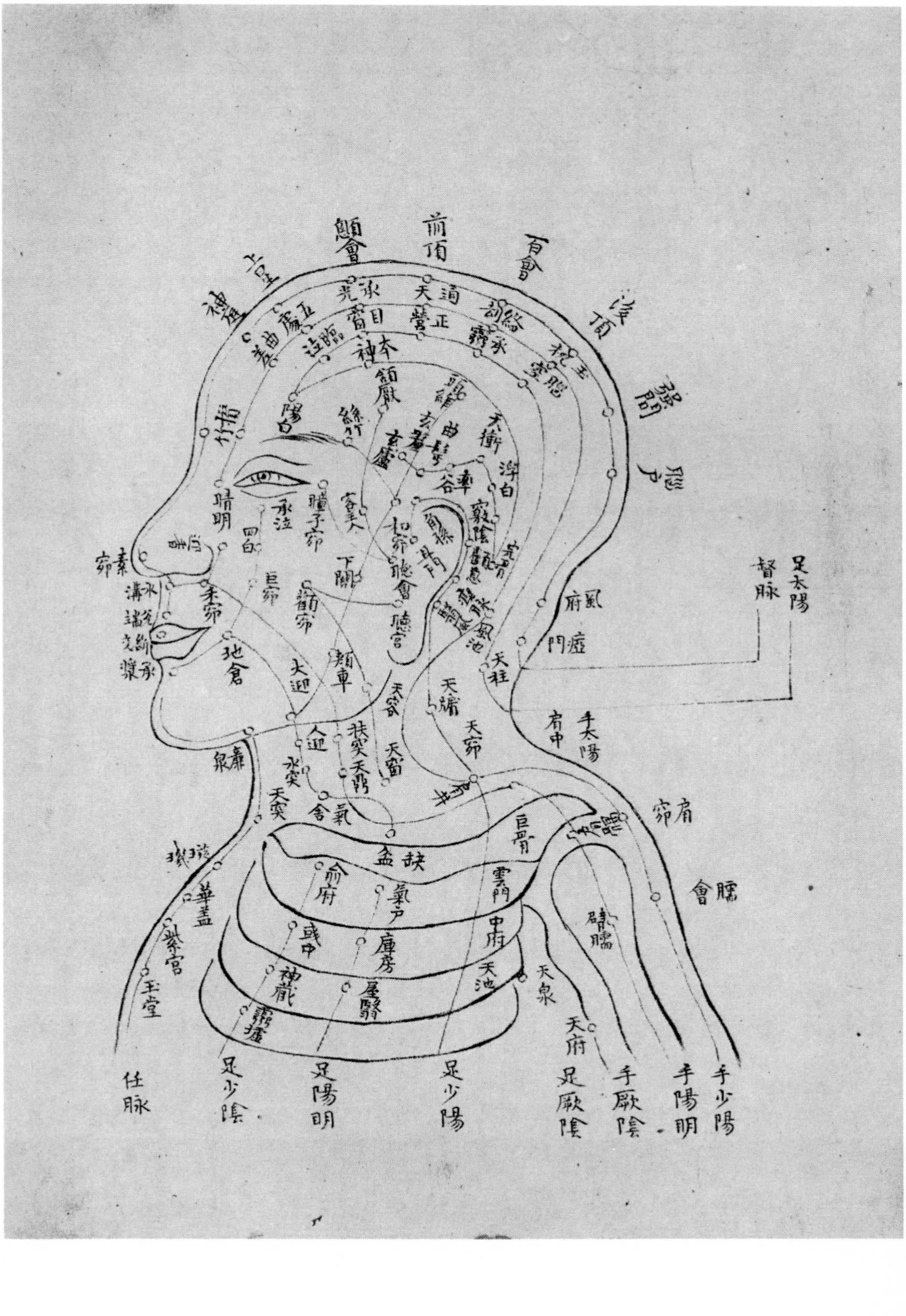

顖會
前頂
百會
後頂
強間
腦戶
風府
瘂門
天柱
足太陽
督脉
睛明
承泣
四白
巨髎
地倉
大迎
頰車
下關
聽會
聽宮
天容
天牖
天窗
天鼎
扶突
人迎
水突
氣舍
天突
廉泉
缺盆
巨骨
肩中
手太陽
肩髃
臑會
俞府
氣戶
雲門
中府
彧中
庫房
神藏
屋翳
天池
天泉
天府
華蓋
紫宮
玉堂
任脉
足少陰
足陽明
足少陽
足厥陰
手厥陰
手陽明
手少陽

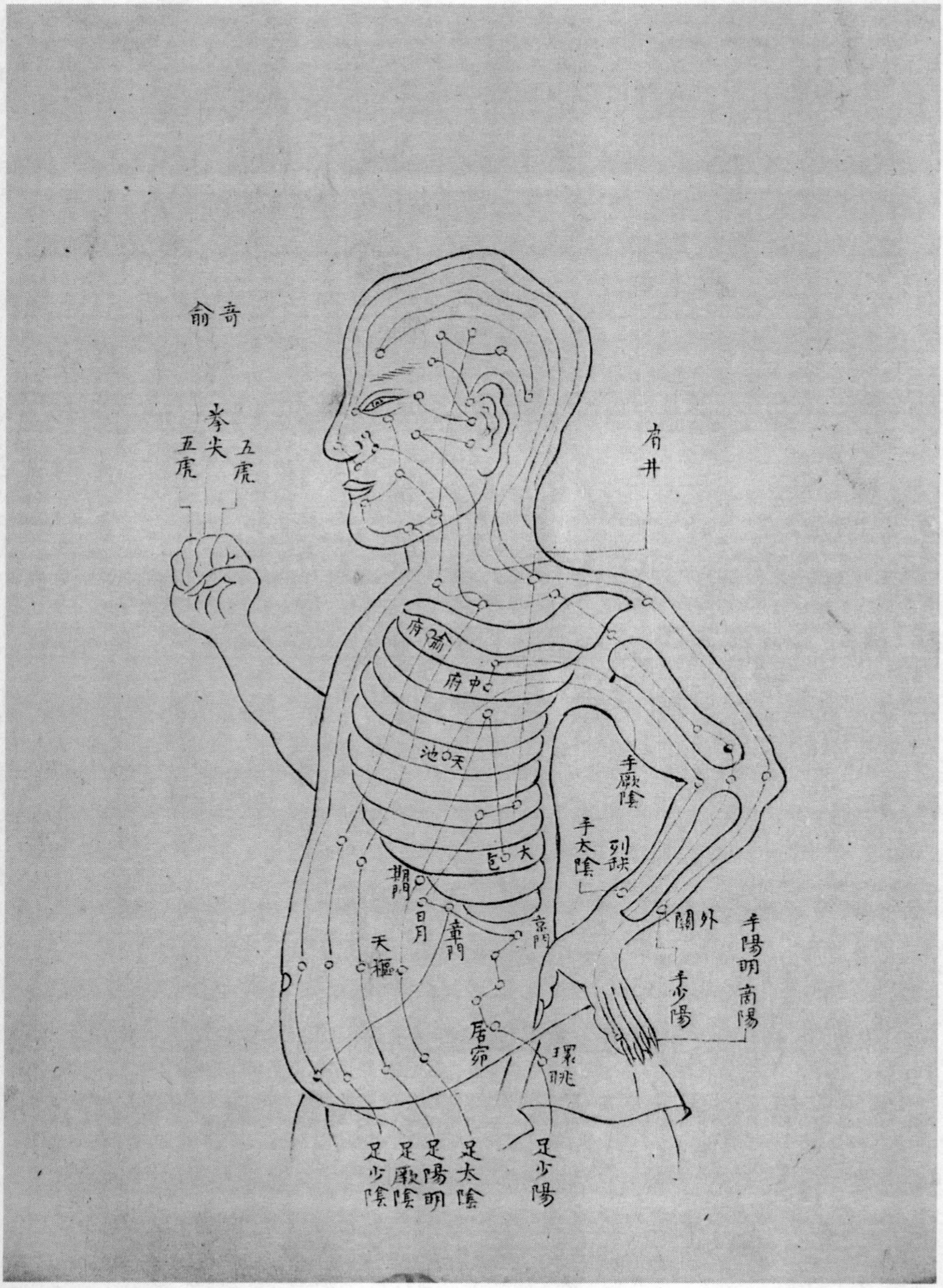
奇俞
拳尖
五虎
五虎
肩井
府俞
中府
天池
手厥陰
手太陰
列缺
大包
期門
日月
章門
京門
天樞
外關
手陽明 商陽
手少陽
居髎
環跳
足少陰
足厥陰
足陽明
足太陰
足少陽

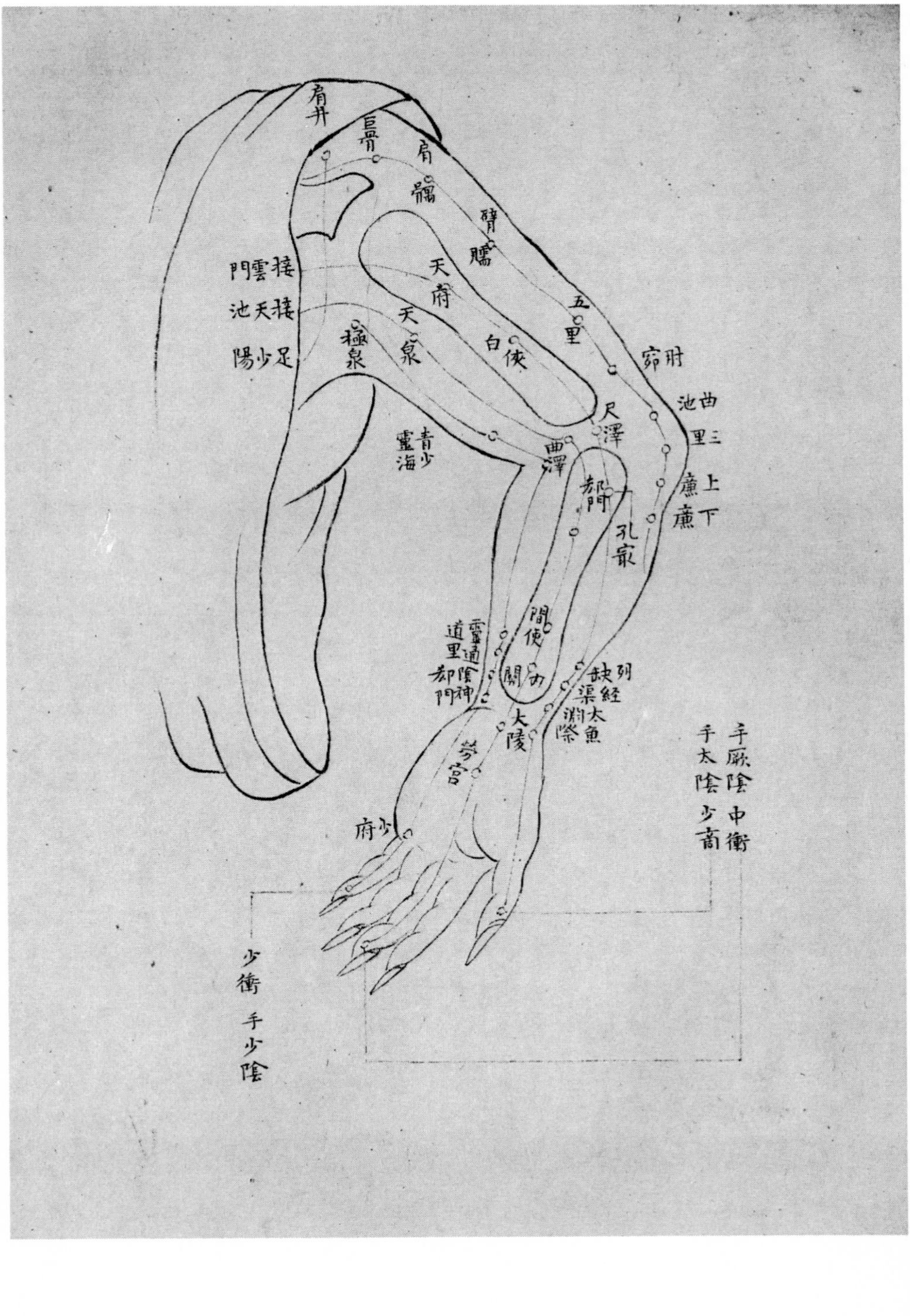

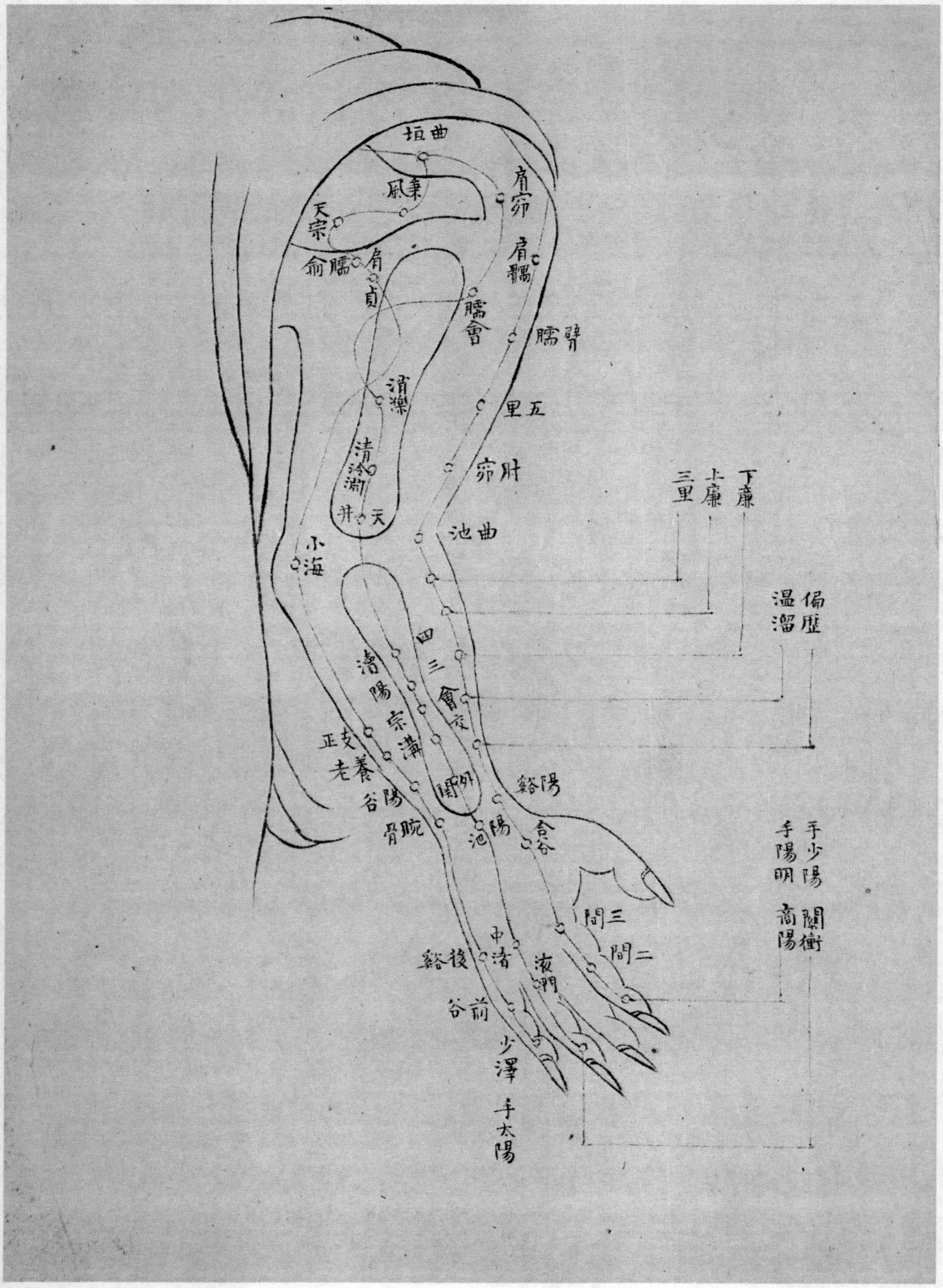

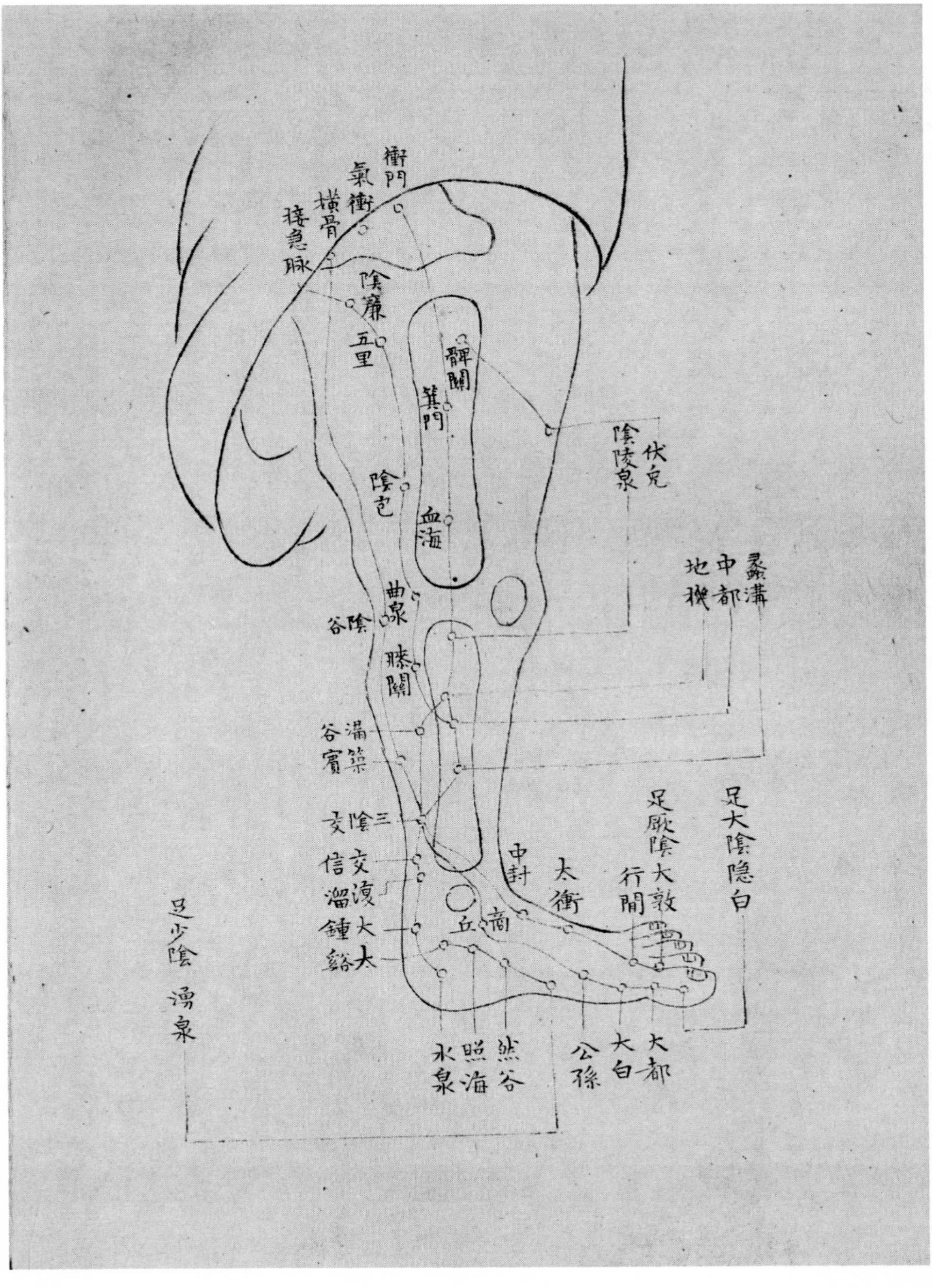
衝門
氣衝
横骨
接急脉
陰廉
五里
髀關
箕門
伏兎
陰陵泉
陰包
血海
蠡溝
中都
地機
曲泉
陰谷
膝關
漏谷
築賓
三陰交
交信
復溜
大鍾
太谿
中封
太衝
足厥陰大敦
行間
足太陰隱白
商丘
足少陰湧泉
水泉
照海
然谷
公孫
太白
大都

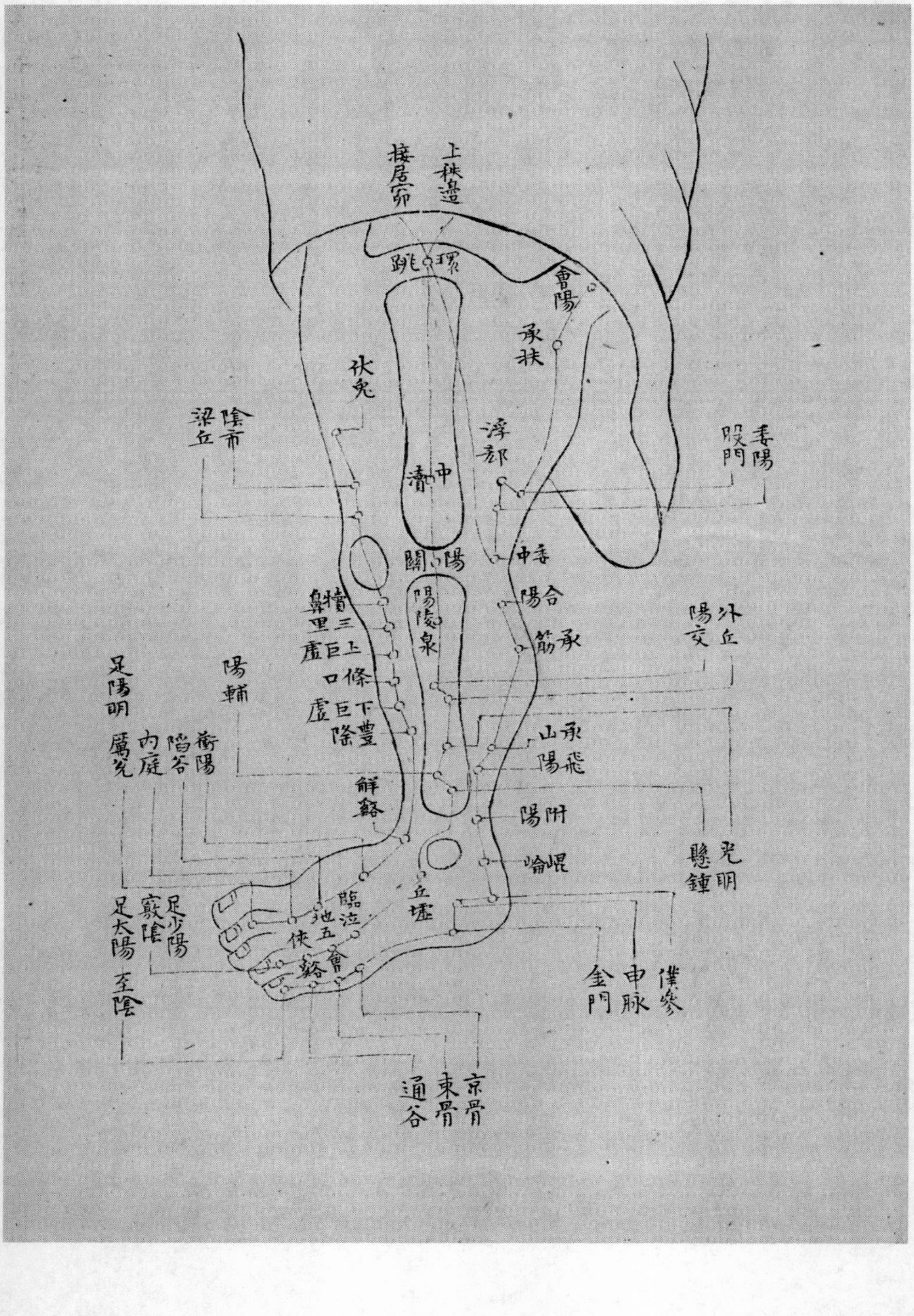
環跳
會陽
承扶
伏兔
陰市
梁丘
浮郄
委陽
殷門
中瀆
陽關
委中
合陽
陽陵泉
犢鼻
三里
上巨虛
條口
下巨虛
豐隆
承筋
外丘
陽交
陽輔
承山
飛陽
解谿
附陽
崑崙
光明
懸鍾
足陽明
厲兌
內庭
陷谷
衝陽
丘墟
臨泣
地五
俠谿
足少陽
竅陰
足太陽
至陰
僕參
申脈
金門
京骨
束骨
通谷

右尊生圖要一冊衡山先生手圖而書之者也内而藏府外而脉穴纖悉具備而又備載補瀉諸方學者觀此如飲上池水矣先生晚歲極意珍攝宜乎克享上壽

也

後學周王球跋

推拿摘要辨症指南一卷

〔清〕徐恜忓編 〔清〕王兆鰲重校

清光緒二十四年（一八九八）念慈抄本

推拿摘要辨症指南一卷

本書爲中醫推拿類醫著。徐尚慧，字忕忊，以字行。王兆鰲，字學汶，號汲古老人。本書被收入徐氏《婦嬰至寶》第八卷。内容皆輯録自清代熊應雄《推拿廣意》卷上和卷中，圖文抄繪近似，僅次序略有調整。此本即念慈氏據刻本抄録。

推拿摘要辨症指南（係諸大小兒疾病秘訣）

玉峰王兆鼇學汶重校

保嬰一術唇白咽乾口不能言脉無可憑蓋欲知小兒之病必審其色也左頰青龍屬肝右頰白虎屬肺天庭高而離陽心火也地閣低而坎陰腎水也鼻在面中而脾應脣屬陽觀乎色之所現知其病之所起舌乃心之苗目為肝之竅胃流注於兩頤腎通竅於兩耳爪則筋餘而脾為之運髮乃血餘而腎為之主脾司手足腎運牙齒苟辨疾之盛衰即屬病之虛實能觀乎外可知其內也紅光見而熱痰壅盛也青色露而驚癇怔忡也如煤之黑兮中惡傳遍也似橘之黃兮脾傷吐瀉也白乃疳勞也紫為熱癇青遮口角難醫也黑掩太陽莫治也年壽赤光多生膿血也山根青黑也頻見災危也朱雀貫於雙瞳火入水鄉也青龍遶於四肢肝乘脾部也瀉痢而面赤者須防咳嗽而氣

青黃異也面青而唇口撮也疼痛與腹面赤而目竄視驚搐將也大光焰也外感風寒金氣停中蓄積滿也乍白乍黃々后數連綿也又赤又青也風邪緊急氣之々今顯陷成痼也與衰兮頭毛作穗脾冷則口角流涎也肝脾痺則目生眵淚也而目虛浮也定腹脹而氣喘々眉毛頻々蹙也況腹痛而多啼也風熱二泄如黃也如綠如靛也左右兩頰似青黛也即成客忤也風門黑主疝而青主驚也分屬之暗晴也而光滑者主無病兮肝風將發也面若塗朱兮心火熾炎也伸縮就冷陽熱無疑也坐臥愛暖陰寒可必肚大脚細脾欲困而成疳也目瞪口張勢已危而必斃也察之若病治必得瑞鴉聲魚口也棲費神思也肉脫皮皺也神勞氣乏也蛔出兮脾胃將絕也唇冷兮臟府先敗也五體以頭為尊也一面惟神可惜也況乎聲有輕重之不同啼有乾濕之頓異也病之初作也必先呵欠也々膈發恐作驚啼也

重舌木舌熱積心脾哽氣喘痛大傷肝肺齒齦兔唇齦牙疳下寒哺露食積心熱欲睡而不醒

脾熱好睡而不醒咳嗽失音者肺虛之病後失音者腎怯腹痛而口流清水者蟲動瀉之痢而大便

酸臭者食積口噯嘔而脾寒舌長伸而心熱煩熱悲惡見燈光而肝熱脾虛愛吃泥土雞胸兮

肺火脹於胸膈龜背兮腎風入於骨髓鼻中乾燥金受火刑肚大青筋土遭木尅丹瘤瘡

痫皆胎毒之留遺五疳瀉痢繞食積之停滯腹痛寒侵口瘡熱燥臍風忌於一臟受蒸陽

於周風驚自熱來之潮因痰至驚本心生風從肝使急驚屬熱宜乎清涼慢驚屬虛

宜於補而痘日天瘡疹日麻子痘屬五臟疹屬六腑疹宜清涼痘宜溫補先明陰陽

次識表裏補瀉得宜治有何難貴臨機之通變毋執一之成模

入門察色

面部之氣色者，十二經總見之處。面五位色青者，驚積不散，欲發風病；五位色紅者，傷寒痰積壅盛，驚悸不安；五位色黄者，食積癥傷，疳候痞癖；五位色白者，肺氣不實，滑泄吐利；五位色黑者，臟腑欲絕，爲病危惡。面青眼青，肝之病也；面赤唇紅，心之病也；面黄鼻黄，脾之病也；面頰白色，肺之病也。五處各有所出，細探其象，可知表裏虚實，其補瀉寒熱之法詳大彰明者也。○五位即左頰、右頰、天庭、地閣、鼻準也。

五視法

一視兩目，夫兩目乃五藏精華所聚，一身精氣所鍾，若精采黑光滿輪，精神明快，兒必長壽，雖有疾病亦易痊愈。若白珠多，黑珠昏朦，睛珠或黄或小，精神昏懒，此父母先天之氣薄弱，稟受既虧，兒多夭逝也。

二聽聲音。凡小兒聲大而亮，乃臟腑氣血充足，必易長成。若生來不大聲啼哭，此因有一臟滯竅未通，神氣之未足也。或音如嗽唧呷啞之狀，此兒不壽必夭。

三視顖門。蓋兒有顖門，乃稟母血而充；後顖門乃受父精而實。若前後顖門充實，其兒必壽。若父之精氣不足，既視陰令兒後顖堅老不實；母之稟受不足，血弱多病，令兒前顖虛軟不堅，多生疾病。若父母氣血俱不足，其兒必夭。若此，即其父母亦不能保其天年。耳前顖前有一窩，所謂泥丸宫，後顖即腦後頂門中，名百會穴。前後顖門俱不合，名解顱。

四視形貌凡兒口大鼻端眉清目秀五長相朝部位相等此乃福壽之基一生無疾若口小鼻塌眉仁皺促雖無病而將夭設或不夭而終病殘也

五視毛髮夫毛髮受母血而成故名血餘也母血充足兒髮則黑而光潤母血衰則髮漏稀疏或焦黃多憊兒髮必黃槁焦枯或生白少頭之遠此兒精神不充兒生瘡病

調護歌

養子須調護看承莫縱馳乳多終損胃食壅即傷脾衾厚非為益衣單正所宜無風頻見日寒暑順天時

入門試法

男左女右看陰紋時所掐中指節舌出者死吸而痛者生久不醒掐中指咬崑崙穴○倘非危候不用此

法

五指冷熱歌

入門須看嬰兒性男左女右分明認五指若是冷似冰必是驚風來得盛五指心口熱如火夾食傷寒風

邪症食中名指熱風寒食中名冷吐瀉定中指熱兮是傷寒中指冷兮麻痘認食指熱兮身

上燒食指冷兮上膈向中名熱兮夾驚風中名冷兮傷食症

看小兒脈法

三歲以上乃以一指按寸關尺三部以六七至為平脈添則為熱減則為寒洪浮風盛數則多驚

沉滞為虚沉实為積沉緊腹痛沉弦喘急緊促為瘡疽緊数為驚風虚數慢驚緊盛風癇

軟而細疳蟲牢而實便結滑主痰壅芤主失血虚而有氣為驚弦急客忤須識

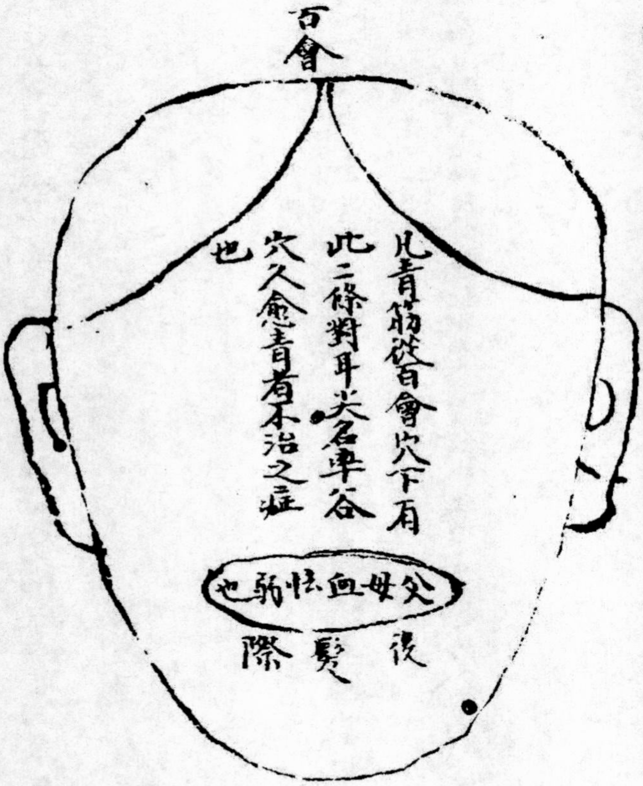

百會
凡青筋從百會穴下有此二條對耳尖名串谷穴久愈青者不治之症也
父母血怯弱也
後髮際

正面諸穴圖

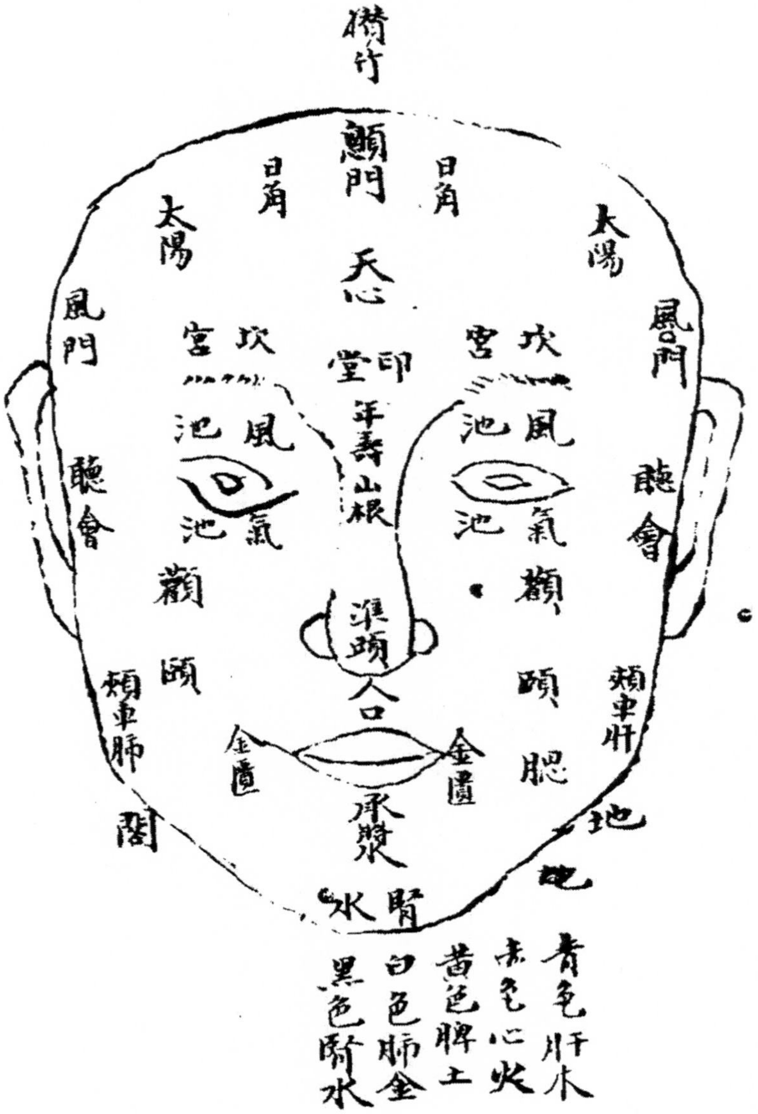
攢竹
顖門
日角
日角
太陽
太陽
天心
風門
風門
宮
坎
宮
坎
印堂
風池
風池
年壽
山根
聽會
聽會
氣池
氣池
顴
顴
準頭
頰車肺
頰車肝
頤
頤
人中
腮
金匱
金匱
承漿
閣
地
地
腎水
青色肝木
赤色心火
黃色脾土
白色肺金
黑色腎水

面上諸穴歌

心屬火兮居額上，肝主左頰肺右向，腎水在下頦所司，脾居上下準頭相。肝青心赤肺病白，腎黑脾黄不須惑，參之元氣實與虛，補瀉分明稱神術。額上青紋因受驚，忽然奪命遠迎何此早，早求靈藥莫依根源漸漸深。印堂青色受人驚，紅白瘡傷水火侵，若要安然無疾病，鎮驚清熱即安寧。年壽微黄為正色，若平更陷夭難禁，忽然痢疾黑危候，霍亂吐瀉黄色深。鼻頭無病要微黄，黄甚偏憂入死鄉，黑色還遲煩躁死，靈丹難必救延殃。兩眉青者斯為吉，霍亂纔生黄有餘，煩躁夜啼紅色見，紫由風熱赤累還殂。兩眼根源本屬肝，黑瞳黄色是傷寒，珠黄痰積紅為熱，黑白分明仔細看。太陽青色定為驚，赤主傷寒紅主淋，要識小兒

疾病驚青筋直向耳中生　風氣二池黃吐逆若還青色定為風驚啼頻大多躁紅為熱驗

兩手如蓮客熱攻　兩頰赤色心肝熱多啼笑色休歎明醫見此不須憂一服清涼便愉悅

兩顴微紅虛熱生紅赤熱甚痰積成色青脾受風邪症青黑脾風藥不靈　兩腿青色

人中下唇臨面黃色須知是滯歐金匱之紋青若見慢驚多次不須疑　承漿黃色食時驚赤

主驚風所感形吐逆色黃紅則痢要須子細與推尋

關紋辨色歌

紫色紅傷寒青驚白色疳黑紋因中惡黃色困脾端

小兒無患歌

孩兒常體貌情態喜安然鼻內無清涕喉中絕沒涎頭如青黛染唇似點朱鮮臉若花
映竹頰縱水浮蓮喜引方纔笑非時口不宣縱哭無多哭雖眠不久眠意閑波浪靜情若
鏡中天此上多安吉何愁疾病纏

推法

一推坎宮自眉心分過兩旁二推攢竹自眉心交互直推後掐之大指並掐一顖[illegible]往眼轉為補四運耳
上三運太陽往耳轉為瀉
背高骨推後掐之大指並掐一顖會二風門三太陽四在額五以一指揭掐天心下而後高骨耳珠人
中承漿俱不必太重其面部常用不易者凡諸般驚症傷寒瘧痢俱先用此法為通久病虛弱
多汗痢疾推而不掐為是因是推手必先從三關退從指尖上起也而重虎口并合谷且補脾胃

補一身之根本於陰陽於一身之寒熱亦不可慢五運八卦涼則多補熱則多瀉於陰陽陽則宜重
陰則宜輕若夫五臟六腑之咳嗽推肺經須緣推心之類豈可一概混施甚得在人心因病舉措用舍
變通存由是推腳宜運崑崙以回指圍而指之偏熱信風喻分諸穴未推之先在承山推下數遍
為妙其餘在人審之必施治

拿法

太陽二穴屬陽明起手拿之定醒神再背穴緊扶腎經驚風瘦吐一齊行肩井肺經能發汗
脫肛痔漏總能醫遵反五奶膏肓屬胃去風止吐力非輕曲池脾經能定搐有風有積見相應肚痛
太陰脾胃絡瘧而泄瀉任擘停下郄曲股百要穴調和手足之諸驚肩上琵琶肝臟絡奔宮壯

數又清神合合穴八廓連虎口開闔開竅解胸神沉魚肚脚脛抽骨交醒神神瀉少陽經莫道勝

脘無大助兩般開結要他清十二三陰交穴要孫通血脈目釣匀記行氣驚驚慢驚驚下上而行此是

神仙真妙訣須要配合要知音天市眼唇都向上琵琶穴上配三陰先是百虫穴走馬過關關後降痊

行角弓反張人驚怕十二經中氣早針肩井頰車承漿緩刺湯調水臍千金此後男人往左刺女人

反刺右還針生死人門何處驗指頭中節指知音此是小兒真妙訣要于三部病何驚

又

究其義行如何說要在三關用手訣只掐心經與內勞天行五至何愁此此不然重掐二扇門大汗霖雨要

休歇若治痢疾并水瀉重掐大腸經一節側推虎口見工夫再推陰陽分寒熱若問男女咳嗽多

要知肺金多推說，離宮推起乾宮止，中間只許輕輕捏。一運八卦開胸膈，四推橫紋和氣血，五臟六腑之氣未閉，運動五經開其塞。飲食不進人著忍，推動脾土即喫得飲食。若人瘦弱訣，補脾土何須說。若還小便黃赤色，小橫紋與腎水節，往上而推為之涼，往下而推為之熱。小兒如著風水嚇，推動五經手指節，先運八卦後揉揉，自然平息風門脈。大便閉塞久不通，皆因六腑多受熱，小橫紋上用手工揉指節，手一節。口吐熱氣心經熱，只要天河水清切，總上指列往下推，萬病之中多用了。若還遍身不退熱，外勞宮揉掐多些，不問大熱與大涼，只消水裏撈明月。天河虎口斗肘穴，重揉順氣又生血。黃蜂入洞陰寒症，冷痰冷咳都治得。陽池穴上止頭痛，一窩風治肚痛痰，威靈穴救卒暴死，精靈穴治咳喘逆。男女眼若睜上去，重揉大小天心穴，二人上馬補腎水，管教甦醒在須臾。飲食不進推兮救九轉

三運有定穴運動八卦分陰陽離坎乾震有分別腎水一紋是後溪推上為補下為泄小便閉塞清之上
妙腎經者便補為捷六腑專治臟腑熱之遍身寒熱大便結人事昏沉總可推去病渾如湯沃雪
總筋天河水除熱口中熱氣合弄舌心經積熱眼赤紅推之可將真口訣四横紋和上下氣吼氣上
痛皆可止五經能通臟腑熱八卦開胸化痰逆胸膈痞滿最為先不是知音莫與談陰陽能除寒與熱
二便不通並水瀉人事昏沉痢疾攻足見神功在頃刻版門專治氣促攻小腸諸氣快如風男左三關推發
汗退下六腑冷如鐵女有六腑推上涼退下三關謂之熱仙師留下救孩童後學之人休輕泄

推拏手部次第

一推虎口三關　二推五指尖即推五經法　三掐五指尖　四運掌心八卦　五分陰陽　六看寒熱推三

開六腑 七凡寒熱用十大手法 後黄蜂入洞等法 八運斗肘 以上各法俱有圖

推拿面部次第

一推坎宮 二推攢竹穴 三運太陽 四運耳背高骨二十四下 以上俱有圖 五掐承漿一下 六掐兩頰車一下 七掐兩聽會一下 八掐兩太陽一下 九掐眉心一下 十掐人中一下 再用兩手提兒兩耳三下 此皆推拿不易之法

陽掌圖

男推左手女推右手

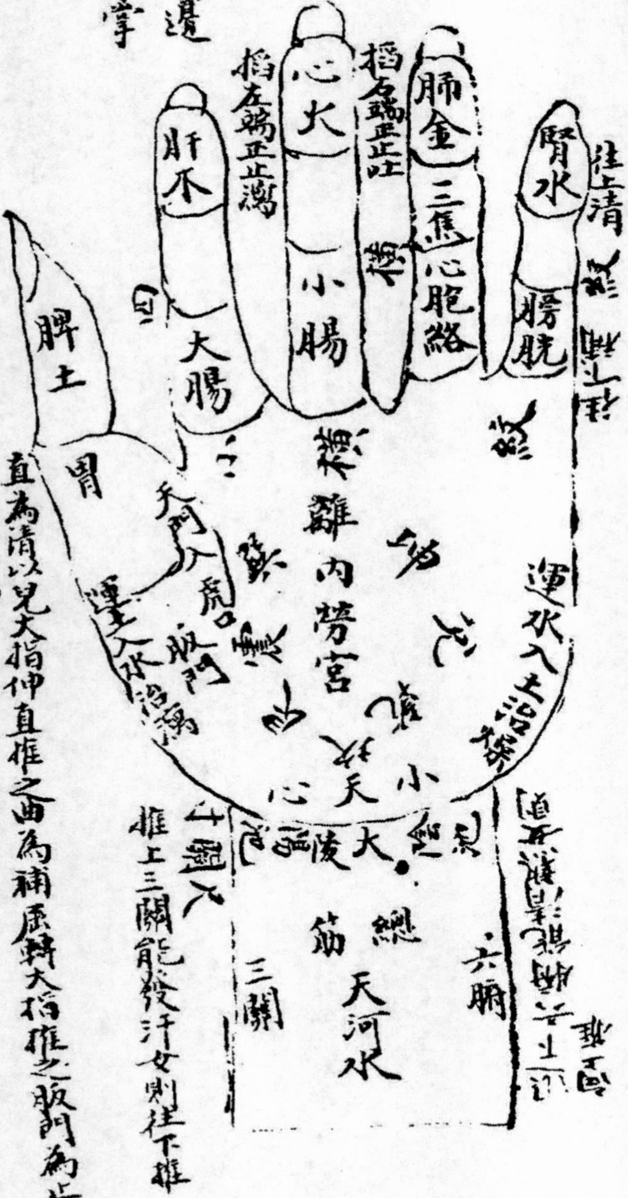

推上三關能發汗女則往下推

直為清以兒大指伸直推之曲為補屈轉大指推之皈門為止

凡推手俱推指側三關六腑亦推臂側須自下而上

端正穴在中指正節兩邊

往上是從指尖推至手掌

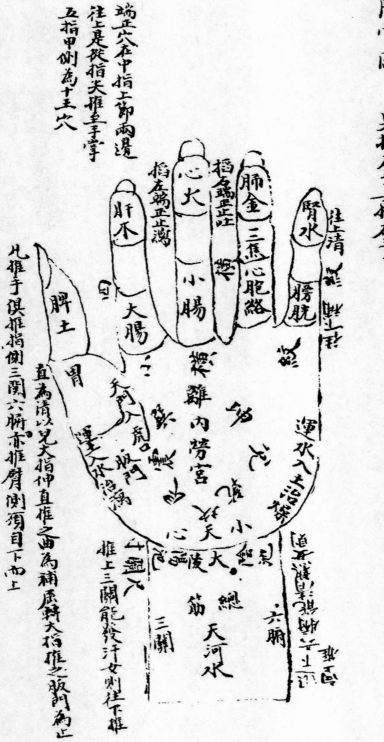

五指甲側為十王穴

陽掌十八穴部位療病歌

脾土補之省人事清之進飲食 肝木推側虎口止赤白痢水瀉退肝胆之火 心火推之退熱發汗

掐之通利小便 肺金推之止渴化痰性主通利 腎水推之退臟腑熱清小便小便短又宜補之

運五經運動五臟之氣開咽喉治肚響氣吼泄瀉 四横紋掐之退臟腑之熱止肚痛口眼歪斜

小横紋掐之退熱除煩治口唇破爛 運八卦開胸化痰除氣悶吐乳食○法詳後圖內

內勞宮屬火揉之發汗 小天心揉之清腎水 版門穴揉之除氣吼肚脹 中指節推

內則熱推外則瀉 十王穴掐之能退熱 指三關推之通血氣發汗 運水入土身弱肚起青筋

為水盛土枯推以潤之 運土入水丹田作脹眼睁 為土盛水枯推以滋之 天門入虎口推之

和氣生血生氣

臂上五穴部位源病訣

大陵指〻主吐　陽池指〻主瀉○應是陰掌陽池　分陰陽除寒熱泄瀉

天河水推之清心經煩熱止吐宜多運　三関六腑男左三関推〻發汗退下六腑即能清熱

女右六腑推〻清熱退下三関即可發汗

陰掌九穴部位源病訣

五指節揺〻去風化痰甦醒人事通関膈閉塞　乙窩風指〻止吐痛發汗去風熱

威靈揺〻能救急驚卒死揉〻能甦醒　二扇门揺〻扇大發藏腑〻熱能出汗　外勞宮揉〻和五臟淤熱左轉清涼右轉溫熱　二人上馬揺〻醒胃氣起沉疴左轉涼右轉熱　外八卦揉〻性涼除藏府秘熱結通血脈　甘載揉〻能救危痾能祛鬼祟　精寧揺〻能治風哮消痰食痞積

陰掌圖

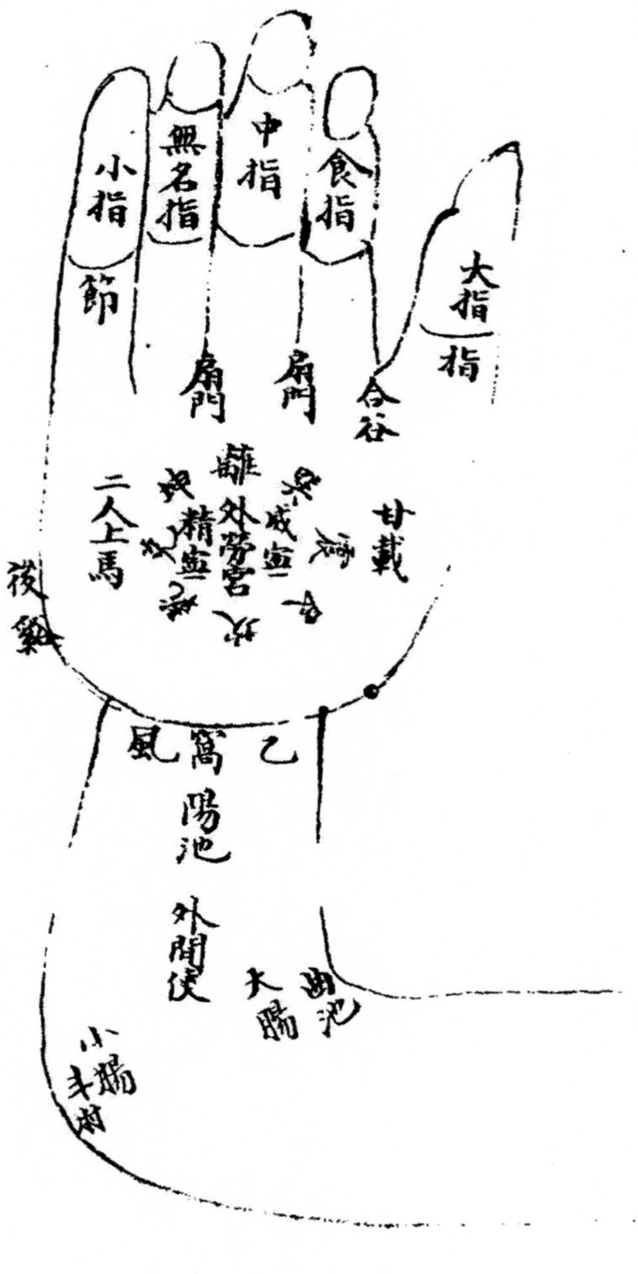

足部之圖

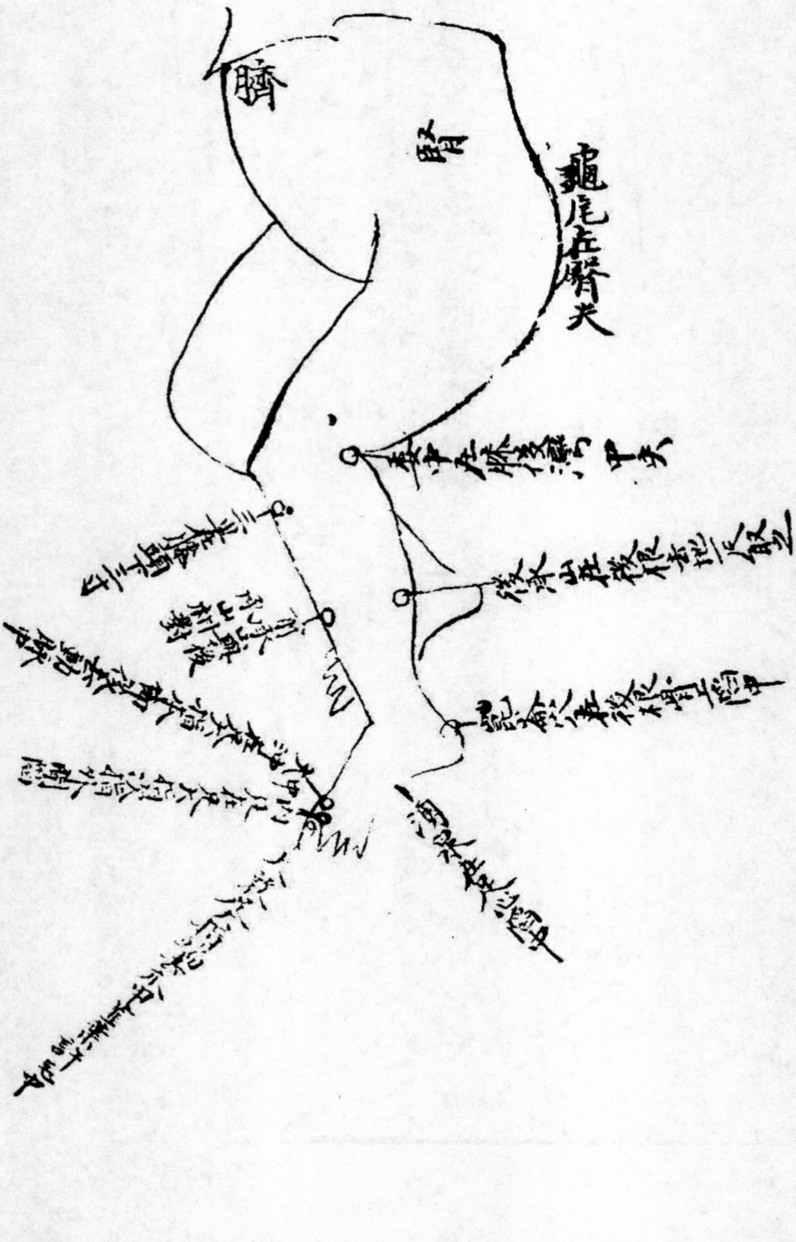

足部十二穴部位療病訣

臍上揉之治肚脹氣响如症重周圍用燈火四燋

委中掐治往前跌悶

内庭掐治往後跌悶

屢掐掐之

湧泉揉之左轉止吐右轉止瀉

前承山掐治驚來急速者

龜尾揉之治赤白痢泄瀉

三里揉之治麻木

大冲掐治危急症舌吐不治

大敦治鷹爪驚手扭撚拳咬牙者

崑崙灸之治急慢驚風危症咬之叫治不叫不治

後承山揉之治氣吼發汗

正向全身圖

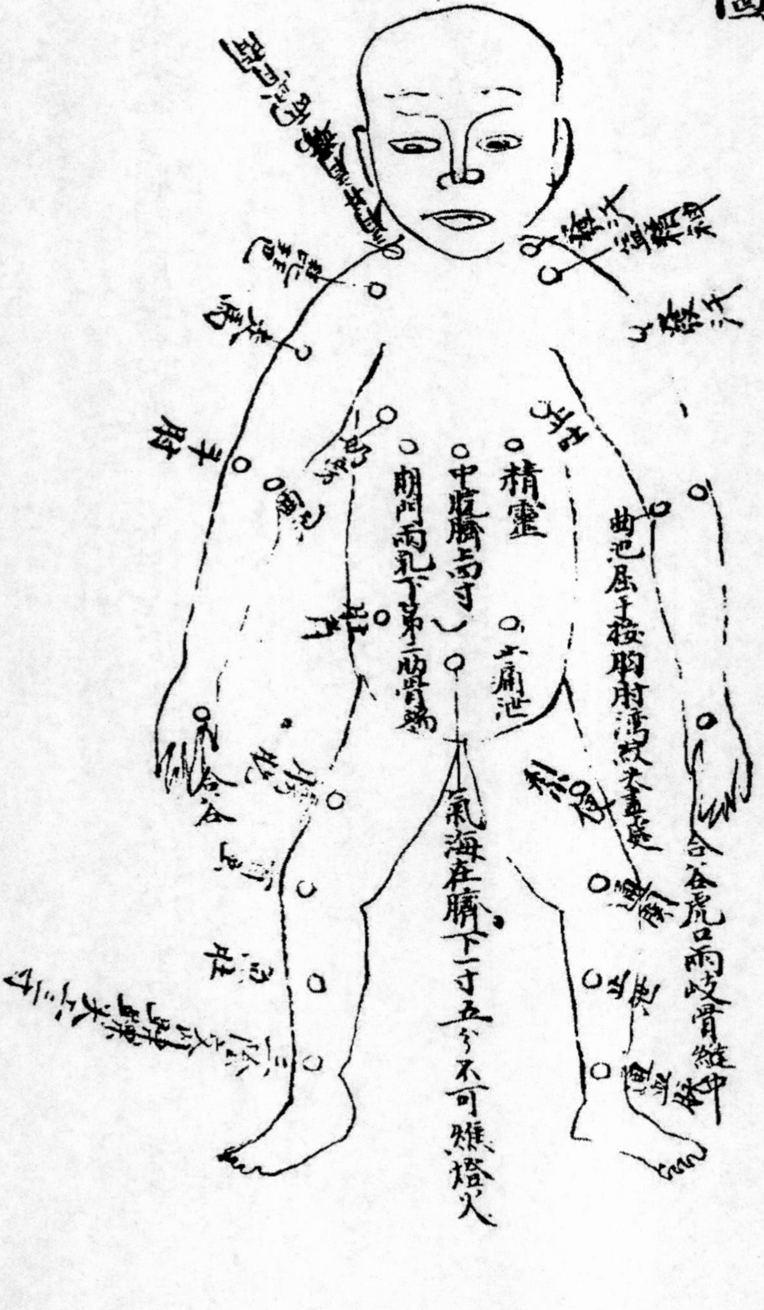
精靈
中脘臍上四寸
期門兩乳下第二肋骨端
氣海在臍下一寸五分不可燋燈火
曲池屈手按胸肘彎紋尖盡處
合谷虎口兩岐骨縫中
手肘

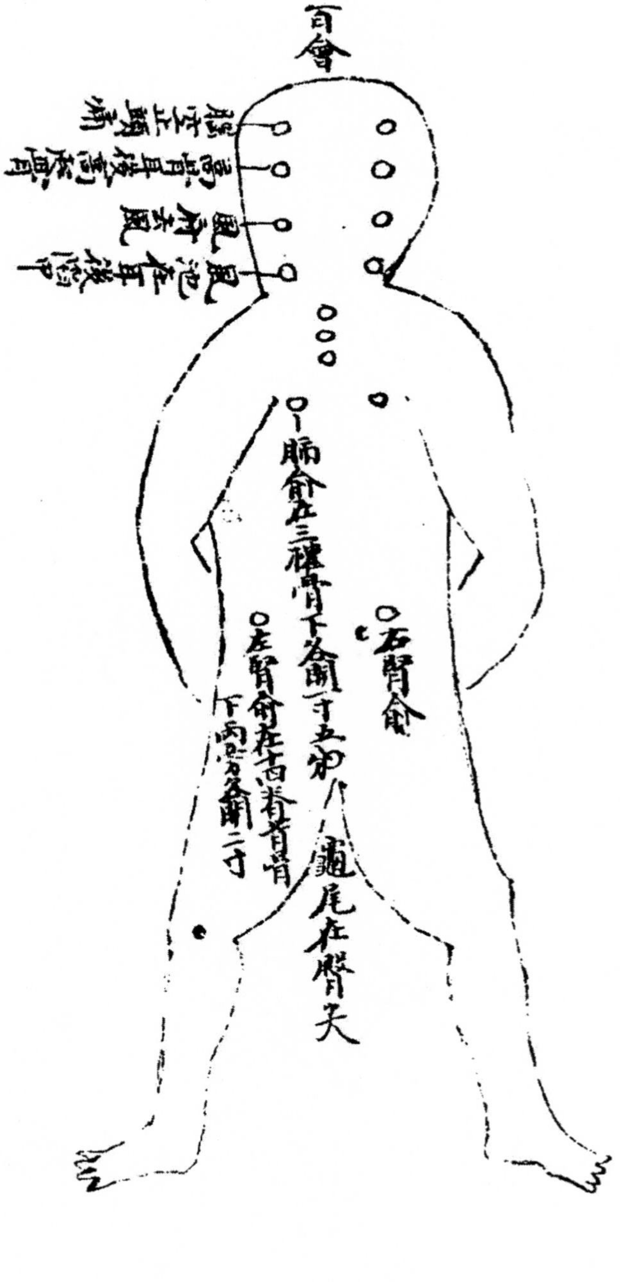
百會
腦空止頭痛
風府去風
風池在耳後陷中
肺俞在三椎骨下各開寸五分
右腎俞
左腎俞在十四脊骨
下兩旁各開二寸
龜尾在臀尖

推坎宮圖

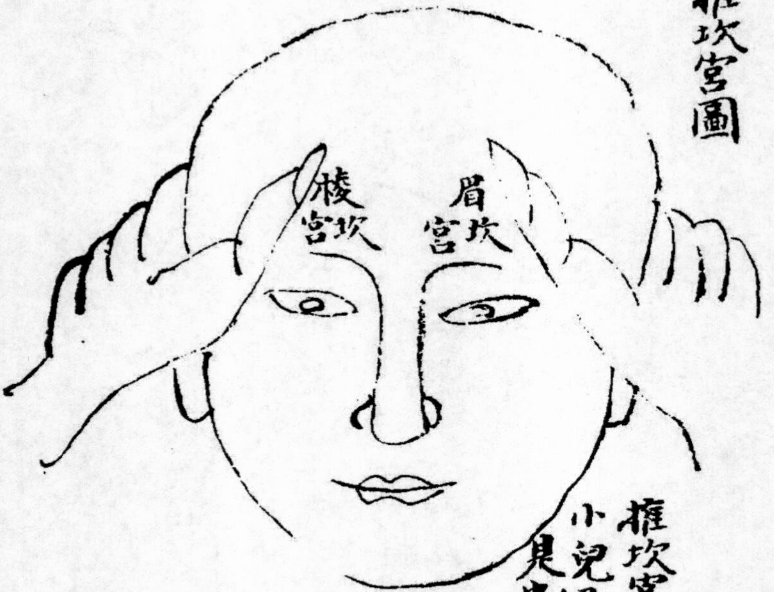

推坎宮用兩大指自小兒眉心分過兩旁是也

推攢竹圖

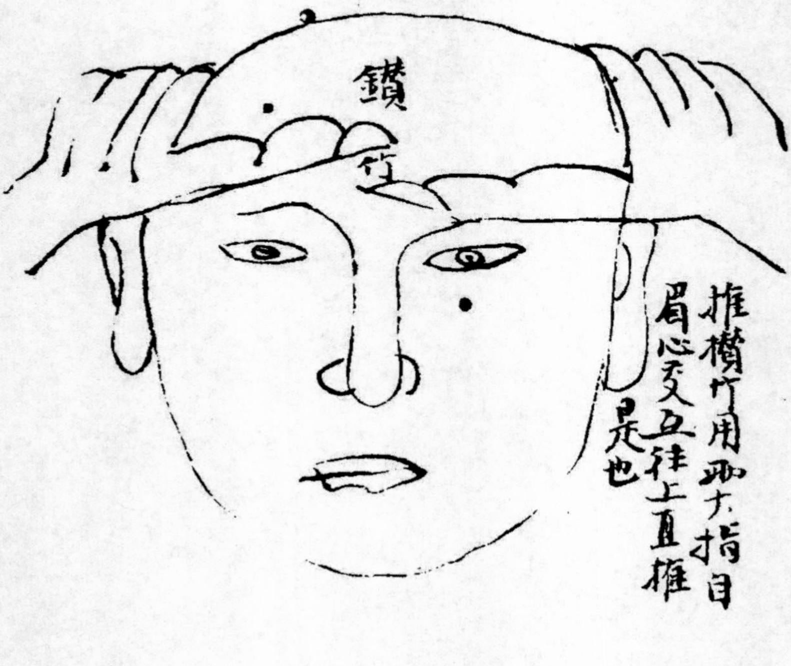

推攢竹用兩大指自眉心交互往上直推是也

運兩太陽圖用兩大指運兒太陽
往耳轉為瀉眼轉為補

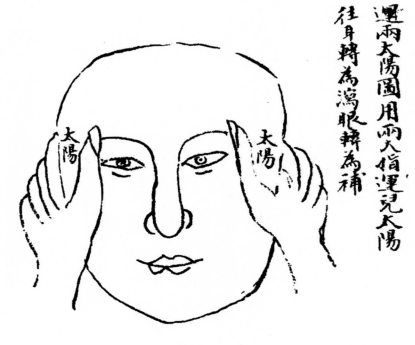

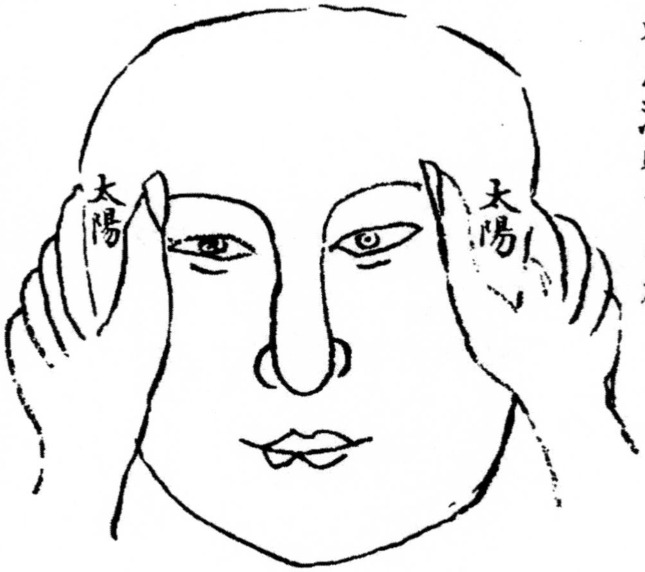

運耳背高骨圖用兩手中指無名指揉兒耳
後高骨二百下畢掐三下

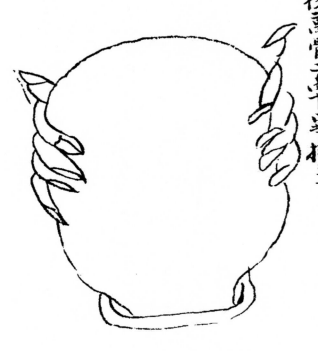

雙鳳展翅圖

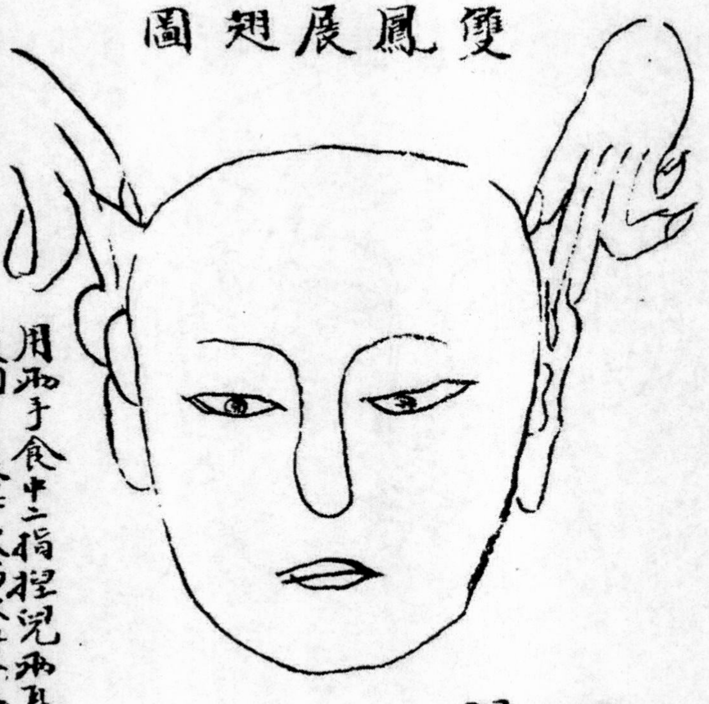

用兩手食中二指捏兒兩耳尖向上三提畢，次捏承漿，又次[illegible]鼻準，[illegible][illegible]兩太陽，[illegible]人中訖

推虎口三關圖

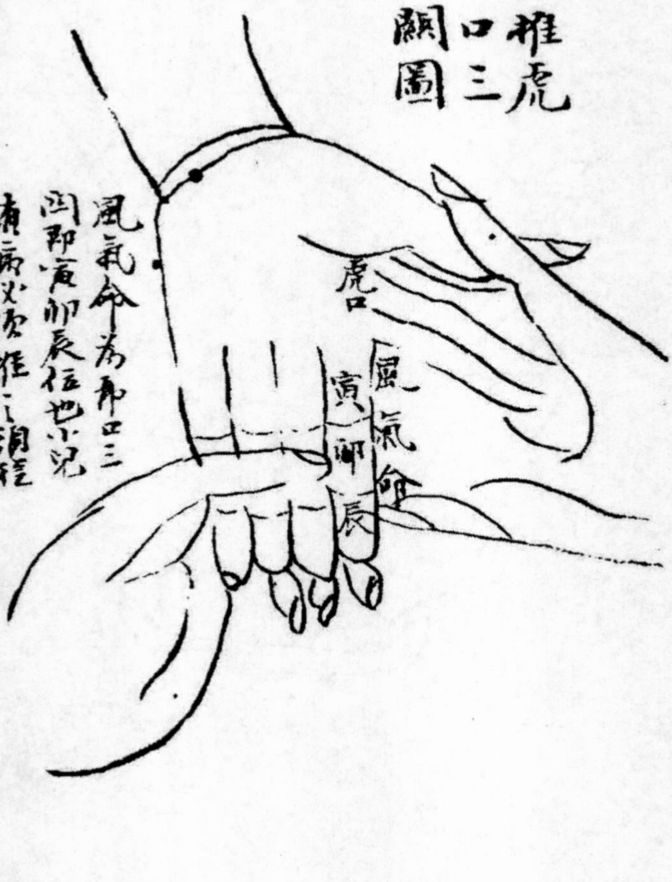

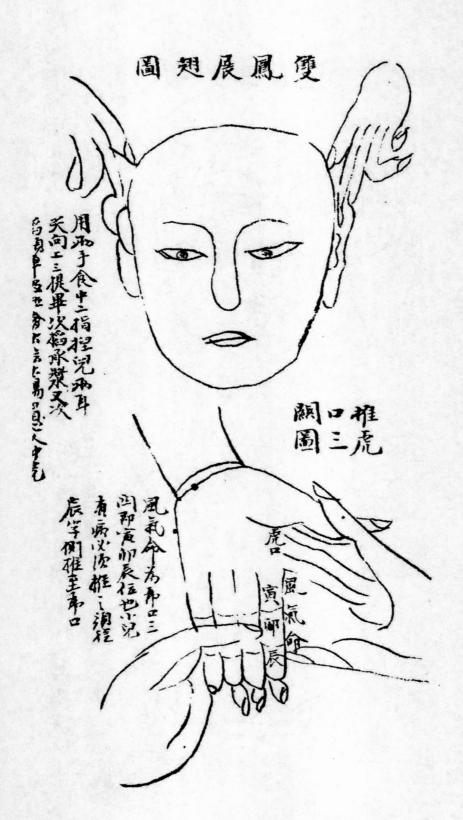

風氣命為虎口三關，即寅卯辰位也。小兒有病，以須推之，須從辰掌側推至虎口

男左女右推三關六腑圖

男推左手三關自下而上至曲池為止
女推右手三關自上而下至手骱為止
俱是發汗

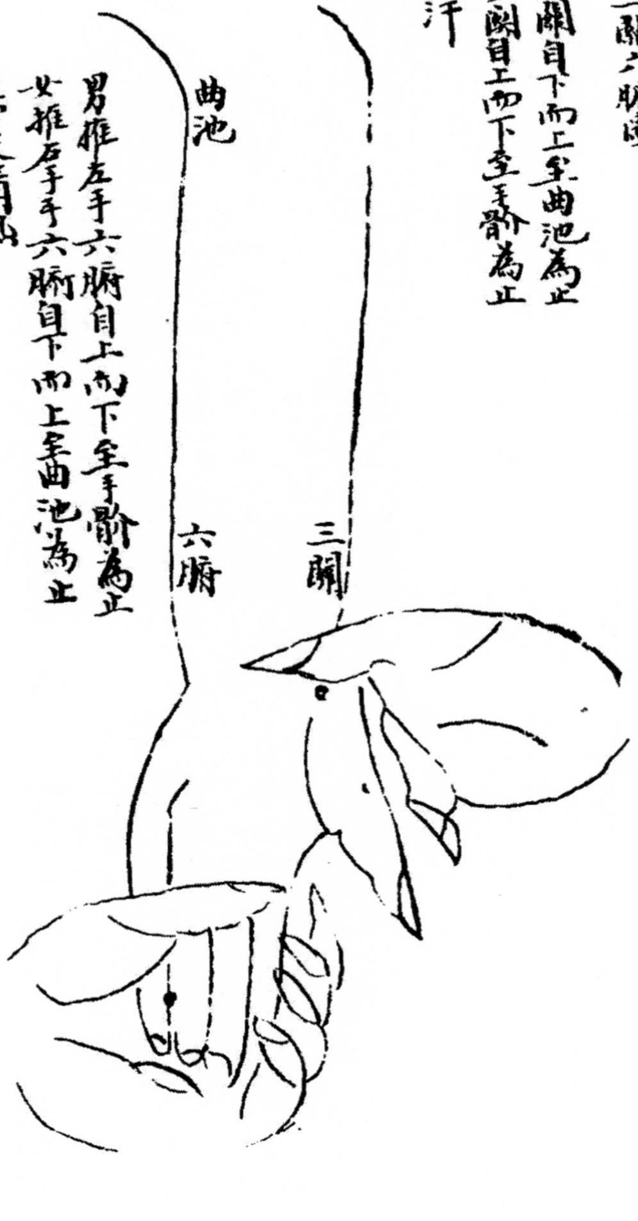

男推左手六腑自上而下至手骱為止
女推右手手六腑自下而上至曲池為止
俱是清熱

分陰陽圖

法治乍寒乍熱不均將兒手向上用兩手托住將兩大指往外分陰陽二穴陽穴宜重分陰穴宜輕分小兒有病必須分之

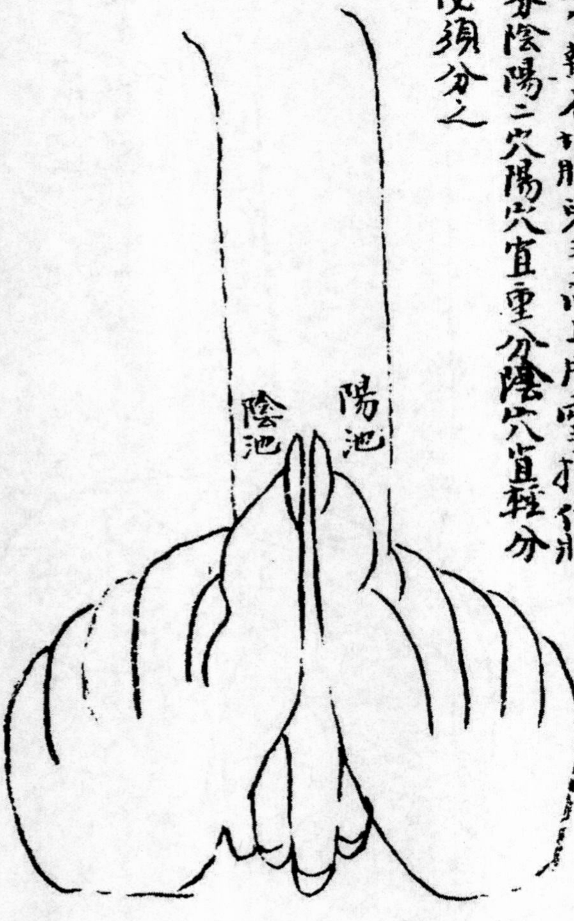

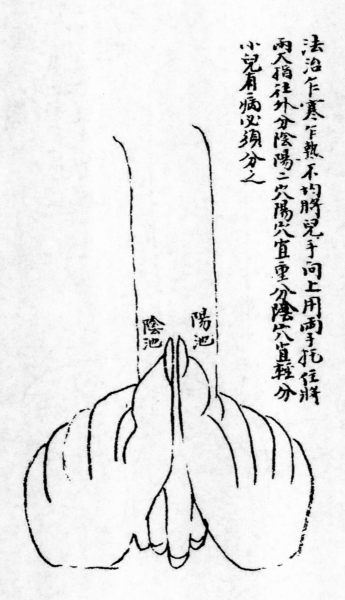

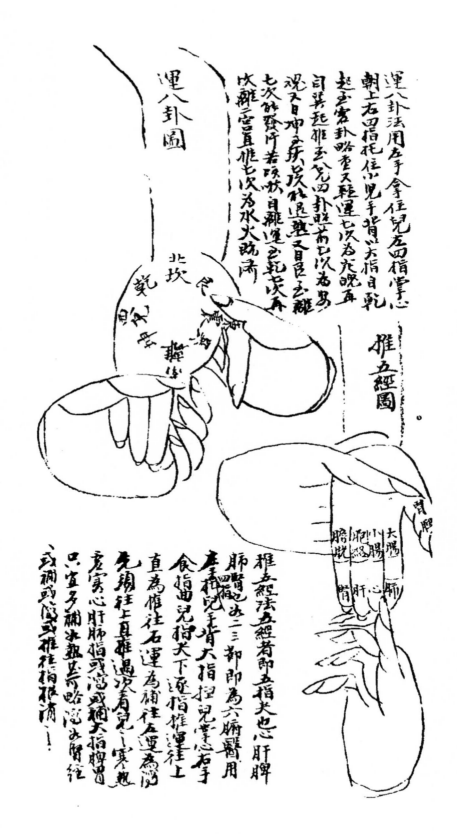

運八卦法用左手拿住兒左四指掌心朝上右四指托住小兒手背以大指自乾起至震卦略重又輕運七次為定魄再自巽起推至兌四卦略重七次為安魂又自坤至坎、艮次輕運重又自艮至離七次能發汗若咳嗽自離運至乾七次再坎離二宮直推七次為水火既濟

運八卦圖

推五經圖

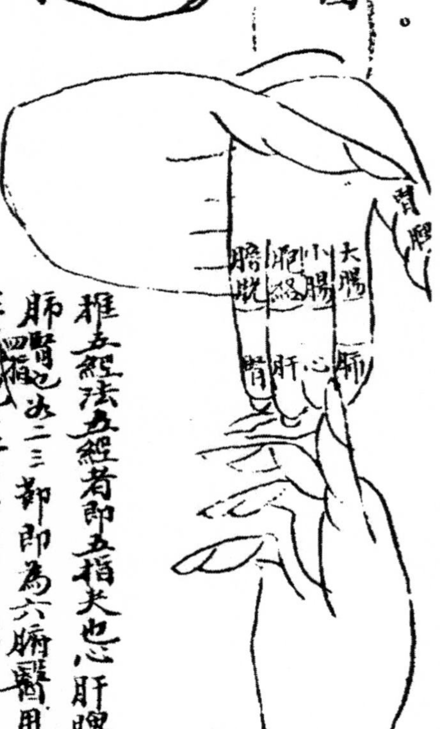

推五經法五經者即五指尖也心肝脾肺腎也以二三節即為六腑屬用左手四指托兒手背大指捏兒掌心右手食指曲兒指尖下逐指推運往上直為推往右運為補往左運為瀉先須往上直推過次看兒之寒熱虛實心肝肺指或瀉或補大指脾胃只宜多補如熱甚可略瀉如腎經或補或瀉或推往指根清之

二龍戲珠法 此法性温醫將右大食中三指捏兒肝肺二指左大食中三指捏兒陰陽二穴往上一捏一捏捏至曲池五次熱症陰捏重而陽捏輕寒症陽重而陰輕再捏陰陽二穴將肝肺二指搖擺二九三九是也

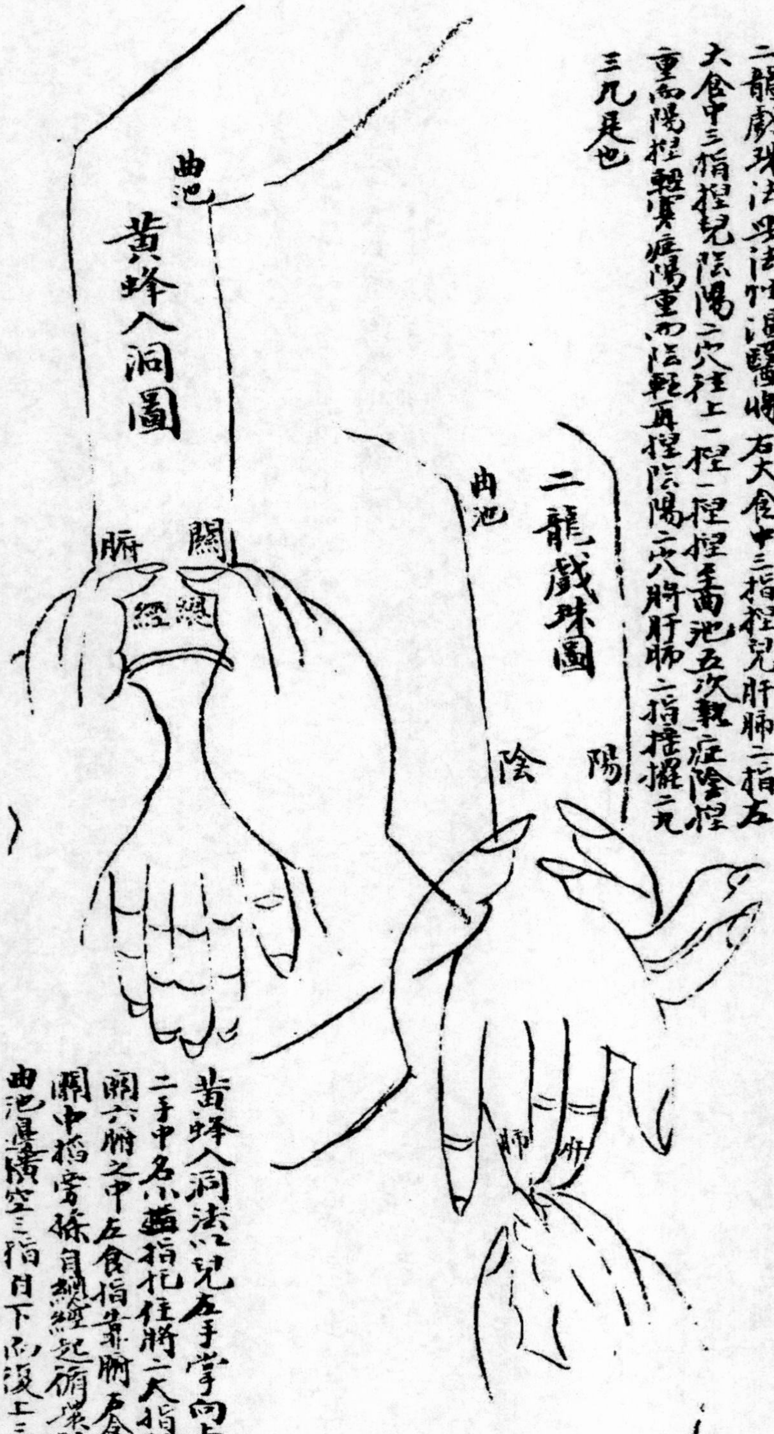

黄蜂入洞法 以兒左手掌向上醫用二手中名小無指托住將二大指輕按三關六腑之中左食指靠腑右食指靠關中指旁係自總經起循環轉動至曲池邊横空三指自下而復上三四轉為

蒼龍擺尾法醫右手一把拿小兒左食中名三指掌向上左手側掌從總經起搓摩至天河及手肘略重些自手肘又搓摩至總經如此一上下三四次又將左手大食中三指捏兒手肘右手照前拿搖動九次此法能退熱開胸

猿猴摘果法此法性温能治痰氣除寒退熱用左手食中兩指捏兒陽穴大指捏陰穴寒症將右大指從陽穴往上揉至曲池轉下揉至陰穴名轉陽過陰熱症從陰穴揉上至曲池轉下揉至陽穴名轉陰過陽俱揉九次

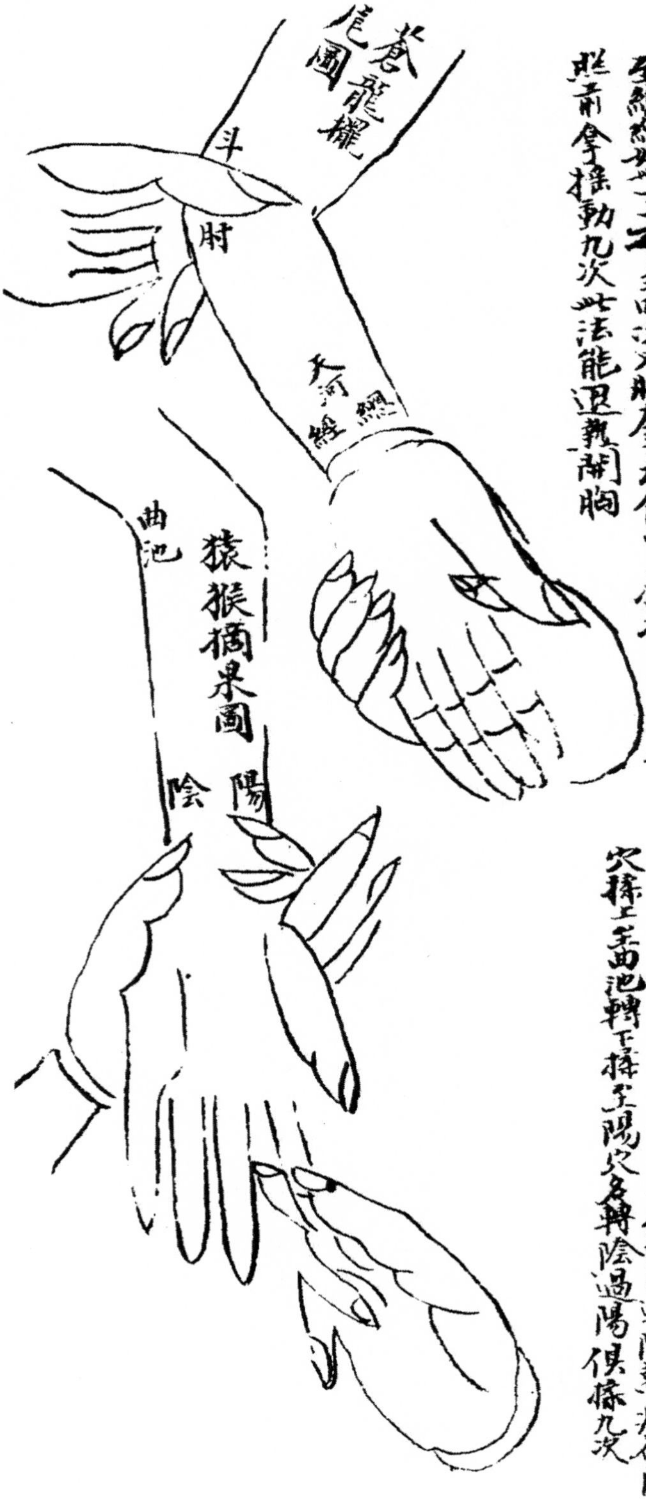

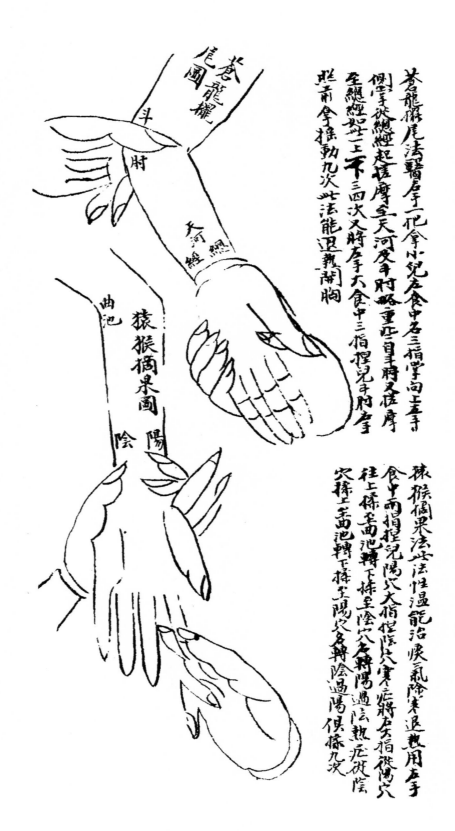

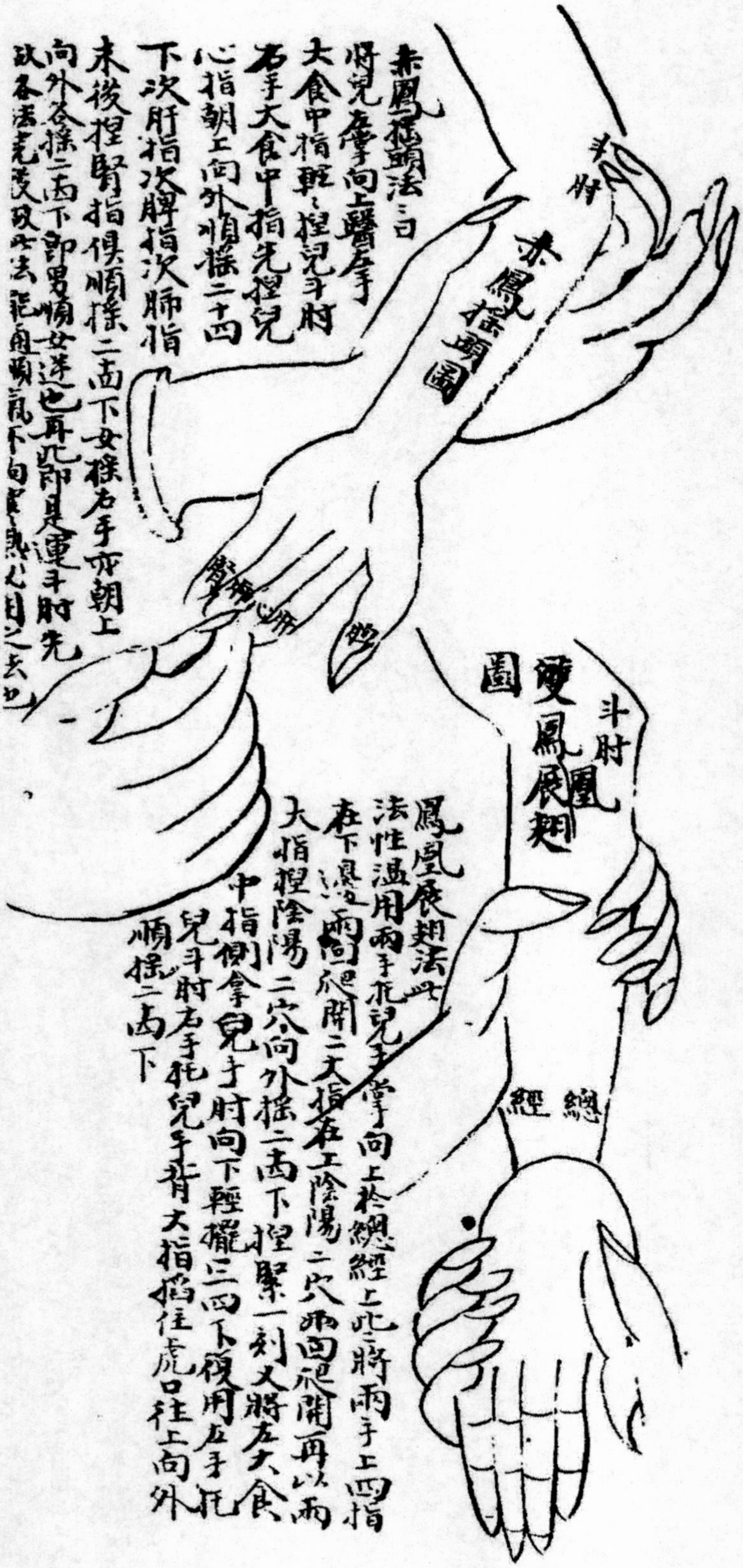

赤鳳搖頭法曰
將兒左掌向上醫左手大食中指輕輕捏兒手肘右手大食中指先捏兒心指朝上向外順揉二十四下次肝指次脾指次肺指末後捏腎指俱順揉二十下女揉右手亦朝上向外各揉二十下即男順女逆也再此即是運斗肘先欲各法先要做此法能開關順氣下向熟之自之去也

鳳凰展翅法曰
法性溫用兩手托兒手掌向上於總經上一起一將兩手上四指在下兩邊一起開二大指在上陰陽二穴再回一起開再以兩大指捏陰陽二穴向外揉二十下捏緊一刻又將左大食中指側拿兒手肘向下輕擺三四下復用左手托兒手肘右手托兒手背大指掐住虎口往上向外順揉二十下

按弦搓摩法法用左手拿兒手掌向上右手大食二指自陽穴上輕輕按摩至曲池又輕輕按摩至陰穴止如此一上一下凡九次陽症關輕腑重陰症關重腑輕再用兩手揞曲池搓摩無次至關腑三四次又將右大食兩指捏兒脚指交食中指捏兒斗肘往外搖二遍下化痰法也

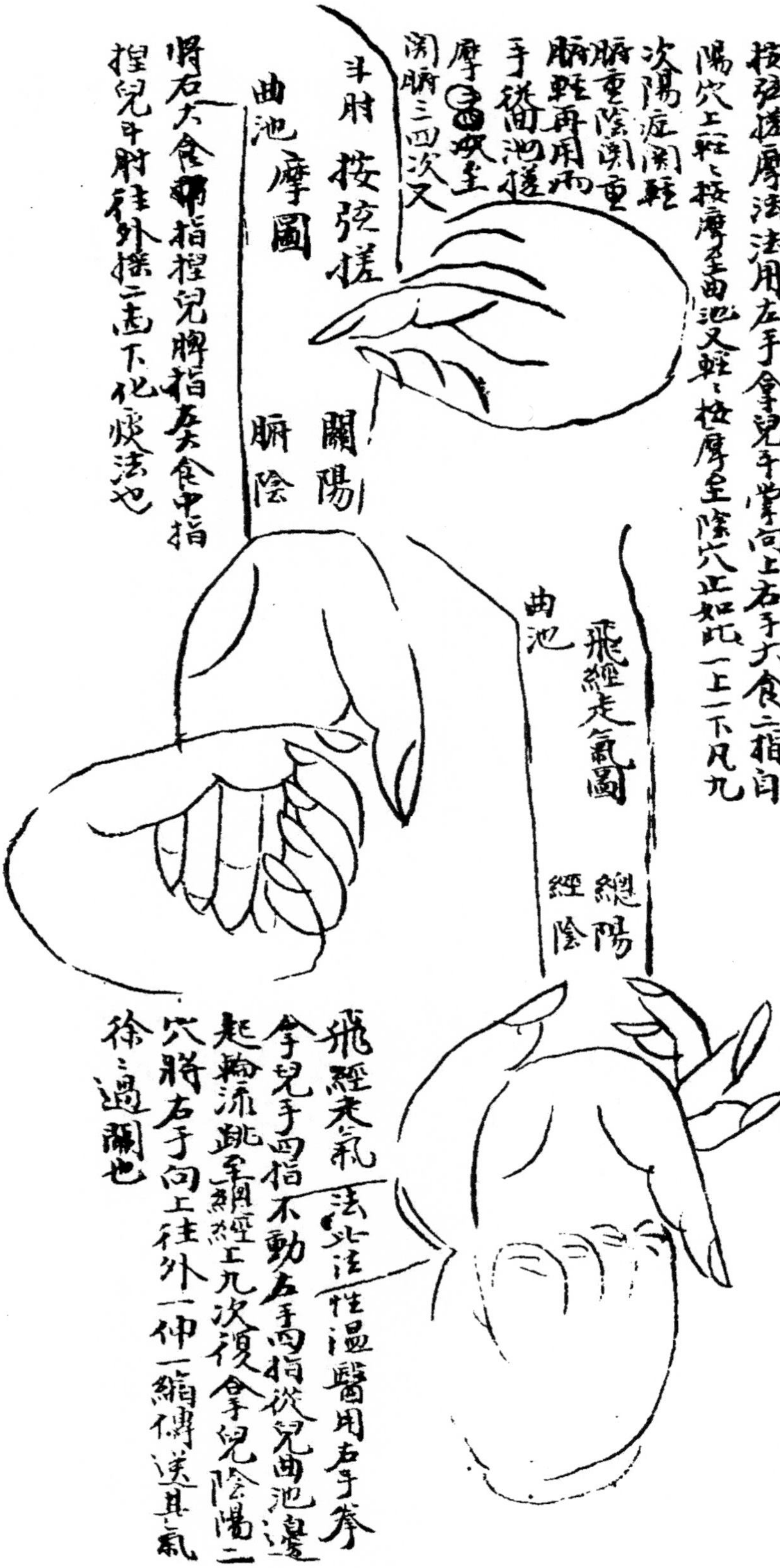

按弦搓摩圖

飛經走氣圖

飛經走氣法此法性溫醫用右手拳拿兒手四指不動左手兩指從兒曲池邊起輪流跳至總經上九次復拿兒陰陽二穴將右手向上往外一伸一縮傳送其氣徐徐過關也

水中撈月圖

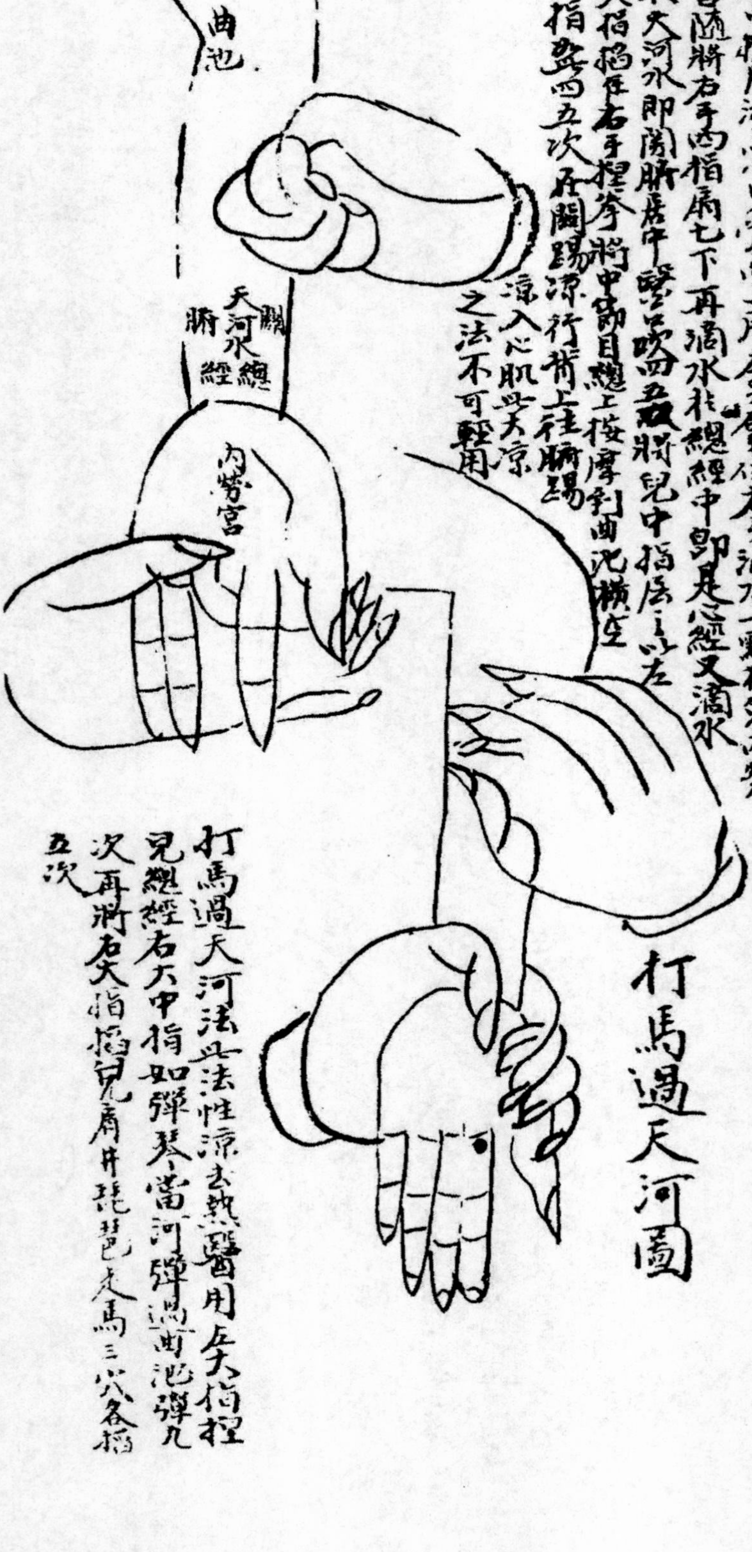

水中撈月法：小兒掌向上，用左手拿住右手，滴水一點於兒內勞宮，隨將右手四指扇七下，再滴水於總經中，即是心經，又滴水於天河水，即閉將居中豎口吹四五次，將兒中指屈之，以左大指掐住右手，捏拳將中節目總上按摩到曲池橫空二指，盤四五次，在關踢涼行背上往膀踢涼入心肌，此大涼之法，不可輕用。

打馬過天河圖

打馬過天河法：此法性涼去熱，醫用左大指掐兒總經，右大中指如彈琴，當河彈過曲池，彈九次，再將右大指掐兒肩井、琵琶、走馬三穴，各掐五次。

臟腑歌

心經有熱作痴迷天河水過作洪池心若有病補上膈三關離火薿推遲○退心經熱病掐總經之天河水為主推腎經退六腑推脾土推肺經運八卦分陰陽掐小天心二人上馬掐五指節

肝經有病人閉目推動脾土效最速脾若熱時食不進再加六腑病除宿○退肝之病以脾土為主運八卦坎重推大腸運五經清天河水飛經走氣鳳凰單展翅按經走搓摩

脾經有病食不進推動脾土效必應心嘈還應胃口涼吐推溫熱即相稱○退脾病以脾土為主推三關運八卦艮宮宜重推肺經分陰陽推四橫紋天門入虎口揉斗肘

腎經有病小便澀推動腎水即清澈腎脈經傳小指尖依方推掐無錯忒○退腎經之病以腎經為主推三關退六腑二人上馬運八卦兌重分陰陽運水入土打馬過天河猿猴摘果赤鳳搖頭天門入

卸口揉斗肘

胃經有病食不消脾土太陽八卦調妙訣神仙傳世上千金手上必不須饒○退胃經脾之病以脾土為主肺

金之為主其法與作脾經同加運之八卦艮巽重

大腸有病泄瀉多有把大腸久搓之摩調經陰陽諸順息其身何去着沉病○退大腸之病以大腸為

主運土入水推脾土運八卦艮乾重離輕揉臍龜尾推肺經推外間使分陰陽搓弦走搓摩

小腸有病氣來攻橫紋板門推攢通用心記取精寧穴管教知病快如風○退小腸之病以橫紋板門作腕

門為之主揉精寧穴推肺經推脾土

命門有病元氣虧脾土大腸八卦推再推命門何所望推臨乾位免災危○退命門之病以脾土大腸八卦為

主推之兩分陰陽推肺經運土入水天門入虎口揉斗肘飛經走氣○

命門穴在第十四節背骨下空中

三焦有病生寒熱，天河六腑神仙說，能知氣水解寒熱，分别陰陽真妙訣。退三焦之病，惟以天河六腑為主，揉以天心，推脾土，運八卦，運五經，掐五指節，按弦走搓摩，天門入虎口，揉斗肘。

臍風推法

凡嬰孩七日之內，腹肚脹硬，臍畔浮腫，口撮眉攢，牙關不開，名曰臍風。因剪臍太短，或結縛不緊，客風乘虛而入，傳之於心，蘊蓄其邪，復傳脾絡，致舌強唇青，手足微搐，口噤不乳，啼聲以啞，喉中痰涎漉漉響是也。

治法：推指三關，肺經各一百二十，運八卦，脾土各七百，分陰陽。如口撮，用燈心火口角兩邊各一燋，兩小指四節各一燋，臍門四燋，肚上青筋脹硬，臍周圍口燋，每筋上一燋，青筋開了處一燋，湧泉穴一燋。臍腫翻出，神脘氣冷者不治。指三關即虎口三關

重舌鵝口推法

凡重舌生於舌下，挺露如舌，故曰重舌。然脾之脈絡系舌本，心之脈絡系舌根，脾之脈絡系舌旁。三經或為濕熱風寒所中，則舌捲縮或舒長，或腫滿木舌，有舌腫硬妨乳食，此風熱盛也。蓋舌者心之苗，心熱則生瘡破裂，肝壅則出血如湧，脾閉則白胎如雲，熱則腫滿，風則強木，口合不開，四肢壯熱，氣喘語澀，此其候也。　治法　推指三關　心經　脾經各一百　六腑　八卦　運水入土五十　分陰陽二十四　天河水　凡未註推運數者俱三十六次

凡鵝口起於初生一月內外，或半歲已上，忽口內白屑滿舌上腭，戴礙狀如鵝口，開而不合，聲不出，乳食艱，或上牙齦上下唇馬牙，皆由熱毒上攻，與鵝口同治。　治法　推指三關　退六腑各一百　分陰陽　撈明月　打馬過天河　○　再用扁銀簪腳將牙齦刮破出血，以綿絹拭淨，舌墨塗之。

鵞風二面症推法

夫小兒有熱，熱盛生痰，痰盛生風，風盛生驚，驚盛生搐，又盛則牙關緊閉而八候生焉。八候者，搐搦掣顫反引竄視是也。搐者兩手伸縮；搦者十指開合；掣者勢如相撲；顫者頭偏不正；反者身仰後向；引者臂若開弓；竄者目直似怒；視者露睛不活。八候生於四症，驚風痰熱也，又變為之急驚

附喻嘉言辯闢小兒驚風論

小兒初生以及童幼，肌肉筋骨臟腑血脈俱未充長，陰則不足，陽實有餘，不比七尺之軀陰陽交盛，惟陰不足陽有餘，故身內易於生熱，熱盛則生痰生風生驚，亦所時有。彼當日若以四字立名曰熱痰風驚，則後人不炫；乃節去二字，曰驚風，遂遂後人以多論。以其頭搖手勁也，而曰抽掣；以其卒口噤腳攣急目斜心亂也，而曰搐搦；以其脊強背反也，而曰角弓反張。不知小兒之腠理未密，易於感冒風寒。凡寒中人，必先入太陽經，太陽經之脈起於目內眥，上額交巔入腦，還出別下項，夾脊抵腰中

是以病則筋脉牽强乃生搐掣等不通各名而用金石重藥鎮墜以救外邪深入難痊間有幸堅痊輕而愈者遂以為一方所信誤矣又方書有云小兒八歲以前無傷寒以助驚風之說不思小兒不耐傷寒初傳太陽經早已身强多汗筋脉牽動人事昏沉勢已極於是變亂投不能循於傳經解散耳豈謂無傷寒乎小兒易於外感易於發熱傷寒為更多耶是即世所謂驚風也

胎驚　小兒初生或軟或硬目不開光全不啼哭人事不知乃胎中受驚　治法　指三關八十　分陰陽六腑　脾土各一百　運五經二百　飛經走氣　天门入虎口二十　揉斗肘

月家驚　小兒落地眼紅口嘬頭偏左右手捏拳哭声不出是胎中熱毒或月內受風之疾滿心口所致也　治法　指三關　運八卦　四横紋五十　雙龍擺尾　揉臍及龜尾五十　內勞宫　掐脉门

潮熱驚　身熱氣吼口渴眼紅四肢掣跳傷食感寒而致　治法　指三關　肺經　分陰陽各一

百

推肩门二十 如出汗加六腑一百 清心經一百二十 水裡撈月

臍風驚 治法見前

嘔逆驚 肚响食嘔四肢冷人事昏是胃經傷食受寒 治法 指三關肺經 脾土各一百 分陰陽 運八卦 四横紋各五十 飛經走氣 鳳凰展翅 ●

泄瀉驚 面青唇白肚响作瀉眼翻作渴人事昏迷因六腑有寒乳食所傷 治法 指三關 分陰陽各一百 大腸一百二十 脾土二百 二扇门十 黄蜂入洞 揉臍及龟尾 臍周圍四燋

膨脹驚 寒熱不均氣喘眼白飲食不進青筋裹肚肚腹脹瀉皆因食後感寒脾不能運 治法 指三關二百 肺經五十 脾土二百 運八卦 分陰陽五十 揉臍一百 精寧六 按弦搓摩

鳳凰展翅 用燈心火肚上青筋四燋

盤腸驚　氣吼肚膨飲食不進人瘦軆弱肚起青筋眼黃手輭小便不通肚腹疼痛哭、啼有寒也　治法、指三關　脾土　肺經　補腎水各一百　大腸二百　運本入水一百二十　揉臍及龜尾　臍周圍用燈心火七燋　再用陳艾葺炙熱一圈扎臍上

馬蹄驚　四肢亂舞頭向上此因受風熱被嚇、之怔　治法、指三関二百　肺經　脾土各一百　推大腸十五　運八卦　天河水　飛經走氣　以燈心火爆四肢　肩膊　喉下　臍下各一燋

鯽魚驚　口吐白沫四肢擺動嘴歪常搭眼番白此肺經有風脾經有寒　治法　指三關三百　脾土二百　補腎水二十　五經五十　八卦　清天河　運水入土五十　掐五指節三次　按弦搓摩　口角上下四燋

擺手驚　兩眼向上四肢反後或兩手垂下眼黃口黑人事昏沈此因水掐之痛者可治

治法 掐三關 肺經百各二 横紋 天門入虎口 揉斗肘 運水入土 飛經走氣

痧驚 日輕夜重到晚昏迷口眼歪斜四肢掣跳口鼻氣冷乃脾胃有寒之症 治法 掐三關 六腑百各一 四横紋 運八卦 八陰陽 掐腎水 掐五指節 打馬過天河

急驚 口眼歪斜四肢掣搐痰湧心迷其狀如死乃肝經積熱風火之症也 治法 掐三關 六腑 腎水 天河 脾土二百 肺經 運五經 掐五指節 猿猴摘果 咬崑崙穴 推三陰交急驚從上往下推

慢驚 面青唇白四肢厥冷人事昏迷手足搐掣眼慢腹痛由大病之餘吐瀉之後脾土虛敗肝木無風而自動 治法 先掐老龍穴有聲可治然後以艾灸崑崙穴 推指三關 肺經 腎水 八卦 脾土 掐五指節 運五經 赤鳳搖頭 二龍戲珠 天門入虎口 手足心四燒

心上下各一樵　推三陰交穴　慢驚從下往上推

內吊驚　兩眼迷悶哭聲不正面青眼黃手眼望内掣若肺經受寒也○　治法掐三關　肺經

脾土　腎水各一百　雙鳳展翅　按弦搓摩　再以竹瀝灌之　又以細茶氣鹽皂角各末五

分　醋一鍾　黃蠟二分　鍋内鎔化入前末為餅貼心窩效

天吊驚　眼向上哭聲抓四肢掣口眼歪斜鼻流清水或鉤血受肺經受風或食後感寒

內成疾有痰　治法掐三關　脾土　分陰陽各一百　天河　六腑　肺經八卦　揉五指

重揉大小天心　又總從青筋上及耳珠掐之再將燈心火臍上下提之

彎弓驚　頭仰後四肢向後眼高或閉腹脹哭不止受肺經受風積痰所致　治法　掐三關

肺經　脾經　八卦　天河　重揉手腳彎　掐臍上下　青筋縫上　喉下　各三樵再重

揉要中穴書曰手足後伸頭後仰哭膈上下即安康

蛇絲驚 口中拉舌四肢冷而掣哭不出乃心經有熱睡中乳食口內入風也 治法 掐三關

六腑 分陰陽 八卦 天河 略推上三關 多推腎水 少拉舌不止燈心大胸前六燋

鷹爪驚 兩手抓人撒拳咬牙手往下口望上身寒戰當肉傷嗽傷乳心有風熱也 治法 掐

三關 脾土 分陰陽 運八卦 人中大指左右 手足三灣掐之 再用燈心火爆手心太陽眉心足心各

一燋

烏沙驚 四肢掣跳口唇青黑肚脹青筋此乃臟腑受寒也 治法 掐三關 肺經 多運八卦

六腑 脾土 內背宮 二扇門

烏鴉驚 手足掣跳口眼閉大叫一聲而死乃心有熱有痰症類急驚 治法掐三關 肺經

六腑 天河水 撈明月 殺往走氣 脾土 若往手足四心用燈心火各一燋

夜啼驚 衣衾太厚過於温煖邪熱攻心〻與小腸為表裏致夜啼遺溺見燈愈啼為心熱遇寒即啼為寒症○ 治法 推三關 一百二 六腑 一百二十 清心經 一百 撈明月 分陰陽 掐胆經

如寒〻疝痛啼宜運動四横紋 揉膝 一窩風

鎖心驚 口吐沫鼻流血四肢軟好喫冷物眼白不哭心肝兩經有熱火盛痰壅○ 治法 三關 六腑

天河水 撈明月 分陰陽 運八卦 赤鳳搖頭 多推腎水

撒手驚 眼番交手手足一掣〻死乃心經被風嚇先寒〻後熱有痰〻症也○ 治法 三關 六腑 脾經

各二百 天河 脾土 八卦 赤鳳搖頭 將兩手相合大指横紋若不醒大指頭上掐〻上下〻氣閉人中

掐〻鼻旁氣出入此氣寒〻熱作渦先承山推眉心再用燈心火手心手背各二燋若退手將兩手撒開

珠在中指揉頰車穴又運土入水

驚風一兩症惟以急慢二症爲先急驚屬陽由心經受熱積驚肝經生風發搐風火交爭血亂氣併痰涎壅盛乃脈滑滞涌數不通内不能升降外無所發泄以致驚啼咬乳頰赤唇紅鼻額有汗氣促喉喘忽爾悶絶目直上視牙關緊閉口噤不開手足搐掣此熱甚而然慢驚屬陰由大病之餘吐瀉之後目慢神昏手足偏動口角流涎身體微温眼目上視兩手握拳而搐其口鼻中氣冷囟門下陷此危極也脈沉無力睡則揚睛此真陽衰耗陰邪獨盛此虛寒之極也急驚屬實熱宜於清涼慢驚屬虛寒宜于温補醫者識之之

嘔吐推法　掐三關　補脾胃　脾經　十王穴　掐左端正穴　八卦　運水入土　分陰陽　赤鳳

推頭　揉總筋　六腑　揉斗肘　冷吐加黃蜂入洞

泄瀉推法　指三関　心经　清胃水　補脾胃　掐左端正　側推大腸　外勞宮　分陰陽
運八卦　揉臍及龜尾　掐肚角兩旁　補湧泉　掐承山　熱症加撈明月　打馬過
天河　上三関　六腑　揉斗肘　寒症加黄蜂入洞　上三関　六腑　斗肘　霍亂
加肺經　四横紋　二人上馬　雙龍擺尾

瘧疾推法　兼嘔吐肚痛者　三関　脾土　分陰陽　揉臍　運八卦　一日一發者加撈經撈
摩肺經　久瘧虚弱者　補脾二百　八卦二百　陰陽一百　至晚發者加六腑二百　餘俱多推
但熱無寒者照前加肺經　六腑天门入虎口　斗肘　附小兒胎瘧紫衣方　麻黄三钱
桂枝篤　柴胡三钱　蘇叶二钱　羌活三钱　防風三钱　生甘草一钱　葱白頭四個　生姜四片　不拘用
甘河水各半煎濃汁沖服小兒胎瘧初發者〻即愈重者二次必效

疳疾推法　治宜推三關　六腑　脾土　運八卦　大腸　五經　心經　天河水　版门　運水入土

積症推法　治宜推三關　六腑　多補脾土　掐四横紋　補腎水　分陰陽　掐大腸　揉版门　小横紋　運八卦　艮重　二扇门　天門入虎口　發熱腹痛加撈明月　大便秘結多推六腑　小横紋　揉掐腎水　泄瀉掐一窩風　揉臍及龜尾

痞症推法　治宜推三關　脾土久揉　大腸肺經　四横紋　版門　精寧並　二扇门　清腎水　運五經　小横纹　八卦　小天心　黄蜂入洞　赤鳳搖頭

癇症推法　治宜推三關　六腑　肺經　補脾土　天门入虎口　揉斗肘　掐版門　精寧　一窩風　運天心　掐五指節　分陰陽　八卦　赤鳳搖頭　按弦搓摩　威靈　掐中指

掐總經　灸崑崙

咳嗽推法　治法宜推三關　六腑　肺經二千一百　二扇門　二人上馬　五人上馬　五經六揉六掐　多揉肺

俞穴　掐五指節　合谷　運八卦　多揉大指根　掐精寧　湧泉　天门入虎口　版門

痰壅氣喘　掐精寧及揉版門穴　多運八卦　乾渴　退六腑　痰嗽推肺脾兩經清腎水運

八卦　氣欬　掐四橫紋　飛經走氣

腫脹推法　治宜推三關一百　推脾土一百　黃蜂入洞十次　運五經五十　二扇門二十　掐威寧二十　天门入

虎口二十　斗肘二十　以上瀉法　瀉後補法推脾土　分陰陽　補腎水各一百　運土入水四十　天门入虎口

揉斗肘各一千　春夏用水秋冬用葱薑真麻油推之再用酒一鍾飛鹽少許皂角一片

爲末黃土一鍾同炒布包倒合掌心掐大指節即消

目疾推法　治宜補腎　推天河　六腑各五百　分陰陽三百　運八卦二百　推脾土一百　撈明月法一百次　合谷　曲池　肩井戳各一　以上治火眼症　又風眼症照上加推三關三百　六腑減至一百

痢疾推法　夾熱者痢下紅色治宜推三關　六腑　清心經　和陰陽　推大腸　脾土　八卦　腎水　揉臍及龜尾　夾冷者下白凍或有粉紅色或似豬肝瘀血皆為陰症　血因寒而凝也　宜加天門入虎口

光緒丙午年十一月日　念慈手錄

推拿秘要一卷

不著撰者
清抄本

推拿秘要一卷

本書爲中醫兒科推拿專著。不著撰者。本書大部分内容引自《針灸大成》，亦有如『辨孩兒五色受其病証』引自《醫林統要通玄方論》者。首先爲兒科指紋診法圖、手穴圖、肘穴圖、脚穴圖，其次爲妊娠和初誕護養、脉紋驗色歌、三關要訣、手法治病歌、治小兒諸驚推揉等法、諸般驚訣、辨三關、小兒雜症、陳氏經脉辨色歌等内容。

推拿秘要

三関
風関易治
氣関難治
命関死候
直透者死
左应心肝
右应脾肺
男左女右

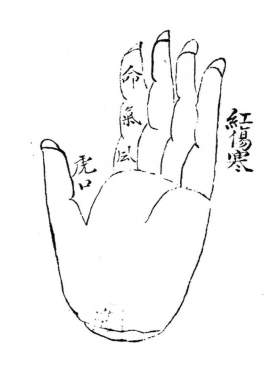

流珠色一点红
主飲食所
傷内热欲
吐瀉腸鳴
自利煩燥
啼哭宜消
食分陰陽
補脾胃
又是流

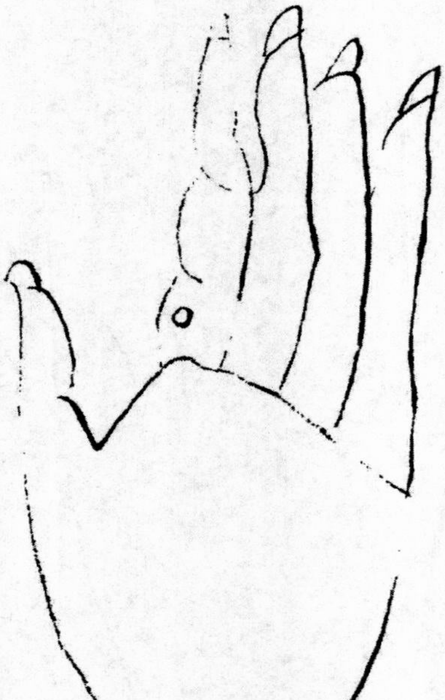

鎗形
主風熱發
痰作搐

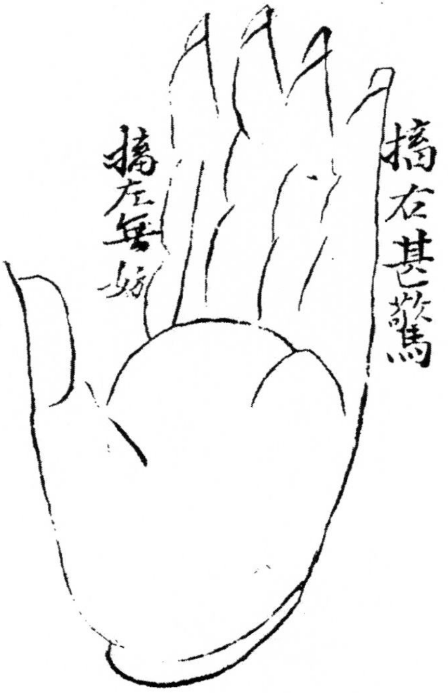

魚骨
主驚痰發
熱甚則痰
盛發搐或
不食肝盛
尅脾冝逐
驚或吐痰
下搐再補
脾亦肝

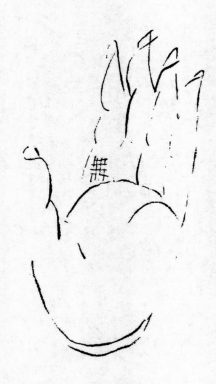

水字
驚風食積
煩燥頓悶
少食夜啼
痰盛口噤
搐搦此脾
虛積滯水
尅去也或
又曰水字
肺家疾

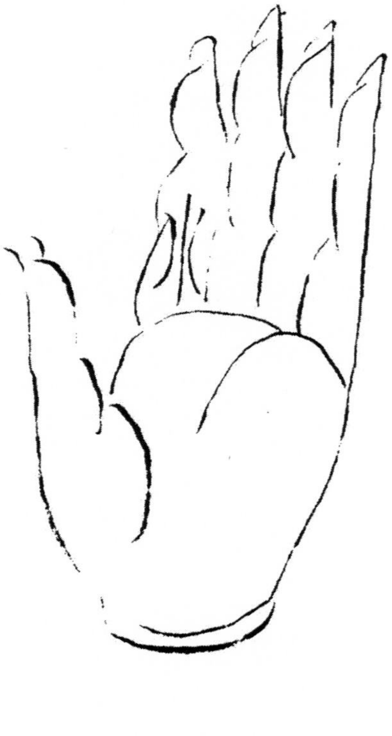

針形

心肝熱極

生風驚悸

頓悶困倦

不食痰盛

發搐

或曰懸針

主瀉痢

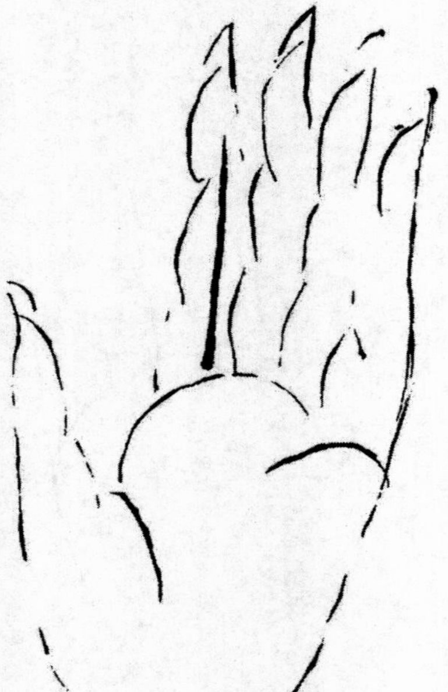

環珠
較流珠差
長大主脾
虛停食胸
腹脹滿煩
渴發熱宜
健脾胃消
食調氣

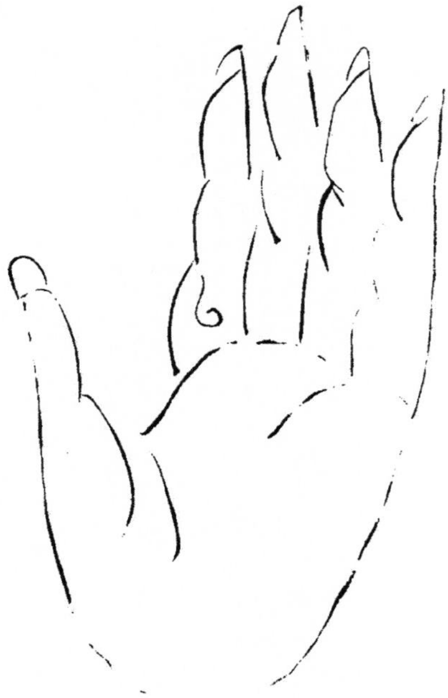

表脉
一頭大一
頭尖主脾
傷飲食積
滯腹疼寒
熱不食瀉
消食健胃

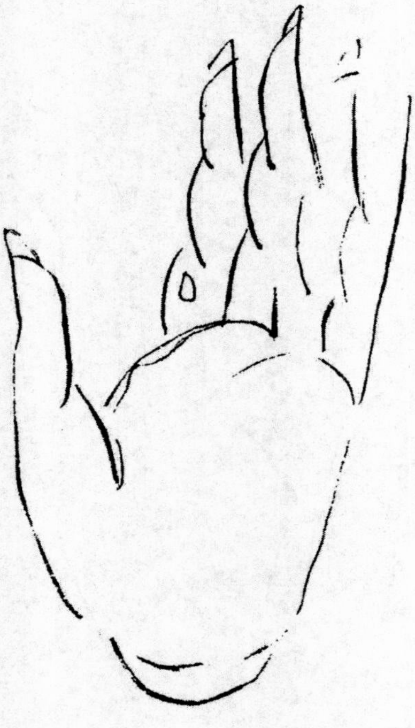

来蛇下頭粗大主脾胃濕熱中脘不利乾嘔不食是疳邪內作宜尅食健補脾胃

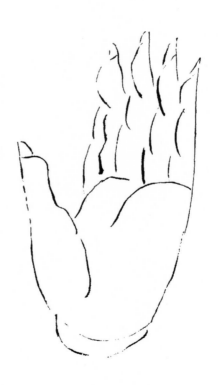

去蚘
上頭粗大
主脾虛冷
積吐瀉煩
渴氣短神
困多睡不
食宜健脾
胃消積先
止吐瀉

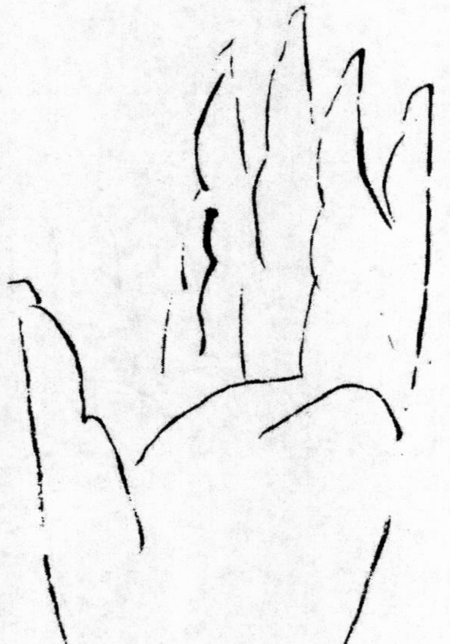

弓反裡感寒熱邪氣頭目昏重心神驚悸倦怠四肢稍冷小便赤色咳嗽吐涎直發汗逐驚退心火推脾摩肺

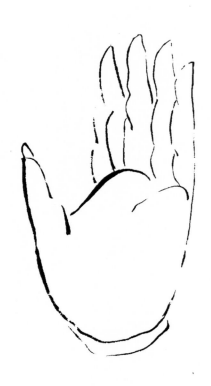

手反外
主疾熱心
神恍惚作
熱大驚夾
食風癇

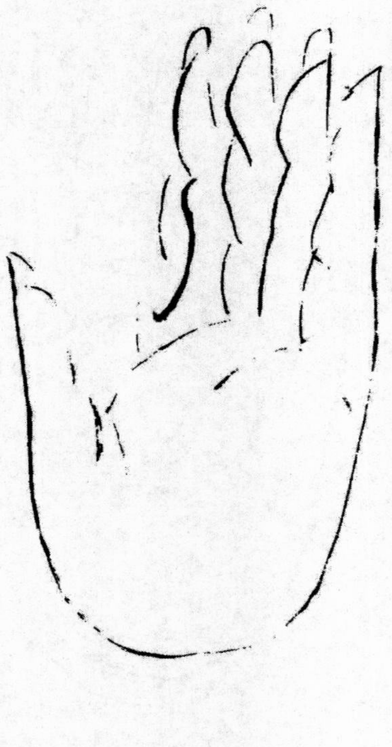

曲虫肝病甚也

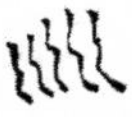

虬文主心虫動也

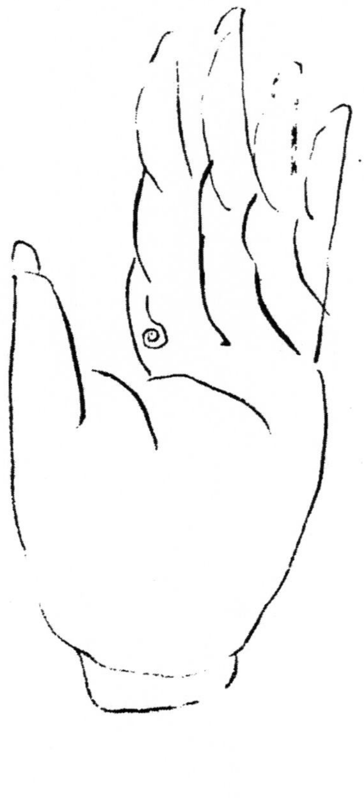

丨如環

腎有毒也

(向裡氣痞

)向外風痛

\向右傷寒

丿向左傷風

丁傷寒也

乙三曲如乙

長虫傷

冷

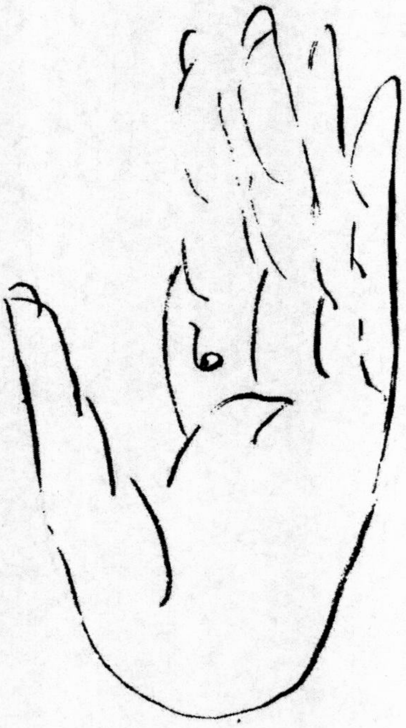

急刺初驚之也

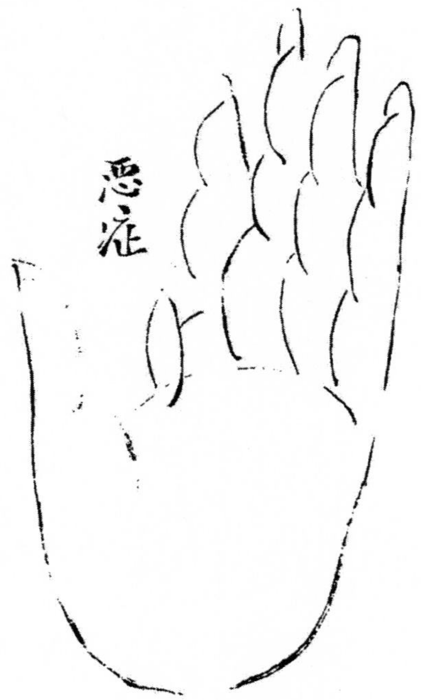

乙字

肝之疾也

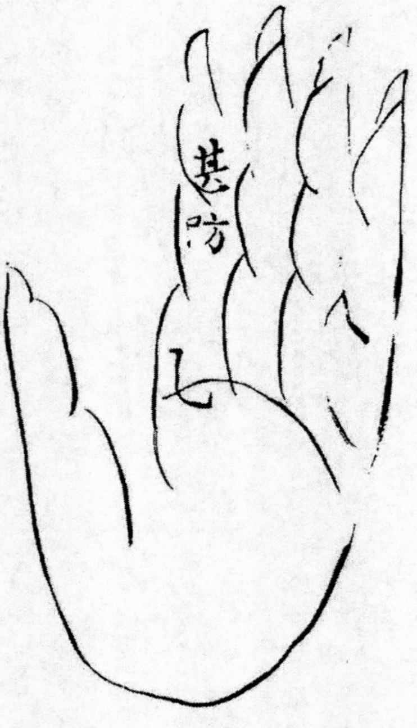

透關射指
主驚風痰
熱聚于胷
膈乃脾肺
損傷痰邪
乘聚其清
脾肺化涎
痰
向內為肝
指

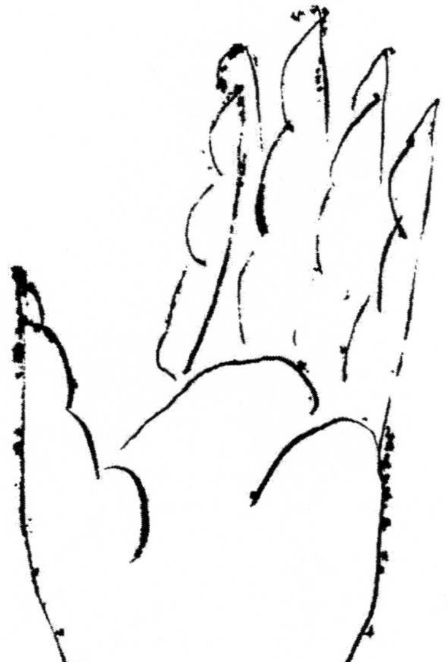

透關射甲
主驚風惡
候受驚傳
于經絡風
熱痰生十
死一生

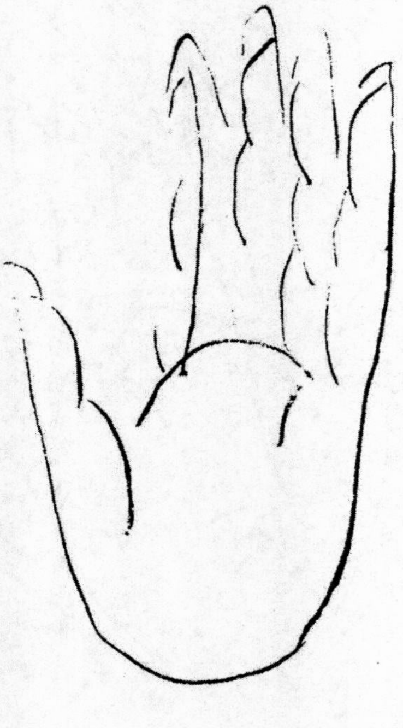

三關圖

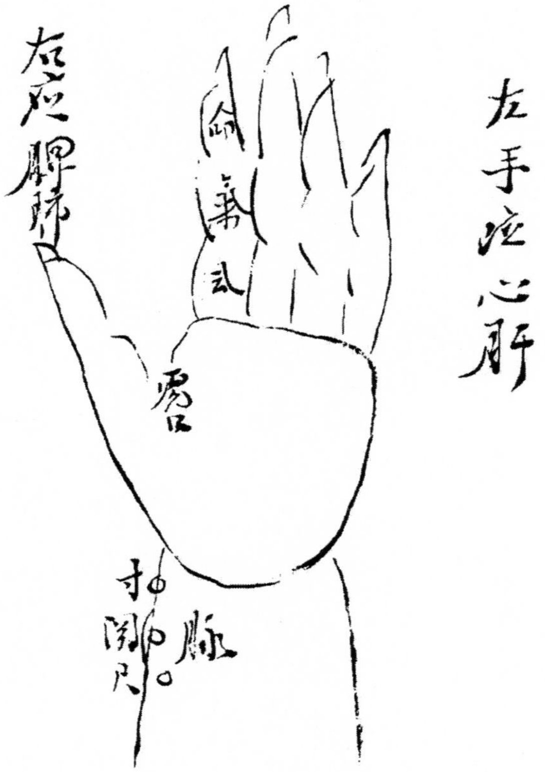

五指筋圖

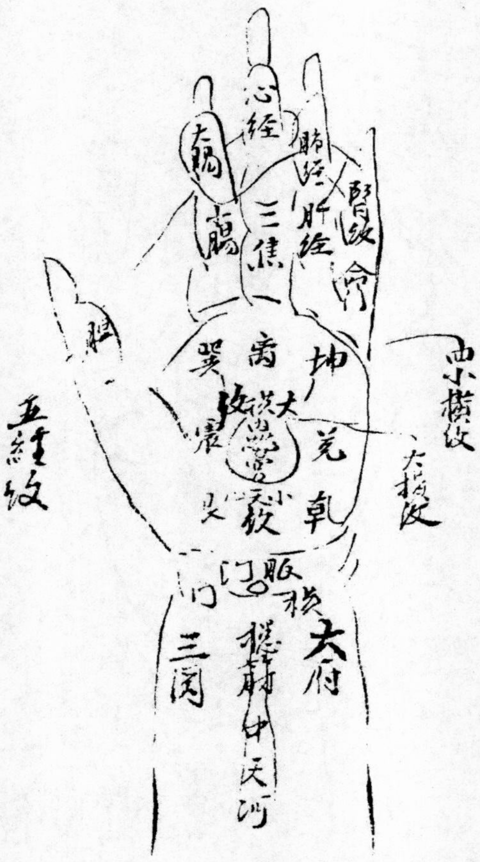

手面五指

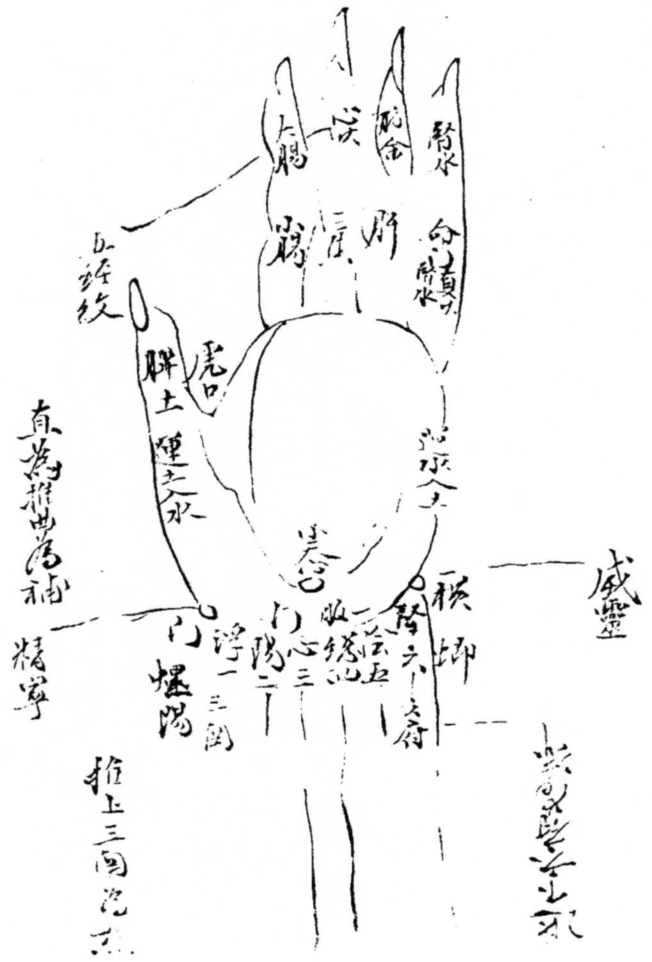

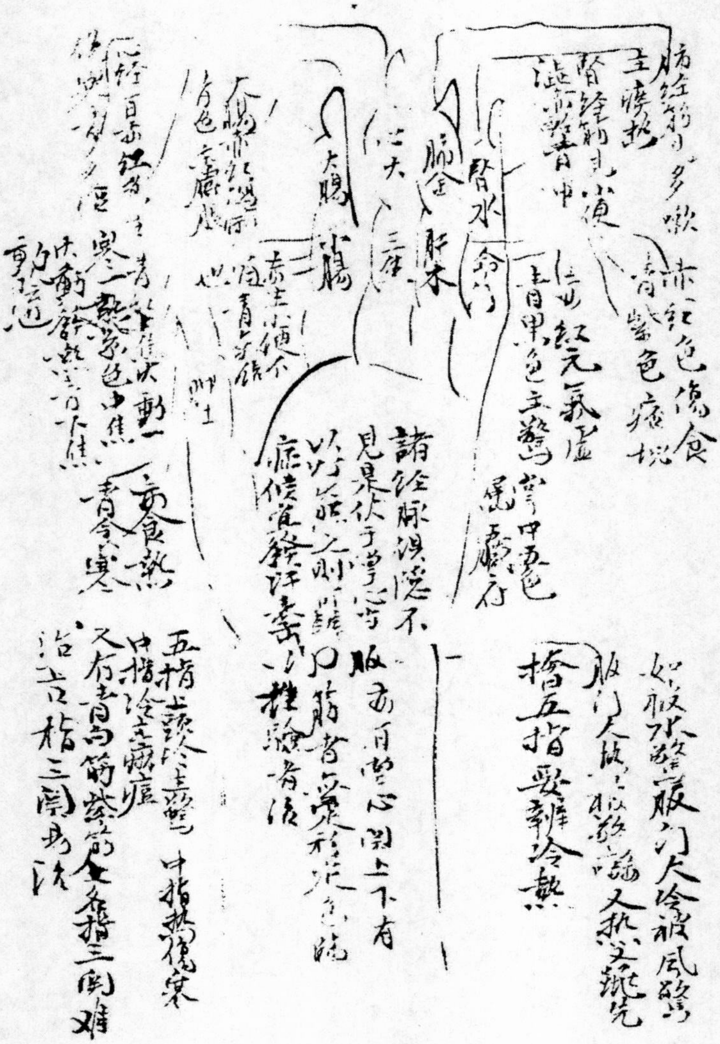
多嗽
赤紅色傷食
青紫色
腎水
命門
肺金
肝木
三焦
大腸
小腸
主驚
諸經脈
搯五指要辨冷熱
五指
治

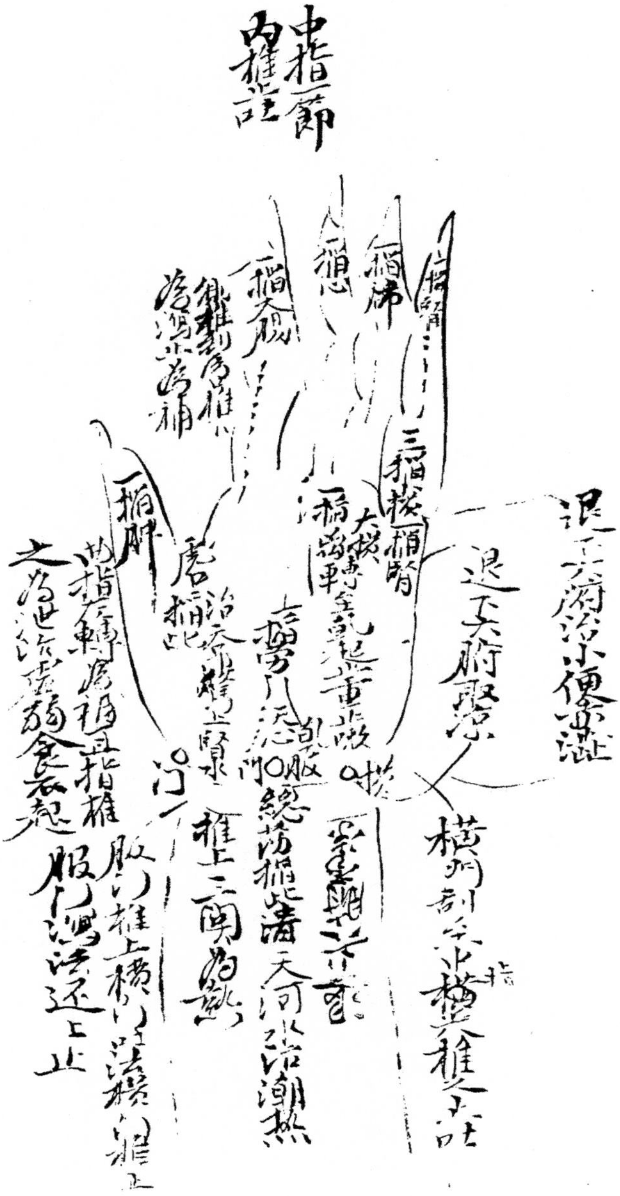
中指節
退下天府取涼
推上三關為熱
清天河水治潮熱

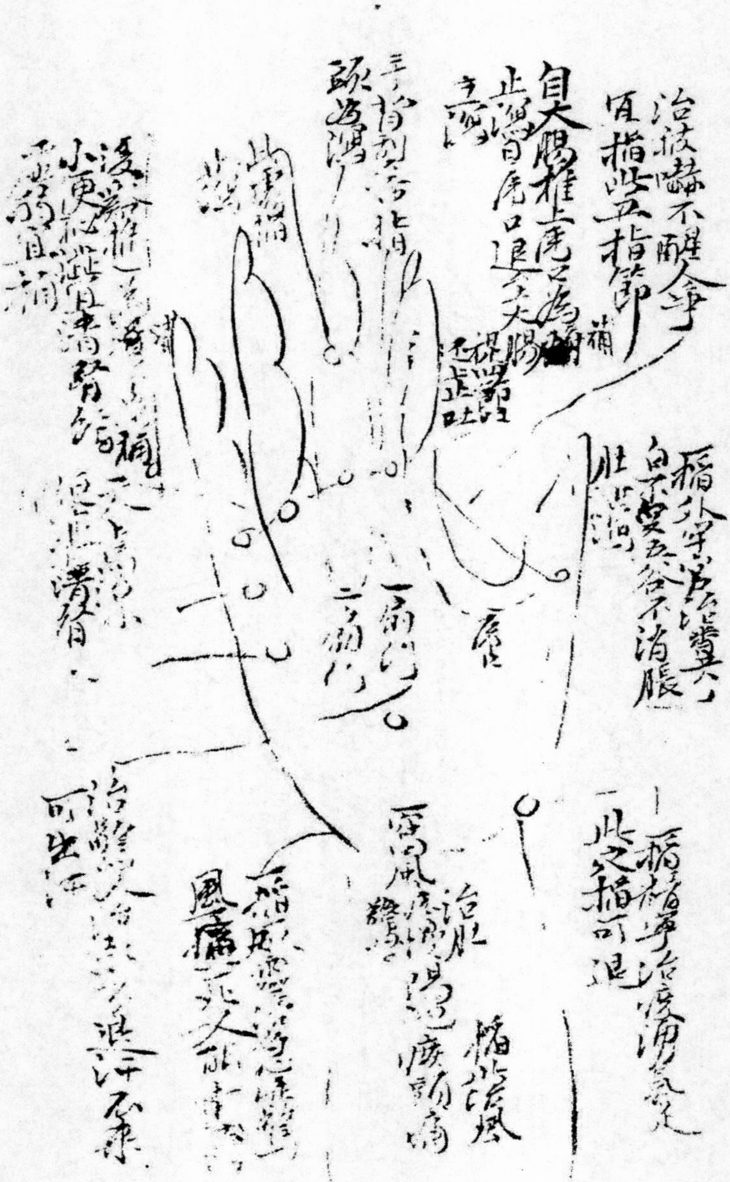
治被嚇不醒人事
自大腸推上虎口為補

仰手斗肘圖

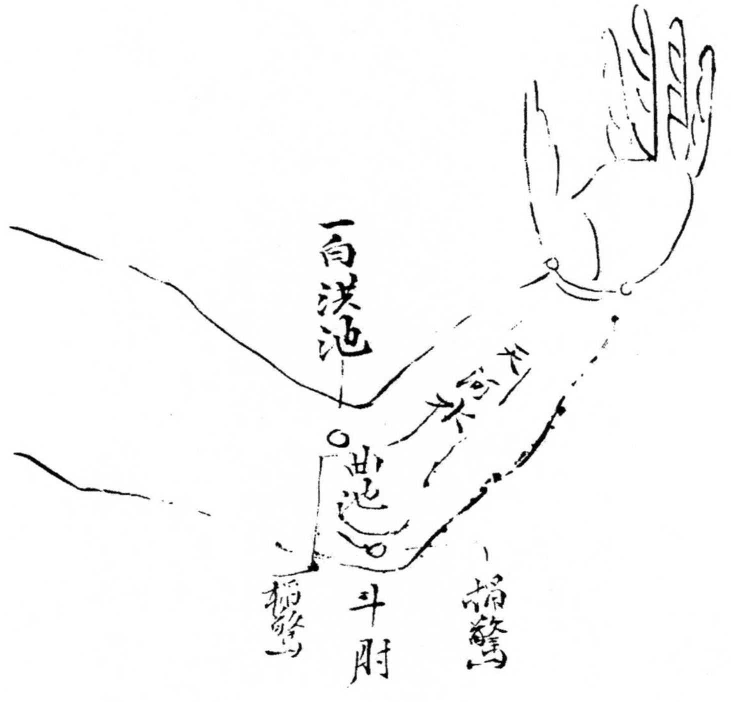

脚穴圖

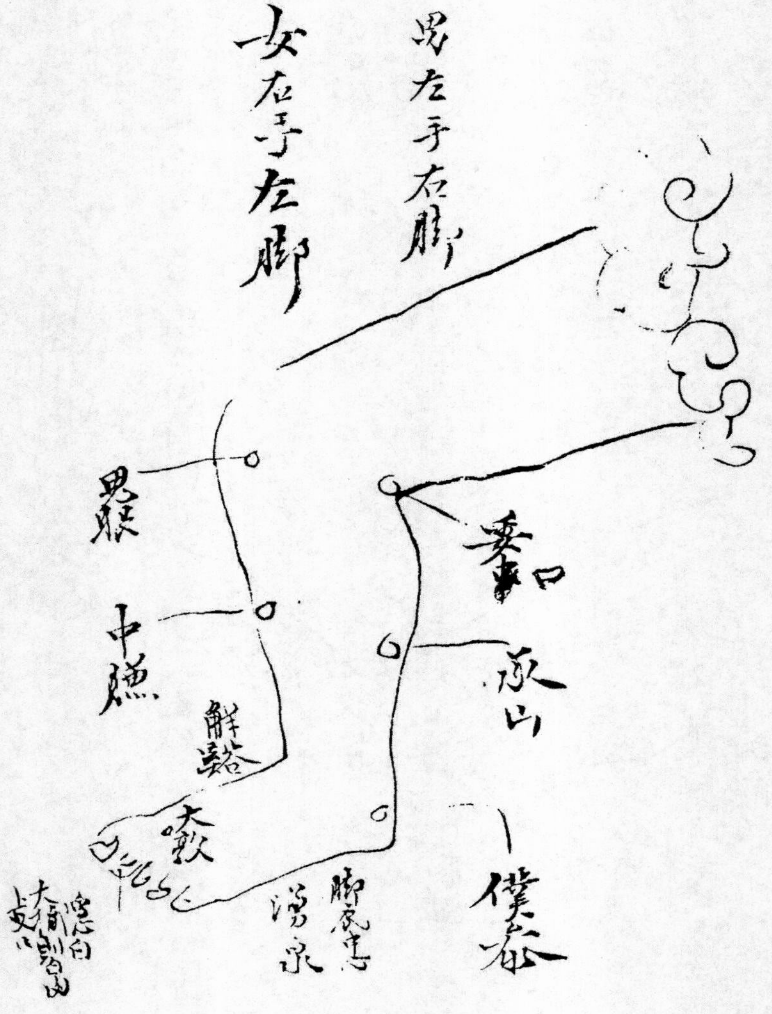

懷娠

懷胎之後。必須飲食有常。起居自若。使神全氣和。則胎常安。生子必壽。最忌食熱毒等物。庶生兒免有臍突、瘡癰。

初誕

嬰兒在胎。必藉胎液以滋養之。初離母體。口有液毒。啼聲未出。急用軟綿裹指。拭去口中惡汁。得免痘瘡之患。或有時氣侵染。只出膚瘡細疹。易爲調理。

回氣。俗為艸迷是也。

初生氣欲絶。不能啼者。必是難產或冒寒所致。急以綿絮包裹。抱懷中未可斷臍。且將胞衣置炭火鑪中燒之。仍作大紙撚蘸清油點着。於臍帶上往來遍燎之。蓋臍帶得火氣由臍入腹。更以熱醋湯盪洗臍帶。須臾氣回。啼哭如常。方可浴洗了却斷臍帶。

浴兒

浴兒用猪膽一枚。投於湯中。可免生瘡疥。浴時調和湯看冷熱。毋令兒驚而成疾也。

斷臍

凡斷臍切不可用刀剪。須隔單衣咬斷。後將暖氣呵七遍纏結。所留臍帶。令至兒足趺上。當留六寸長則傷肌。短則中寒。令兒腹中不調。或成內瘹。若先斷後浴。恐水入臍中。令兒腹痛。斷訖連臍帶中。或有蟲者宜急剔撥去。不然則入腹成疾。大抵斷臍之後。宜用熱艾厚裹。包因白綿。若乳母不謹。或浴洗時水入臍中。或有尿在裙褓之内。濕氣傷臍。或因解脱為風冷邪氣所侵。皆能令兒臍腫。多啼不乳。即成臍風也。

剃頭

小兒月滿剃頭。須就溫暖避風處。剃後以杏仁三枚。去皮尖研碎。入薄荷三葉同研。却入生麻油三四滴。臓粉拌和頭上擦。以避風傷。免生瘡疥熱毒。

護養

忍三分寒。喫七分飽。多揉肚。少洗澡。

飲食之間。父母或以口物飼之。不知小兒脾胃嫩弱。不䏦尅化雜物。必成疾。

小兒不宜食肉太早。傷及脾胃。免致虫積。疳積。鷄肉䏦生蚘虫。尤宜忌之。非三歲以上勿食。

小兒一期之內。衣服宜以故帛故綿為之。用新太暖。令肌骨緩。若蒸熱成病。不可裹足覆頂。致陽氣不出。多發熱。

小兒於天氣和暖。宜抱出日中嬉戲。數見風日。則凝血氣。肌肉堅。可耐風寒。不疾病。

小兒宜以菊花為枕。則清頭目。

小兒入夏令。縫棗囊用杏仁七箇去皮尖佩之。聞雷聲不慴。

小兒不可令就瓢及瓶飲水。語言多訥。

小兒無令入神廟中。恐神精閃爍生怖畏。

抱小兒勿泣淚。入眼令眼枯。

脉紋驗色歌

紫色驚紅傷寒　青驚白色甘

黑如形種惡紋肉中

黃郎困脾端

五位所屬

心爲額，南方火。脾爲鼻，中央土。肺爲右頰，西方金。腎爲頦兮北方水。肝爲左頰，東方木。

命門部位歌

中庭與天庭，司空及印堂，額角方廣處，有病定存亡。青黑驚風惡，體和滑澤光，不可陷塌損，唇黑最難當，青甚須憂急，昏黯亦堪傷，此是命門地，醫師妙較量。

察面色之圖

額

印堂

山根

額紅大熱燥。青色有肝風。印堂青色見人驚。火則紅。山根青隱々。驚遭是兩重。若還斯處亦瀉。燥定相攻。

年壽

年上微黃色。為正色。若平更陷夭難禁。忽因痢疾黑危候。霍亂吐瀉黃色深。

鼻準

鼻準微黃赤白平。深黃燥黑死難生。人中短縮吐因痢。唇及黑候蛔必傾。

正口

正口常紅號曰平。燥乾脾熱積黃生。白主失血黑繞口。
青黑驚風盡死形。

承漿　　兩眉

承漿青色食時驚。黃多吐逆痢紅形。煩燥夜啼青色吉。
久病眉紅死證真。

兩眼

白睛青色有肝風。若是黃時有積攻。或見黑睛胞瞼黑。
傷寒病症此其蹤。

風池　　氣池　　兩頤

風氣二池黄吐逆。煩燥啼叫色鮮紅。更有兩顋胚樣赤。肺家客熱此非空。

兩太陽

太陽青色驚方始。紅色赤淋萌蘖起。要知死證是如何。青色從兹生入耳。

兩臉

兩臉黄為痰實咽。青色客忤紅風熱。傷寒赤色紅主淋。二色請詳分兩頰。

兩頤　　金匱　　風門

嗌青色滯頤黃。一色頤間兩自詳。風門黑疝青驚水。

紋青金匱主驚狂。

辨孩兒五色受其病証

青病在肝　白病在肺　赤病在心

黑病在腎　黃病在脾　若青又紅是肝與

心二臟之痰　面色青者痛也　紅者熱也

白者寒也　黑者腎氣敗也　黃者脾氣弱也

哭者病在肝也　汗者主心　笑者主脾而多痰

啼者主肺有風也　睡者主腎有虧

察色驗病坐死訣

面上紫。心氣絕。五日亡。面赤目陷。肝氣絕。三日死。面黃四肢重。脾氣絕。九日亡。面白。鼻入奇論。肺氣絕。三日亡。胷如黃熟荳。骨氣絕。腎氣絕。四日死。口張唇青。毛枯脉絕。五日死。大凡病兒足趺腫。身重。大小便不禁。目無轉睛。皆死。若病將愈者。面黃目黃。有生意。

痢疾眉頭皺。驚風面頰紅。渴來唇帶赤。吐瀉面悸黃。熱甚眼朦朧。面黃積聚病。青色是驚風。白色是成瀉。傷寒紅紫嗔。

小兒生死候歌

小兒乳後輒吐逆。更兼脉亂多憂慮。弦急之時被氣纏。脉緩只是不消乳。緊數細快亦少苦。懦弱驚風邪氣助。癇下宣腸急痛。時浮大之脉歸泉路。

小兒外證一十五候歌

眼上赤脉。下貫瞳人。顖門腫起。兼及作坑。鼻乾黑燥。肚大筋青。目多直視。睹不轉睛。指甲黑色。忽作鵶聲。虛舌出口。齒要咬人。魚口氣急。啼不作聲。蚘虫既出。必是死形。用藥速救。十無一生。

湯氏餅

山根若見脈橫青　此病明知兩度驚
赤黑因疲時吐瀉　色紅啼夜不曾停
青脈生於左太陽　須驚一度見推詳
赤是傷寒微燥熱　黑青知是乳多驚
右邊青脈不須多　有則頻驚怎奈何
紅赤為風抽眼目　黑沉三日見閻羅
指甲青兼黑暗多　唇青惡逆病將瘥

忽将雅聲心氣急　此病端的命难過
蚘虫出口有三般　口鼻中来大不堪
如或白虫兼黑色　此時端的命難延
四肢瘡痛不為祥　下氣冲心兼滑腸
氣喘汗流身不熱　手拿胸膈定遭殃

内八段錦

紅淨為安不用驚　若逢紅黑便难寧
更加紅亂青尤甚　取下風痰病立輕
赤色輕微是外驚　若如米粒勢难輕

紅散多因乘怒亂　更加搐搦實难平
小兒初誕月腹疼　两眉顰皺盤腸名
乳時啼哭又呻吟　急宜施法莫留停
小兒初难日　肌體瘦尪羸　禿髮毛稀少
元因是鬼胎

外八段錦

先望孩兒眼色青　次看背上冷如冰
陽男搐左無妨事　搐右令人甚可驚
女搐右邊猶可治　若逢搐左疾非輕

歪斜口眼終為害
（作信）顖门腫氣定為風
（腦蓋）忽陷成坑如盞足
鼻门黑燥渴難禁
肚大青筋俱惡候
忽見眉間紫帶青
青紅碎雜風將起
亂紋交錯紫兼青
盛紫再加身體熱

縱有仙丹也莫平
此候應知是必凶
未過七日命須終
面黑唇青命莫存
更兼腹肚有青紋
看來立便見風生
必見疳癥隔氣形
急急求醫免命傾
須知臟腑惡風生

紫少紅多六畜驚
紫點有形如米粒
紫散風傳脾臟間
紫隱深沉难治療
黑輕可治死還生
赤青皮受風邪證
紅赤連分赤藥輕
兩手忽然無脉見

入門歌曰

紫紅相等即疳成
傷風夾食證堪許
紫青口渴是風癇
風痰袪散亦須還
紅赤浮寒痰積停
青黑脾風作慢驚
必然乳母不相應
定知沖惡犯神靈

五指梢頭冷　驚來不可當　若逢中指熱
必定是傷寒　中指獨自冷　麻痘症相傳
女右男分左　分明仔細看
兒心熱跳是着驚　熱而不跳傷風說
涼而畨眼是水驚　此是入門探候訣

三関

三関者。手食指三節也。初節為風関。寅位。二節為氣関。卯位。三節為命関。辰位。

小兒初生至五歲。神氣未定。呼吸至數太過。必辨虎口色脉。方可察病之的要。男以左手驗之。女以右手驗之。盖取左手屬陽。男以陽為主。右手屬陰。女以陰為主。然男女一身。均具此陰陽。左右兩手。亦須参看。左手之紋。應心肝。右手之紋。應脾肺。於此消息。又得變通之意。

初交病紋出虎口。或在初関。多是紅色。傳至中関。色赤而紫。看病又傳過。其色紫青。病勢深重。其色青黑青而紋亂者。病勢益重。若見純黑。色恶不治。凡在初関易治。過中関難治。直透三関不治。古人所謂

初得風関。病猶可傳。入氣命。定難陳。是也

色紅者風熱輕。赤者風熱盛。紫者驚熱。青者驚積。青赤相半。驚積風熱俱有。主急驚風。青而淡紫。伸縮來去。主慢驚風。紫絲青絲或黑絲隱隱相雜。似出不出。主慢脾風。若四足驚。三関必青。水驚。三関必黑。人驚。三関必赤。雷驚色黃。或青或紅。有紋如線一直者。是乳食傷脾。及發熱驚。左右一樣者。是驚與積齊發。有三叉或散。是肺生風痰。或似齁䶎聲。有青筋。是傷寒及嗽。如紅火是瀉。有黑相兼。主痢。紅多

白痢。黑多赤痢。有紫相兼。加渴不虛。虎口脉紋亂。乃氣不和也。盖脉紋見有五色。黄紅紫青黑。黄紅有色無形。即安寧脉也。有形。即病脉。由其病盛、色態加變。黄盛作紅。紅盛作紫。紫盛作青。青盛作黑。至純黑則難治。

曲向裏主氣痹
曲向外風痹
斜向右傷寒
斜向左傷風
勾脉傷寒
長虫傷冷
青白紫筋上無名指三関難治上中指三関易治

要訣

三関出汗行经络　發汗行氣此為先

倒推大腸到虎口
脾土曲補直為推
瘧痢疲羸并水瀉
掐肺一節與離經
胃風嗽咳并吐逆
腎水一紋是後谿
小便祕澀清之妙
六筋專治臟腑熱
人事昏沉總可推

止瀉止痢斷根源
飲食不進此為魁
心胃痞滿也能除
推離往乾中間輕
此經神効抵千金
推下為補上清之
腎經虛便補為奇
遍身潮熱大便結
去病如同湯潑雪

總筋天河水除熱
心經積熱火眼攻
四橫紋和上下氣
五經紋動臟腑氣
陰陽能除寒與熱
人事昏沉痢疾攻
天门虎口揉斗肘
一掐五指爪節時
小天心能生腎水

口中熱氣并拉舌
推之方知真妙訣
吼氣腹疼皆可止
八卦開胸化痰最
二便不通并水瀉
救人要訣須當竭
生血順氣是妙手
有風被嚇宜須知
腎水虛少須用意

版门專治氣足攻　扇门發熱汗宜通
一窩風能除肚疼　陽池專一止頭痛
精寧穴能治氣吼　小陽請病快如風

手法治病歌

水裏撈月最為良　止熱清心此是强
飛經走氣能通氣　赤鳳搖頭助氣長
黃蜂出洞最為熱　陰症白痢并水瀉
發汗不出後用之　頓教孔竅皆通泄
按弦走搓摩　動氣化痰多
二龍戲球法

温和可用他　鳳凰单展翅　虛浮挑能除

猿猴摘果勢　化痰能動氣

手訣

三関　做法先掐心經點勞宫

男推上三関。退寒加暖、屬熱。女反此。退下為熱也。

六府　做法先掐心經點勞宫

男退下六府。退熱加凉、屬凉。女反此。推上為凉也。

黄蜂出洞

大熱。凡做此法。先掐心經。次掐勞宫。先開三関。後以左右二大指。從陰陽處起。一撮一上。至関中離坎上。掐(穴)穴發汗用之。

水裏撈月

大寒做法。先清天河水。後五指皆跪。中指向前跪。四指隨後。右運劳宮。以凉呵之。退熱可用。若先取天河水。至劳宮。左運呵暖氣。主發汗。亦屬熱。

鳳凰单展翅

温熱。凡做此法。用右手大指。掐總筋。四指。翻在大指下。大指又起又翻。如此做至関中。五指取穴掐之。

打馬過河

溫涼凡做此法。右運勞宮畢。曲指向上彈內關池使間天河邊。生涼退熱用之。

飛經走氣

凡做此法。先運五經。後五指開張一滾做關中。用手打拍。乃氣行也治氣可用。又以一手推心經至橫紋住。以一手揉氣關通竅也。

拱弦搓磨

凡做此法。先運八卦。後用指搓病人手。關上一搓。關中一搓。關下一搓。拿病人手。輕輕慢慢而搖。化痰可用。

天门入虎口

凡做此法。用右手大指掐兒虎口。中指掐住天门。食指掐住總位。以左手五指聚住揉手肘。輕輕慢慢而搖。此乃順氣也。又注自乾宮。經坎艮入虎口。掐之清。

猿猴摘果

凡做此法。以兩手摘兒螺螄上皮。摘之消食可用。

做法。以一手從脊經。推去經兌乾坎艮至脾土。按之脚胃。大肝。水火不能無濟用之。蓋治脾土虛弱。

。運土入水

照前法反回是也。臍水頻數。無統用之。又治小便赤澁。

。老漢扳罾

做法。以一指掐大指根骨。一手掐脾經。搖之治痞塊也。

。斗肘走氣

以一手托兒手肘。運轉男左女右。一手捉手搖動亦治痞。

○運勞宫
曲中指運兒勞宫也。右運涼。左運汗。
○運八卦
以大指運之。男左女右。開胃化痰。
○運五經
以大指往來。搓五經紋。能動臟腑之氣。
○推四横紋
以大指往來。推四横紋。能和上下之氣。氣喘腹痛可用。
○分陰陽

曲兒拳手手背上。四指節從中往兩下分之。分利氣血

。和陰陽

從兩合之。理氣血用之。

。天河水

推者自下而上也。清按住使间退天河水也。

。搖手面

一搖心經。二搖勞宮。推上三関為熱。諸有疾引孔闹竅

用之。

一搖肺經。二搖離宮。離上起。乾上中间輕。兩起止處重。

治肺家嗽。

一掐大腸經側推到虎口。推上為補。治小兒泄瀉。退下主泄瀉也。

一掐腎經。二掐小橫紋。退六腑。治小便赤色澀滯。

一掐脾土。曲指左轉為補。直指推之為泄。治小兒虛弱之証。乳食少進。

一掐腎水下節。二掐腎下大橫紋。退六腑為涼退潮。

一掐總筋清天河水。退熱。

一掐揉小天心。治天吊驚風。又能生腎水。

一推版门。治小兒氣促氣攻。

。掐手背

一掐威靈穴。專急症驚風。掣一死。掐此穴有聲可治。無聲難治。

一掐兩扇门。治小兒急驚。眼歪斜左向右重。右向左重。又治熱不退。汗不來。掐此即汗出。

一掐精寧穴。治痰湧氣促。氣急。掐此穴可退。

一掐二人上馬穴。治小便赤澁。清補腎水。

一掐後谿穴。推上為清。推下為補。小便澁。宜清腎經。虛

豬宜補
一掐外勞宮。治糞谷不變。五穀不消。肚疼泄瀉。内外臍
掐。止瘧疾。
一掐陽池。治小兒風痰之症。
一掐一窩風。治小兒久病腹疼。或慢驚。
一掐五指節。治小兒被嚇。掐之可醒甦人事。不昏迷。
一掐龜尾。并揉臍。治小兒水瀉。鳥沙膨脹。臍風月家盤
腸守驚。揉臍法。以斗肘揉畢。又以左大指掐兒
臍下丹田。以右大指週圍搓磨之。一往一來

推拿秘要

一掐斗肘下筋曲池。上總筋治急驚。

。吐瀉止吐瀉法

橫门刮至中指尖。掐之主吐。在一節處掐。

中指一節內推上止吐。

版门推向橫紋。掐吐止法。

橫紋推向版门。掐止吐。

提手背四指內頂橫紋。主吐。

還上主止吐。

手背刮至中指一節處主瀉。

中指头第一外節，掐止瀉。
横门推向版门。瀉法。
版门推向横门。止瀉。
退外脾瀉法。
推外脾補虚止瀉。
如被水驚版门大冷。
如被風驚版门大熱。
如被驚嚇又熱又瀉。先掐五指。要辨冷熱。
如瀉黄尿熱
如瀉青尿冷

〇手六筋

第一筋從大指邊向裏数也

第一赤筋。乃浮陽屬火。以應心與小腸。主燥熱外通舌。反則霍亂

從挽

部向乾位揺之。則陽自然即散也。又于横门下。本筋揺之。下五筋於此。

反則痛

第二筋

第二青筋。少陽屬木。以應肝與膽。主溫和外通兩目。反則赤澁多淚。部向坎位揺

之。則兩目自然明矣。

第三筋

第三總筋。位居中屬土。總五行以應脾與胃。主温暖外通四肢脉門。反則主腸鳴霍亂吐瀉痢症。邪在中界搯之。則四肢舒暢也。

第四筋

第四總筋。赤淡黄筋居中分界。火土兼備。以應三焦。主半寒半熱。谷通四支脉門。周流一身。反則主壅塞之症。却向中宫搯之。則元氣流通。除其壅塞之患矣。

第五筋

第五白筋，乃濁陰屬金。以應肺與大腸。

主微涼外通兩鼻孔。反則胸脹滿悶咳嗽。

却在界後搯之妙也。

第六筋

第六黑筋，乃重濁純陰。以應腎與膀胱。

主冷氣外通兩耳。反則主尼竅合沉。却在坎位

搯之妙甚矣。

又

内熱外寒。搐浮筋止。
作冷搐陽筋即出汗
諸驚風。搐總下治。
作寒。搐心経到轉熱。
作熱搐陰筋轉涼。
内熱外寒。搐腎邪止。

。搐足訣

凡搐男左手右足女右手左足

大敦穴。治小兒鷹爪驚。本穴掐之就揉。

解谿穴。治小兒内吊驚。往後仰。本穴掐之就揉。或一名鞋帶穴

中廉穴。治小兒驚来急掐之就揉。

涌泉穴。治小兒吐瀉。本穴掐左轉揉之吐即止。右轉揉之。瀉即止。左轉不揉吐。右轉不揉瀉。男依此。女反之。

撲參穴。治小兒脚掣跳口咬。本穴就揉。左轉補吐右轉補瀉。又驚又泄又吐掐此穴。及脚中指有効。

承山穴。治小兒氣吼。本穴掐之又揉。

委中穴。小兒望前撲。掐此。

。治小兒諸驚推拿等法

第一曰蛇頭驚。皆因酒食無度。勞鬱傷神。拉舌四肢冷。口含母乳一噴。一口清煙肚上起青筋氣急。便是心經有熱。推三關十五。推天河水二百。退六腑一百。運八卦一百。運水入土十五。運五經水裡撈月十五。用火留前六焦。小便頭上掐一爪。用蛇蛻四足纏之便好

第二曰馬蹄驚。皆因食葷與毒熱拴脾胃。頭足亂舞。因

風受熱。推三関一百。推肺経一百。運八卦五十。推脾土一百。運五經七十。推天河水三百。水底撈月飛揉走氣二十。天心穴掐之。二筋一掐。急用燈火手足肩膊上一燋。喉下三燋。臍下一燋。便使氣不進不進浮筋掐之。

第三曰水瀉驚。皆因生冷過度。乳食所傷於五臟六腑。大寒肚響。身軟弱唇白。眼番。即是六腑乳食所傷。推三関三百。分陰陽二百。推脾一百。推四大腸二百。黄入洞五十。虫洞二十。二扇門。將手心揉臍及龜尾五十。男左女右。後將燈火斷之頬車燋。各一 更推背心演手總筋脚止。

第四潮熱。皆因失飢傷飽。飲食不納。脾胃虛弱。以五心潮熱。子午虛燒。人事瘦弱。遍身熱氣。吼口渴手足又掣眼紅推三関十一推肺經二百。推脾土二百。運八卦分陰陽一百。二扇二十要汗後。再加退六腑二十。

水底撈月

第五烏紗驚。皆因生冷太過。或迎風食血經変成沙行遍身。四肢黑。青筋過臉。肚腹膨膨脹。唇口黑。五臟有寒。郎是至吐瀉。五臟有寒。皆因好食涼物。推上三関二百。推脾土二百。二扇三十。運八卦一百。四横紋五十。黄蜂出洞二十。分陰陽三十。將手心揉臍五十。用燈火青筋縫上七燋。背亦斷青紋便好。又將黄土一塊碗研焗為末。七醋一鍾。銚内炒過。將手袱包在頭往下推引入脚。用針刺皮妙也。用燈心火四心斷之。

第六烏鴉驚。皆因喫乳食受嚇。或喫冷物。以傷榮衛。大叫一聲。一死眼闭一掣一跳。開口郎是被嚇心經有熱。推三関十三。清天河水百一。補脾土百一。清腎水廿五。運八卦百一。天门入虎口。揉斗肘用火顖门口角上下肩膊、掌心脚跟肩心、演、鼻各一燋。或脚来或手来。用散麻纏之。用老鴉蒜曬乾燒為末在心窩揉之妙。

又方用老鴉蒜燒為末車前水調服。

第七鯽魚驚。皆因寒受驚風痰結湯乳氣不絕。口吐白沫。四肢擺眼番。即是因寒受喘。肺經有病、推三関百一。推肺經百一。推天河十五。按弦走搓磨。運五經三十掐五指節三次。顖門上。用燈火四燋。口角上下各一燋。心演臍下各一燋。小兒可用撈魚網。温水洗涎與吞。或用鯽魚爲末。燒灰乳調或湯吞下

第八 肚脹驚。皆因食傷於脾土。夜間飲食太過胃中不能尅化。氣亂肚脹。青筋眼番白。即是因乳食所傷五臟有寒。推三關一百。推肺經一十推脾土二百。運八卦五十。分陰陽五十。将手揉臍五十。按弦走搓磨精寧穴一十。青筋縫上用燈火四燋。如泄。猪尾骨上

一燋若吐。心窩上下四燋。脚軟。兎眼一燋。手軟曲池一燋。側拐又一燋。頭軟。天心一燋。肚臍上下一燋。若不開口。心窩一燋。一指處下。

第九夜啼驚。因喫甜辣之物。耗散榮衛。臨啼哭四肢掣跳。哭不出。即是被嚇。心經有熱。一推三關十二清天河二百。退六腑一百。分陰陽五十清腎水五十水裏撈月十五

第十宿沙驚。到晚昏沉。不知人事。口眼歪斜。手足掣跳寒不均熱。推三關十五退六腑十五補脾土十五搖五

手指十。分陰陽十。按弦走搓磨十一。

第十一急驚。皆因食生冷。積毒以傷胃。肺中有風痰裹心經。心絡之間。手揑拳四肢掣跳。口眼歪斜。是也受嚇感風推三関十二。推脾土十二。推肺經十五。運八卦十五。推四横紋十五。運五經十二。猿猴摘果十二。搯五手節次三。後用燈心斷鼻梁眉心、二演總筋足鞋帶以生姜油擦之或在臍上。陰陽搯之。

第十二慢驚。皆因乳食之间受其驚。搯脾經有痰。咬牙嘴。眼歪斜。眼闭、四肢掣跳。心间迷闷。即是脾胃虧敗。久瘧被嚇。非一日之疾。推三関一百。補脾土二百。推肺経二百。運八卦十五。揺五手指節十二。天门入虎口。揉肘肘十一。赤鳳揺頭十二。運五経十三。此経難救。揺住眉心良久便好。兩太陽、心演、用潮粉油推之、用火上下手足各四燋自然安矣

第十三臍風驚。皆因臨産下剪臍入。以風毒于臍。口吐白沫。四肢掣動捻拳。眼偏左右是也。看臍不乳者。用十兩小鷄。刮開撲臍上。揉熱即安。以此症三朝一七。兩眼角起黄丹。夜哭。口内喉演、有白

瘡斜破出血。郎効。推三関十一。推肺経十一。將燈火臍上七燋。大指節各四燋。湧泉四燋、顖門四燋。喉下心平各一燋。

第十四寒弓驚。或因飲食或冷或熱。傷於脾胃，失於調理。冷痰湧於肺經。因四肢向後、所仰上。哭聲不出。肺経風症。脚向後伸是也。推三関一百八。赤鳳搖頭十二。推四横紋十二。推脾土二百。補腎一百。運搠扑一百。分陰陽十二。脚膝上四燋。青筋縫上七燋。喉下三燋。將內関搯之。

第十五天吊驚。皆因父母與之風處。乳食所傷。風痰經於胃口。手向後足（手足向後）。仰手望後，稱即是肺經有熱。推三関十五。推脾土百。一推肺經百。二補腎水十五。分陰陽百一。飛經走氣十一。總関用燈火四燋。兩眉二燋。總筋鞋帶各一燋。喉下二燋。周臍四燋。眼角不下。耳珠下搯之

第十六内吊驚。或當風而睡臥。或風雨而多眠。風痰大盛。哭聲不止。遍身戦動。臉青黃向內掣。口歪掣跳是也。脾經受病。推三関十五。推肺經百一。推脾土

一百。運土入水二百。推腎水五十。分陰陽一百。按弦走搓磨五十。用竹瀝小兒吞之。手縮用黃蠟細茶飛塩搗煉為末。皂角末五分。七醋一鍾。下銚黃蠟二錢化成餅貼心窩甚妙。

第十七胎驚因母得孕。或食葷毒之物。或受勞鬱之氣。落地。或軟或硬硬。不開口如啞子形。即是在母腹中得病。中胎毒也。推三關十三。分陰陽一百。退六腑十五。飛經走氣十二。運五經天門入虎口。揉斟肘十二。頭上喉下各三燋。臍上四燋。便安。不開口出聲四大爪甲上掐之。或軟不醒。心臍下提之。醒不開口。用母乳將小兒後心窩揉之即安。

第十八月家驚。因母風前而睡卧。或因多眠。或小兒月内受風痰湧心口落地眼紅。撮口、手捏拳頭偏左右。哭不出聲是也。肚上青筋。半月即發。肚腹氣急。母食煎炒過多。推三関一百。推肺経一百。運八卦五十。横紋五十。雙鳳擺尾二十。揉五十。以中指掐之。夜門掐。之若不効。青筋縫上七燋。即効。皆上二燋臍上四燋。青筋皆上二燋。及百勞下穴二燋即好。

第十九盤腸。皆因乳食生冷葷腥宿之物。傷於五臟六腑。肚腹冷痛。乳食不進。人事軟弱。肚起青筋。眼黄手軟。即是六腑有寒。推脾土一百。推三關一百。推大腸一百。運土入水五十。推肺經各一百。清腎水一百。揉臍燈火斷之妙。

第二十鎖心驚。皆因食生冷過度。耗傷榮衛。鼻流鮮血。口紅眼白。四肢軟弱。好食生冷物。即是皆因火盛。推三關二十。清心經二百。退六腑一百。分陰陽一百。清腎水百一運八卦十五水裡撈月十五走氣十五即效。

第二十一鷹爪驚 因乳食受驚。夜眠受嚇手爪人衣。仰上哭聲號叫。身体寒熱手爪望下来口望上來即是肺經有熱。心經有風。推三関十二清天河水二百推肺經一百打馬過天河十一清腎水百一二龍戲珠十一推肺百打馬過天河(天門入虎口揉肘附)將手足二彎搐之燈頂心一燋。四心一燋。心演推大腸眉心都用火斷。用潮粉燋上圍一轉即安豆大艾炷或燈火斷之。

痰迷心竅每次不
卧伏三関六腑肺
筋各推一佰
四横紋入卦宮
天門入虎口各
五指節[illegible]
用[illegible]
[illegible]

第二十二嘔逆驚。皆因夜睡多寒。食多生冷。胃寒腸脹。
四肢冷、肚疼、嘔、眼番白、吐乳、嘔逆是胃寒傷
乳食。推三關一百。推肺經一百。推四肢橫紋，掐鳳凰
展翅。下十次。窩中、中脘、中各斷七燋。

第二十三散手驚。皆因乳食不和。冷熱不調。有傷五臟
六腑。先寒後熱。手足一掣一跳。咬牙，眼番白。手
一掣。一死即死。推三關一百。推脾土一百。運土入水
掐運八卦。掐赤鳳搖頭。掐將手相合橫側指之
若不醒。大指頭指之上下氣閉之人門，掐兩手是氣

上下氣閉者以鼻
和文門起氣之不
體呼吸也氣不通
退和上下氣閉

不進退吼。氣寒熱泄瀉。隨症治之先推眉心後用燈火斷臍筋。兩手背上下各一燋。

第二十四担手驚。皆因運處多眠。或食毒物。乃傷脾土。手担下。眼黃口黑。人事皆迷。搐不知痛是也。盒同受嚇。推三関一百。推脾土一百。推肺經一百。分陰陽一百。黃蜂入洞十百。飛經走氣。天门入虎口。揉斗肘二十。燈心火眉心四燋。心窩又燋。手曲池一燋。顖心四燋即安。

第二十五肓地驚。皆因乳食受嚇。或值眠受驚。人或冷熱飲食。兩眼看地。一驚便死。口歪拳頭捏着嘴不起。即是推三関十三。天河水百。二赤鳳揺頭十一。推脾土下。肺經下。十按弦走搓磨。用燈火肚臍四燋。顖門四燋。喉下二燋。用皂角灰為末童便將灰調用。火焙乾將顖门貼之即醒。

第二十六 了凳驚。兩手如了凳。推三関百。二扇門十。合陰陽十五。運八卦十五。飛經走氣十一。若子時可用燋火。曲池四燋。虎口上紋四燋。不止不治。

第二十七 坐地驚。如坐地搡。推三関百。二扇十。揉委中一百。摖膝一百。鞋帶一百。摖內關猪尾。用燈火斷之。

第二十八軟脚驚。脚軟向後亂舞。摖膝螺螄骨上周圍各四燋。喉下三燋。

第二十九直手驚。雙手一撒便死。宜手垂下。先推眉心。用火斷四燋。推三關五十。運曲池五十。摖一窩風一百。後用燈火總筋斷。手背上各四燋。

第三十迷魂驚。昏沉不知人事。推三關一百。運八卦。捏肺經各一百。補脾土五百。清天河水一百。鳳凰展翅一十。搖眉心人中頰車。後用火斷。心演總筋、鞋帶各又燋即安。

第三十一 兩手驚。兩手丫向前。用推兩手泼。用燈火斷

心演總筋總門即愈。

第三十二 肚痛驚。哭聲不止。手抱腹。身展轉。推三関一 又一

補脾土一百。二扇门一百。黃蜂入洞推大腸各一百。一揉

臍揉龜尾各一百。臍上下燈火斷七燋。

。搯燋二十四驚

天吊驚者。眼堂不下。手制了是也。

將手背筋搯之。又總心筋搯之或臍上下用燈

上提之。眼當望天。將兩耳珠掐之。又總心穴。位下掐掐之効。頭後仰。腳望後伸。手望後稍。燈火顖門四燋。兩眉二燋。可用雨傘一把撐起。將鷥一隻。吊在傘下。礼住嘴取唌水。與兒喫之便好。

内吊鷥者。其心不下是也。用竹瀝與小兒吞下。可用黃蠟二錢。細茶二錢。飛塩二錢。擂為末。皂角末五分。酒醋各半小鍾。於鍋内將茶同化開蠟成餅。貼心窩内。一時去藥。

馬蹄驚。四肢亂舞是也。
天心穴掐之。再心筋總筋掐之。
慢驚。人事不省是也。
總筋心穴掐之。若不省。鼻上或大小手指青筋上掐
之。其氣不進不出。乃浮陽之証也。再用燈火於
兩掌心。肩膊上各一燋。喉下一燋便好。心悶迷
悶掐肩心兩太陽心濵。用粉熱油推之。手心足心
四燋。心窩上下三燋妙。
急驚。一驚就死是也。

陰陽兩手筋掐之妙也。燈大斷鼻梁下。眉心
陰陽即是左右
演青筋鞋帶。以生姜热油擦之。即全生也。

蛇絲驚。口含母乳一噴。一道青煙是也。
小便頭上。隔衣輕輕掐之。將蛇蜕四足纏之肚
上青筋氣急。用燈火青筋六燋。

鷹爪驚。兩手亂抓撚拳不開。手足爪往下来。口往上来
即足也
手足二彎掐之妙也。用燈火頂心一燋。兩手心
各一燋。兩大陽心、演眉心、腳心俱用火斷。足大敦

穴掐之。潮粉閙臍一圍。

迷魂驚。不知東西四向者是。天心眉心人中各掐之。然後用火斷。心演、總筋、鞋帶穴各一燋。

撒手驚。兩手一撒一死者是也。將兩手相合。横紋側掐之即醒。若醒或不醒。大拇指頭一筋掐之。以上下氣閉。人中穴掐之。鼻氣不進不出吼氣寒熱。承山穴掐之即醒。若瀉隨証治之。或先掐承山穴。眉心。後用燈心火斷總筋。手上背上各二斷之。

担手驚。雙手往後一担而死是也。

大陰太陽掐之妙。

月家驚。肚起青筋半月內發。

中指頭一節掐之。勞宮掐之。版門掐之。若不効。

青筋縫上下火燋背上二燋効也即百勞穴。

肚痛驚。半月便發。肚腹氣急。

肚臍中燒一炷即愈。不愈、臍上下四燋便安。

猴兒驚。手足縮住。先笑後哭眼光。筋紅白難治。紫黃不妨。太陰太陽穴掐之。用黃麻一束燒灰吹鼻中。不醒。中指掐掐之。

臍風驚。將太陰太陽掐之。太陽日起而紅。漆醋一鍾。韶粉鍊之。紅脈各處治之。太陰日起而將紅。龜尾骨燋之。天心穴一燋。吐則橫門掐之。瀉則中指掐之。初一為太陽日。初二為太陰日。餘倣此。用黃麻燒灰吹入鼻中。指頭一節掐之。

挽弓驚。手挽住後亂舞是也。

將內関穴中界掐之。腳往後伸便是。腳彎臍上
下四燋。青筋縫上七燋。喉下三燋。
內関。去横門二寸中間。
看地驚。兩目看地不起是也。
皂角一夾。燒灰為末。入童子小便。及括尿柴箆
等件。用火烘乾。將小兒顖門。用藥貼之即醒。眠
光兩眉又總心穴中指掐之。
老鴉驚。大叫一聲即死是。
用老鴉蒜晒乾。車前草共為末。滑水調在兒心

窩貼之。用燈火於顖門、口角上下、肩膊掌心腳根、肩心、ゝ演鼻梁各一燋。若惺氣急，指總筋一燋。即百勞穴掐之亦好。吐乳掐手足心妙。

治筋驚。或軟或硬，不開言者是。

向拇指爪甲處節上掐之。又四指頭掐之。不惺用燈火臍上下四燋。若惺下開口。用母乳將乳後心窩揉之。若肚青筋。夜啼沉重。朝経是也。

筋縫七燋。喉下三燋。

烏紗驚。遍身烏黑者是也。

急往下推。將黃土一碗。使臼搗為末。添醋一鍾。鍋内炒過。將袱包黃土。遍身推擦。從頭引鳥紗處又引下足。用針刺破處。用燈火四心斷之亦妙。立吐瀉。上起青筋。用燈火以青筋縫上七燋。

鯽魚驚。口撮出白沫者是也。掐手足四肢。燈火各四斷。口角上下四斷。鯽魚燒灰為末。調酒。小兒吞下。週坐歲以上。用櫻魚

膨脹驚。網溫水洗魚涎與吞之。五七日便好。

用燈火青筋彎上四焠。若瀉。龜尾骨上一焠。若吐。心窩上下 四焠。腳軟昆眼穴一焠。手軟倒蹭後手拐節彎上一焠。頭軟天心一焠。臍上下一焠。不開口。心口一焠妙也。一法下處掐之。

水驚。眼眥白睛眼角起黄丹首是也。將韶粉飛鹽涂油煎乾。五心擦之。眼角、天心、太陽太陰、掐摳之。三五次即愈。

凡看驚。掐筋之法。看在何穴當令。先將主病症之穴。起手掐三遍。然後諸穴俱做三遍。就揉之。每日掐三次。或四次。其病即退。

中指頭第一節內紋掐之止瀉。掐三次就揉。

陽谿穴。往下推拂。治兒為瀉。女反之。

大陵穴。後五分為總心穴。治天吊驚往下掐樞。看地驚往上。女同。

版門穴往外推之退熱。亦除百痛。往內推之。治四肢舞跳。用鹽入手大拇指。名曰龍入虎口。用手拔兒小指。名曰蒼龍入海。

驚。揉大腳指。掐中腳指爪甲少許。

諸般驚訣。

了瓮驚。兩手如了瓮生搐。曲池、口角、燈火一燋。若子時起可救。只宜溫擦之。斷火口紋即安。不然難救

坐地驚。如坐地樣。用桃皮生姜飛鹽、油散、潮粉和擦即安。兩膝兩關指尾各用火斷。

急音暴中風。上臉穴在三里掐之。揉効急驚風。男左女右。中指甲下掐之。中風不語不治。不醒不治。此謂急驚風。就用燈火斷鼻梁眉心心演、兩手總筋、足鞋帶。以生姜油擦之癒矣。

慢驚風。手足燈火斷四燋。心窩上下三燋。此謂慢驚。心間慄懍。掐住眉心良久便安。兩太陽心演用潮粉熟油。推之即安。

膨脹驚。宜心演、并兩手眉心後斷。心演肚臍一指一斷。只要多多推之斷。後心演顋門各三燋。遶臍四燋。

鯽魚驚。口吐白沫。手虎口顋門上。口角上下俱四燋。心演臍下各一燋。小兒週半二歲可將鯽魚綢溫溫水洗魚涎與吞之。

肚脹驚。夜啼肚上起青筋。肚脹如鼓。內燒將生蟲。潮熱

搖皮。飛鹽和同擦眉梁。心同燈火眉心太陽顖

門各四燋。喉下一燋。心中三燋。遶臍四燋。

臍風驚。三朝一七便發。兩角起黃丹。夜啼口內喉嚨有

白泡。嚌。掐破出血效。用燈心火。顖門遶臍各四

燋。喉下一燋。心平三燋。即愈。

挽弓驚。腳望後伸便是。臍上下四燋。青筋縫上七燋。喉

下三燋。便安。

脹驚。肚上青筋。夜啼深重。朝輕是也。用燈火卻斷青筋

鬭文三燋上顯右　縫上七燋。　三燋。肚臍上下四燋。頭上三燋。

即愈

老鴉驚。大叫一聲便死。用老鴉蒜燒灰。車前草擂水。小兒服。用燈火顖門、口角上下、肩膊、掌心、脚根心、心窩、鼻梁各一燋。

烏紗驚。遍身都黑。主吐瀉。肚上起青筋。縫上七燋。背後亦斷青紋頭上各一燋。

月家驚。肚上青筋。半月就發。肚脹氣急。即是。臍前七燋臍上下四燋神効。

天吊驚。總筋鞋帶喉下各一燋。遶臍四燋。大陵穴一掐。為總穴掐三下揉之。此驚筋頭往上仰脚往後伸。手往後搦。眼嚮白。燈火顖門四燋。兩肩二燋。用兩傘一把撑起。將鵞一隻吊傘下。扎嘴取涎與小兒吃。即安。

孙若反

肚痛驚。用燈火肚臍上下四燋。

看地驚。眼看地一驚便死。頭垂不起。看前便是。用燈火肚臍四燋。顖門四燋。即安。喉下二燋。

軟脚驚。向後亂舞。手上螺螄骨側縫上各二燋。週臍四燋。喉下三燋。

蛇絲驚。口含母乳一噴。一口青煙。肚上起青筋氣急飲是。燈火胷前大燋小便頭上搯一爪用蛇蜕四足纏之便安。

馬蹄驚。四肢亂舞便是。天心火搯之。急用燈火手心肩膊上各一燋。喉下三燋。臍下一燋便安。

鷹爪驚。兩手亂抓。搦拳不開。燈火顶心一燋。四心一燋。心演推大腸。俱用火斷。大敦穴搯揉或艾火潮糾臍上圍一轉。即安。

水驚。眼白頰車各一燋。便去推眉心〻演。手上總筋脚上照格斷火便安。

直手驚。雙手一撒便死先推眉心。後用火斷總筋。手背止一斷卽安。

迷魂驚。不知四向。掐眉心人中。然後斷心演總筋鞋帶各一燋。

兩手驚。將兩手掐之。然後燈火斷胸汈心演筋。

内吊驚風此症不好。眼向前内掣。用細茶飛鹽錢半。皂角五分。燒灰。黄蠟和勻為餅。貼心窩。筋倒用腰

棗三枚。杏仁三十推。象牙磨水為飾。服三十丈
郎安。

人多啤亦有眼多閉之說

加減五臟六腑歌

心經有熱作痴迷　天河水過與洪池
肝經有病人多痺　推動脾土病可除
脾經有病食不進　推動脾土効必多
肺經有病多咳嗽　可把肺經久推磨
腎經有病小便澁　推動腎水郎救淂
大腸有病泄瀉多　好把大腸久推磨

小腸有病氣来攻。
用心記此精寧穴。
命门有病元氣虧。
三焦有病生寒热。
膀胱有病作沉疴。
膽經有病口作苦。
胃經有病食不進。

詩曰

手足皆符脾胃氣。

横门販门可推通。
看来危疾快如風。
脾土大腸八卦為。
天河六腑陰陽訣。
腎水八卦運天河。
直從姊底推脾土。
脾土大腸八卦应。
眼睛却與腎通神。

兩耳匀匀牽得匀。
孩兒立穩方無事。
悠悠青氣人依舊。
眼口歪斜人易救。
天心一點掣膀胱。
丹田斯若絕腎氣。
天河水過清紅好。
掌內如寒难救死。
陰硬氣冷决昏沉。

要知上下理分明。
由指將來掌內尋。
口閉眼光命难當。
四肢無應不須忙。
膀胱氣餒痛难當。
閉寒其童命不長。
眼下休教黑白冲。
四肢麻冷定人亡。
紫色相筋紋指上。

陰硬氣粗或大小。
腎經肝膽腎相連
臍輪上下全憑火。
口中氣嘆熱難當。
筋過橫紋人易救。
吐瀉穴因筋上轉。
天心火上分高下。
鼻連肺經不知多。
火盛傷經心上刺。

眼黃指冷要調停。
寒暑交加作楚煎。
眼翻手掣霎時安。
嚇得傍人嘆可傷。
居若坎離定人亡。
橫門四板火來提。
再把螺螄骨上燒。
驚死孩兒臉上過。
牙黃口白令人疼。

口噫心梗并氣喘。故知死兆探人緣。
鼻紅嘴黑筋無脉。命在南柯大夢邊。

辨三関

凡小兒三関青。四足驚。三関赤。水驚。三関黑。人驚。有此通度三関。候脉是極驚之候。必死。餘症可治。
風関青如魚刺易治。是初驚候。黑凶。
三関青如魚刺。痡勞身熱易治。用寶命丹。每服加柴胡黄芩。色黑難。
凡命関青如魚刺。主虛風邪付脾難治。用紫金錠每服。

二食瘧。推三関。運八卦各一百。肺經四百。脾土三百。清天河水二百。

三痰瘧。推三関二百。推肺經四百。運八卦。補脾土。清天河水各二百。

四邪瘧。推三関三百。推肺經四百。運八卦二百。補脾土。清天河水各二百。推六腑三百。各方隨症加減五歲四指。六腑一歲。

五痢赤白相兼。寒熱不調。感成此疾。用姜汁車前草汁畧推三関。退六腑。清天河水。水底撈月。分陰陽。

六禁口痢。運八卦開胸。入分陰陽揉臍爲之。推三関一百。退六腑一百。清天河水四十。分陰陽二十。大腸一百。推脾土五十。水底撈月十百雙鳳展翅。瀉用蒜推，補用姜推。

七治頭疼。推三関一百。分陰陽一百。補脾土。揉大腸各一百。燈火斷七燋。揉陰池一百。不止掐陽池。

八治肚痛。推三関。分陰陽。推脾土各一百。揉臍五十。腹脹加推大腸。不止。掐靠山穴。

九治熱瀉不罷。退六腑二百。分陰陽一百。水底撈月三十。推脾土一百。揉臍及龜尾各三百。

加白术、伏苓、風関青黑色。如懸針水驚。

氣関如懸針。主肝兼肺臟積熱。用寶命丹。每服加燈心。

竹葉。

命门有此。五色者是死候。

水関如水字主膈上有痰。并虛積停滯宜下。

氣関如水字。主驚風入肺咳。如面赤用仝前。

命関如水字。主驚風疳症極力驚後用蘆薈丸。

通過三関。黑色不治。

風関一字。主肺肝驚風。

氣関水一字。主急驚風。
命関如一字。青黑主慢脾風難治。
風関如曲虫。主疳病積聚。

小兒雜症

朝熱方。不拘口内生瘡。五心煩熱。將茱萸八錢。燈心一束。和水搗爛。做成一餅。貼在男左女右脚心裏畏住。能退涼淺。推三関十下。

一虛瘧。推三関三百。補脾土四百。運八卦三百推腎水肺經天河水各三百。

十治冷瀉痢。推三関二百。分陰陽一百。推脾土五十。黄蜂入洞。揉臍及龜尾各三百。後用燈火断之。天门入虎口。揉斗肘三十。

十一治口内生走馬疳。牙上有白泡。退六腑。分陰陽各一百。水底撈月。清天河水各十三。鳳凰展翅先推後用黄連五倍子煎水。鷄毛口中洗。以末吹之亦可。

凡小兒眼光指冷。將醋一鍾。皂角一片。燒灰為末。貼在心窩。若吐即去藥。用菉荳又粒水浸研細。和尿潤為餅。貼心顋上。

小兒四肢冷。將明礬錢半。炒塩花三錢。黃蠟二錢。貼在肚臍上。若氣急水竹取瀝服之妙。

小兒遍身熱不退。迴明礬一錢。和鷄子白調勻。塗四心即退。若不愈用桃仁七箇酒半鍾。擂爛。貼在兒眼便好。

小兒肚脹作渴眼光。用生姜葱白一根。生酒半鍾。擂酒吞下。則眼不光。將雄黃不拘多少。燒熱放在臍上。揉之即安。脚麻用散麻煎水。四心揉。

小兒膀胱氣。將黃土一塊。皂角七個。焙為末。用七醋和黄土炒過為餅。貼尾宮好。

小兒不開口。將硃砂一錢。研為細末。吹入鼻即安。

小兒遍身腫。用胡椒糯米菉荳各七粒。黄土七錢。醋一鍾。適炒過。用袱包遍身揉之即消。

小兒咳嗽。掐中指第一節。有痰掐手背第一節即止。

小兒眼光直視。將中指上一節。掐三下。若眼垂是了。掐四心好。

小兒身跳即推腎筋。後四心揉之。

小兒喉中氣响。先掐大指第二節。

膾脈歌

小兒有病須憑脉　一指三関定其息
浮洪風盛数多驚　虛冷沉遲實有積
小兒一歲至三歲　呼吸須將八至看
九至不安十至困　短長大小有邪干
小兒脉緊是風癇　沉脉須知乳化難
腹痛緊弦牢實秘　沉而数者骨中寒
小兒脉大多風熱　沉重原因亂食結
弦長多是膈肝風　緊數驚風四肢掣

浮洪冒口似火燒
虛濡有氣更無驚
前大後小童脉順
四至洪來若煩滿
滑至露溫冷所傷
五至夜深浮大盡
息數中和八至九

識病訣

要知虎口氣紋脉

沉緊腹中痛不歇
脉乳多痢大便血
前大後小必氣咽
沉細腹中痛切切
弦長客忤分明說
六至夜細浮晝別
此是仙人留妙訣

倒指看紋分五色

紅黄安樂五臟和
紫青傷食氣虚煩
忽然純黑在其間
若也值上到風關
如鎗衝射驚風至
弓反裡順外為逆
叉頭長短尤可救
男兒兩歲號為嬰
五六次第年稍長

紅紫依稀有損益
青色之時症候逆
好手醫人心膽寒
粒速短長分兩端
分作枝藝看數般
順逆交連病已難
如此醫士仔細看
三歲四歲幼為名
七齡八齔漸論長

九歲為童十稚子
十一癇疾號癲風
疳癖定為沉積候
初看掌心中有熱
肚熱身冷傷食定
額冷脚熱驚所得
小兒有積宜與塌
食瀉之時宜有積
小瀉宜與澁臟腑

百病關格辨其因
癖病還同勞病攻
退他潮熱不相同
便知身體熱相從
脚熱額熱是感風
瘡疹發時耳後紅
傷寒二種解為先
冷瀉須用與溫脾
先將帶傷散與之

孩兒無事忽大叫
不是驚風是天吊
大叫氣促長聲粗
誤吃熱毒悶心竅
急後肚下却和脾
若將驚藥真堪笑
痢疾努氣眉頭皺
不努不皺腸有風
冷熱不調分赤白
脫肛因毒熱相攻
十二種痢何為惡
禁口刮膓大不同
孩兒不病不可下
冷熱自汗氣自傷
神困脾陷四肢冷
乾嘔氣虛神怯怕
吐虫面白毛焦穗
瘠氣潮熱食不化

鼻塞咳嗽及虛痰　脉細腸鳴煩燥訝
若還有積與速通　下了之時心生脫
孩兒實熱下無妨　面赤青紅氣壯強
脉弦紅色肚正熱　胙臆喉痛尿如湯
尿硬腹膨脇肋滿　四肢浮腫夜啼長
遍體生瘡肚隱痛　下之必愈是為良

胎热　三朝旬外月餘兒。目閉胞浮証可推。常作呻吟
火燥起。熱為胎熱定無疑。

胎寒　孩兒百日胎寒後。足曲難伸兩手拳口冷脹膨

身戰慄。晝啼不已夜熱煎。

臍風

風邪早受入臍中。七日之间驗吉凶。若見腹臍口中起。惡聲口氣是為凶。

臍突

孩兒生下旬餘日。臍突光浮非大疾。穢水停中自所因。徐徐用藥令消釋。

夜啼

夜啼四証驚為一。無淚見燈心熱煩。面容青臍下痛。睡中頓哭是袖干。

急驚

面紅卒中渾身熱。唇黑牙閉氣如絕。目赤搐搦喉有痰涎是急驚容易訣。

急驚

急驚之後傳如瘧。外感風、邪為氣虛。畧表次和
脾與胃。然後寒熱得消除。

慢驚

陰盛陽虛病已深。吐瀉後睡揚驚睛。神昏接緩
涎流甚。此証分明是慢驚。

搐証

搐証須分急慢驚。亦由氣鬱致昏沉。良醫亦治
宜寬氣。〻下之時搐自停。

諸風

諸風夾熱引皮膚。凝結難為陡頓除。項夾腫須
護喉舌。內疎風熱外宜塗。

傷積

頭疼身熱腹微脹。足冷神昏只愛眠。因食所傷

吐瀉

脾氣弱。下宜遲緩表宜先。

脾虛胃弱病根源。食谷不河運化行。清濁利于

成吐瀉。久傳虛渴便風生。

傷寒

傷寒之候有多般。一槩相推使救難。兩目見紅

時噴嚏。氣粗身熱是傷寒。

傷風

傷風發熱頭應痛。兩額微紅鼻涕多。汗出遍身

兼咳嗽。此傷風症易調和。

夾食

身微有熱生煩燥。睡不安兮神不清。此是傷風

感寒症。亦宜先表次寧心。

夾食

鼻涕頭疼時吐逆。面紅而白變不一。此因夾食
又傷寒。發表有功方下息。

赤白

小兒之痢細推尋。不獨成之積所為。冷熱數般
雖各異。寬腸調胃在明醫。

五痢

痢成五色豈堪聞。日久傳來神氣昏。頭痛肚疼
若為最。便知小兒命難存。

五疳

五疳之臟五般看。法治詳推事不難。若見面黃
肌肉瘦。齒焦髮豎定為疳。

走疳

走馬疳似傷寒毒。童面色光浮氣喘口見牙焦

脱肛

腮有穴。馬痔如蚨是真形。肛门脱露久難收。再成風傷事可憂。泥事先傳脾胃得。便詳冷热易為瘳。

諸疝

諸疝原来各有名。盖因寒熱氣侵成。始分芍藥烏梅散。匀氣金鈴與五苓。

咳嗽

咳嗽雖然分冷热。連聲因肺感風寒。眼浮痰盛喉中响。戲水多因汗未乾。

齁⿰鼻合

小兒齁⿰鼻合為啼聲。以酸鹽又乳之非。或因肺風傷水濕。風冷聚热為良醫。

腹痛　大凡腹痛初非一。不獨癥瘕與痃癖。分條析類症多般。看此其中最詳悉。

口瘡　心脾胃熱熏于上。舌與牙根肉腐傷。口臭成漿分兩處。有瘡雖易治四方。

目症　生下餘旬目見紅。蓋因腹受熱兼風。涼肝心藥最為妙。症氣頭瘡宜別攻。

重舌　孩兒受胎諸邪熱。熱壅三焦作重舌。或成鵝口症堪憂。用藥更須針刺刻。

陳氏經脈辨色歌

小兒須看三関脉。
青紅紫黑及黄紋。
三関通青四足驚。
入驚黑色紫瀉痢。

按此與仙授訣不同再騐之

或青紅紋直一線。
左右三條風嚇痰。
火紅主瀉黑相兼。
若是亂紋多轉變。

風氣命中審端的。
屈曲関門似針直。
水驚毒色誰能曉。
色黄定是雷嚇驚。
飯食瀉熚驚熱見。
此時傷寒咳嗽變。
痢疾之色亦如然。
沉病難起從天年。

形似流珠主膈食。
吐瀉腸鳴自痢下。
環珠長珠兩樣形，
積滯不化肚腹痛。
來蛇去蛇形又别，
必須養胃倍香砂。
弓反裡形紋外形，
小便赤澁夾驚風。
鎗形魚刺水字紋。

三焦不知心煩結，
六和湯中真口訣。
脾胃虛弱心腹膨，
消食化氣自安寧。
冷積臟寒神困極。
加減臨時見要方。
感寒邪熱少精神，
痢疾相似在人明。
風痰發搐熱如焚。

先進升麻連翹散。次服瑩相大小異。
針形穿閉射指甲。一樣熱驚非鼻衄。
防風通聖涼膈同。次第調之休亂投。
醫者能明此一篇。小兒疹候無難然。
口傳心授到佳地。遇地收功即近仙。
此訣即徐氏水鏡訣之意，陳氏數演之，取其便記也。

實証

兩腮紅赤便無秘。小便黃色赤不止。其氣喘急脉息多。如當行冷藥方可治。